概説理学療法

第2版

理学療法の原点とその展開

有馬慶美 編集
新潟保健医療専門学校学校長

文光堂

■編集
有馬　慶美　新潟保健医療専門学校学校長

■執筆（執筆順）
嶋田　智明　元 神戸大学大学院保健学研究科教授
有馬　慶美　新潟保健医療専門学校学校長
吉村　匡史　新潟保健医療専門学校理学療法学科
鈴木　裕治　仙台青葉学院短期大学リハビリテーション学科理学療法学専攻
杉原　敏道　山形医療技術専門学校教育部部長
辻村　尚子　豊橋創造大学保健医療学部理学療法学科講師
武政　誠一　神戸国際大学リハビリテーション学部教授
平林　弦大　新潟保健医療専門学校理学療法学科
対馬　栄輝　弘前大学大学院保健学研究科准教授
古西　勇　新潟医療福祉大学医療技術学部理学療法学科准教授
里内　靖和　関西総合リハビリテーション専門学校理学療法学科学科長
石井　愛　新潟保健医療専門学校理学療法学科
海津　貴裕　新潟保健医療専門学校理学療法学科
富永　賢介　東京メディカル・スポーツ専門学校理学療法士科学科長
和地　辰紀　東北保健医療専門学校理学療法科
森岡　周　畿央大学大学院健康科学研究科主任・教授
松本　直人　東京医療学院教務部長
日髙　正巳　兵庫医療大学リハビリテーション学部理学療法学科教授
長尾　邦彦　帝京平成大学地域医療学部理学療法学科学科長・教授
長住　達樹　仙台青葉学院短期大学リハビリテーション学科理学療法学専攻准教授
大友　篤　仙台青葉学院短期大学リハビリテーション学科理学療法学専攻講師
廣瀬　昇　帝京科学大学医療科学部理学療法学科准教授
北浜　伸介　ハーベスト医療福祉専門学校教頭・理学療法学科学科長
小寺　正人　ハーベスト医療福祉専門学校理学療法学科副学科長
佐藤成登志　新潟医療福祉大学医療技術学部理学療法学科教授
鮫島　一雄　神戸総合医療専門学校理学療法士科学科長
相馬　俊雄　新潟医療福祉大学医療技術学部理学療法学科准教授
郷　貴大　新潟保健医療専門学校副校長
奥山　哲　Body care salon mizizi
武田　貴好　山形医療技術専門学校教育部主任
吉田俊太郎　山田記念病院リハビリテーション科
小川　恵一　新潟保健医療専門学校理学療法学科
奥　壽郎　宝塚医療大学保健医療学部理学療法学科教授

第2版 序文

　本書は，平成19年に嶋田智明先生の企画・編集により出版された「概説理学療法」の第2版である．初版には"本書を通じて，理学療法を原点から見つめ，そのすばらしさ，奥深さ，そして未知なる可能性を理学療法学生に学んでほしい"という思いが込められており，第2版においても，その"思い"は引き継がれている．

　理学療法士を志す学生が，まず初めに学ぶことは"理学療法とは何であるか"についてである．そこで学んだことは3年ないし4年間の理学療法に関する学修活動の"海図"となり，学ぶべき知識や技術，またそれを学ぶべき意味を指し示してくれる．解剖学や運動学といった基礎医学的な科目も，整形外科学や神経内科学といった臨床医学的な科目も，理学療法士が病める人々を支え，自立した生活へ導くためには有していなければならない必修の知識を提供してくれる重要な学修科目である．しかしながら学修の過程においては，その必要性を見失い，修得への努力を怠る学生も少なくない．このような状態はまさに"海図を持たずに，あてのない危険な航海に出ている"のと同じである．本書「概説理学療法」は"理学療法とは何であるか"をしっかりと学生諸君に修得させることが使命であり，理学療法に関する学修活動の"海図"となりうることを目指している．

　この第2版では，初版と同様に"理学療法とは何であるか"に関する知識の提供に加え，学生諸君が興味深くそれを学べるような工夫を施している．まずは反転授業に対応できるよう「予習のためのエッセンス」と，その予習で修得した知識を自己確認できよう「内容理解の問い」を設けた．「予習のためのエッセンス」には，その章で学ぶ内容の要旨をまとめてある．これにより学生は授業で学ぶ知識の全体像と基礎的な内容を前もって理解したうえで授業を受けることが可能となる．したがって，授業においては基礎的な内容から，さらに発展させて学ぶことができる．その発展的内容の学修のために「CBL」や「演習」を挿入している．「CBL」では，学ぶべき知識を深めるための症例や事例を提示し，それをもとにディスカッションができるように工夫した．一方，実際に体験した方がよい内容については，「演習」として実験や実習ができるように工夫した．さらに各章の末には，学んだことを復習し知識を定着させるための「復習のための確認問題」を設けた．確認問題は"Basic, Standard, Advance"の3つの段階づけを行い，知識を構造的に深化させられるようにした．このように第2版は，知識の羅列になりがちな"いわゆる教科書"から，学生諸君が能動的に，また興味深く学べるような"学修支援教材"を目指した点が他書との大きな違いである．

　また，第2版では，日本理学療法士協会の卒前教育モデルコア・カリキュラムに完全準拠することにより理学療法分野で必須の，そして標準的な知識を網羅した．これも学生諸君が安心して学べる"学修支援教材"への取り組みの一つである．

　最後に，初版の序文では"患者中心の，そして科学的根拠に基づく理学療法の展開のために，理学療法士には生涯わたる知識・技術の蓄積と貪欲なリサーチ・マインドが必要である"と述べられている．これはまさに，理学療法士のプロフェッショナリズムを表した一文である．そのような理学療法士になるためには，学生時代から"能動的に学ぶ姿勢"を身につけなければならない．本書が，その"学ぶ姿勢"の獲得に貢献できれば，これほどの喜びはない．

平成27年12月

編者　有馬慶美

序　　文

　将来理学療法を専門として志向する人は，まずもって理学療法が何であるかについてしっかり理解する必要がある．このような理解を基礎にしてこそ理学療法が疾病・障害に苦しむ人々に対して，また健康を維持・増進しようとする個人・家族・社会の中で，どういう形で具現化されていくかを正しく展望することができる．

　本書は，保健・医療の専門職としての理学療法の本質やそれがどのような方向に発展・拡大しつつあるかを，すなわち理学療法の原点とその展開を示す内容を，できるだけクリアカットに学生諸君が理解できるように，わかりやすい「教科書」として発刊した．その役割をしっかり果たすことが，本書の最大の目的である．

　保健・医療分野では，理学療法士は多くの専門職の中で理学療法独自の専門性を，「患者中心」で「科学的根拠に基づく」という共通理念をもちながら協働作業の中で発揮することが不可欠である．このためには生涯にわたり知識・技術の修得・蓄積と貪欲なリサーチ・マインドが必要となる．一方，生命の尊重や患者の人権の重視が重大な医療の課題となってきている．そのため理学療法士には高いコミュニケーション能力，豊かな人間性に加え，大きな説明責任能力や社会的役割が求められる．我々はとかく差し迫ったことばかりに気を取られ，ことの原点・由来やその現在までの経緯について調べようとしない傾向があるが，問題を解く鍵がその中から見出されることも少なくない．そのため理学療法の原点・歴史に遡（さかのぼ）り，専門職の意味・存在理由などを再考することは意義がある．

　この点から本書では，理学療法の専門性をまず第一部にとりあげ，次いでその領域を第二部にとりあげ，その大部分を専門職の意味・存在理由などの内容に費やした．本書が理学療法を勉学するうえで主要な情報・指針を提供し，学生諸君にとって「心強いナビゲータ」の役割を果たすものと信じてやまない．

　理学療法は未知の領域へとチャレンジが要求される反面，それに応じた成果を生み出す実にすばらしい保健・医療の領域であるが，それだけに学ぶことも膨大で多岐にわたる．学生諸君には本書を通じて理学療法のすばらしさ・奥深さを，そして未知なる可能性を学んで欲しいと思うのは編者を含め執筆者一同の切なる願いである．

　なお本書の出版にあたりトライデントスポーツ医療科学専門学校理学療法学科　野崎正幸先生から多くの貴重で建設的なご意見を頂戴した．この場を借りて心から感謝申しあげる．

　本書が理学療法を目指す多くの学生諸君に広く読まれることを願ってやまない．

平成 19 年 12 月

編者　嶋田智明

目　次

第1部　専門職としての理学療法 ………………………………………………… 1

1. 理学療法の定義・役割・歴史 ………………………………………………… 2
1. 理学療法とリハビリテーションの関係とは？ …………………………………… 3
2. わが国の法律では，諸外国と比較して，理学療法はどう定義されているのか …… 3
3. 理学療法士に求められるものとは？ ……………………………………………… 5
4. 医療専門職としての理学療法とは？ ……………………………………………… 5
5. 理学療法士はどんな仕事をするのか？ …………………………………………… 6
6. 理学療法の歴史 ……………………………………………………………………… 8

2. 理学療法に求められる倫理と哲学 …………………………………………… 17
1. 理学療法士に必要な倫理観とは …………………………………………………… 18
2. 哲学の必要性 ………………………………………………………………………… 20

3. 理学療法関連法規・諸制度 …………………………………………………… 22
1. 社会保障制度とは 〜社会生活の継続を保障する制度である〜 ………………… 23
2. 理学療法に関連する社会保険制度は？ 〜医療保険と介護保険〜 ……………… 24

4. 理学療法の過程
〜問題解決としての理学療法過程〜 ………………………………………… 31
1. 理学療法過程とは 〜問題解決の過程そのものである〜 ………………………… 32
2. 理学療法過程の各フェイズの目的と手段 ………………………………………… 33

5. チーム医療と関連職種 ………………………………………………………… 36
1. リハビリテーションチームの重要性 ……………………………………………… 37
2. リハビリテーションチームにおける関連職種への理解 ………………………… 39

6. 管理・運営とリスクマネジメント …………………………………………… 43
1. なぜ，「管理・運営とリスクマネジメント」が必要とされるのか ……………… 44

  2. 医療事故とは ………………………………………………………………… 44
  3. 医療事故を起こさない，起こっても被害を最小限に抑えるには ……………… 45
  4. 組織としての安全管理 ……………………………………………………… 48

7. 理学療法士の組織 …………………………………………………………… 50
  1. わが国における理学療法士の職能・学術研究団体 ……………………………… 51
  2. 世界における理学療法士の団体 …………………………………………… 53

8. 理学療法士の養成課程 ……………………………………………………… 55
  1. 理学療法士の養成課程 ……………………………………………………… 56
  2. 理学療法士になるための学びの技法 ………………………………………… 59

9. 理学療法の研究領域と研究方法 …………………………………………… 62
  1. 理学療法における研究の位置づけ …………………………………………… 63
  2. 理学療法の研究領域 ………………………………………………………… 64
  3. 研究デザインの分類 ………………………………………………………… 65
  4. 研究の進め方 ……………………………………………………………… 68
  5. EBPTにおける研究の位置づけ …………………………………………… 70

10. EBPTとリーズニング ……………………………………………………… 72
  1.「エビデンスに基づく」と「リーズニング」の意味 …………………………… 73
  2. EBPTの定義と一連の行動様式 …………………………………………… 73
  3. 理学療法におけるクリニカルリーズニング ………………………………… 77

第2部　理学療法の介入体系 ………………………………………………… 79

1. 運動療法【演習】…………………………………………………………… 80
  1. 運動療法の基礎 …………………………………………………………… 81
  2. 基本的な運動療法を体験しよう …………………………………………… 82

2. 物理療法【演習】…………………………………………………………… 86
  1. 物理療法とは ……………………………………………………………… 87

  2. 物理療法を体験してみよう ……………………………………………………………… 88

3. 義肢装具【演習】……………………………………………………………………… 94

  1. 義肢装具を用いたリハビリテーションにおけるチームアプローチの重要性 ……… 95
  2. 義肢装具の概略 …………………………………………………………………………… 95
  3. 義肢装具を用いたリハビリテーションにおける理学療法介入 ……………………… 96
  4. 装具装着による関節の固定が動作に与える影響について体験してみよう ………… 99

4. 日常生活活動【演習】
〜理学療法士がとらえるべき日常生活活動とは〜 ……………………………… 101

  1. ADLとは 〜QOL向上の一つの要因である〜 ………………………………………… 102
  2. 患者の動作を体験してみよう ………………………………………………………… 104

第3部　理学療法の領域 …………………………………………………………… 109

1. 筋骨格系理学療法 ……………………………………………………………………… 110

  1. 筋骨格系理学療法の対象は？ ………………………………………………………… 111
  2. 主な筋骨関節系障害の理学療法 ……………………………………………………… 113

2. 神経系理学療法 ………………………………………………………………………… 117

  1. 神経系理学療法の概念とねらい ……………………………………………………… 118
  2. 神経系理学療法の対象 ………………………………………………………………… 118
  3. 神経障害の回復プロセスと機能回復予後に影響する因子 ………………………… 119
  4. 神経系理学療法の基本的原則 ………………………………………………………… 119
  5. 神経系理学療法の代表的な介入方法 ………………………………………………… 122

3. 内部系理学療法 ………………………………………………………………………… 126

  1. 内部障害の概念とは …………………………………………………………………… 127
  2. 主要な内部障害の分類と障害像が説明できる ……………………………………… 128
  3. 内部系理学療法の主な対象疾患の概要が説明できる ……………………………… 129

4. 地域理学療法 ……………………………………………………………… 133
 1. 地域理学療法とは ……………………………………………………… 134
 2. 地域理学療法の歴史 …………………………………………………… 134
 3. 地域理学療法の対象と目標 …………………………………………… 135
 4. 地域理学療法における課題解決とは ………………………………… 137
 5. 地域包括支援の中で …………………………………………………… 137

第4部　理学療法を支える基礎学 …………………………………… 141

1. 生体力学と関節運動【演習】
～ヒトの身体の因果関係～ ……………………………………………… 142
 1. ヒトの身体（からだ）のつり合い　～「力」の正体を見きわめる～ … 143
 2. 重力，反力そして関節モーメントを可視化する …………………… 146
 3. 理学療法士がしなければならないこと ……………………………… 147

2. 生体の観察・触診・計測【演習】 …………………………………… 149
 1. 生体の観察とは　～理学療法士の視覚を用いた状態理解～ ……… 150
 2. 生体の触診について　～理学療法士の触覚を用いた状態理解～ … 150
 3. 生体の計測について　～客観的指標を用いた状態理解～ ………… 152

3. 筋力・持久力・疲労【演習】 ………………………………………… 157
 1. 筋力 ……………………………………………………………………… 158
 2. 持久力 …………………………………………………………………… 160
 3. 疲労 ……………………………………………………………………… 163

4. 姿勢と歩行【演習】 …………………………………………………… 166
 1. 姿勢の概要 ……………………………………………………………… 167
 2. 姿勢観察を体験してみよう …………………………………………… 169
 3. 歩行の概要 ……………………………………………………………… 170
 4. 歩行の指標を測ろう …………………………………………………… 170

5. 協調運動と運動技能【演習】 ···················· 173
1. 協調運動の概要 ···················· 174
2. 協調運動について円滑な運動に必要な要素を考えてみよう ···················· 175
3. 運動技能の概要 ···················· 176
4. 運動技能について体感してみよう ···················· 177

6. 動作・活動分析（行為分析・作業工程分析）【演習】 ···················· 180
1. 理学療法における動作分析を説明して行ってみよう ···················· 181
2. 理学療法における活動分析（行為分析，作業工程分析）を説明して行ってみよう ···················· 183

7. 運動発達【演習】 ···················· 186
1. 運動発達知識の必要性 ···················· 187
2. 運動発達の目的 ···················· 187
3. 新生児から独歩獲得までの運動発達を体験してみよう ···················· 187
4. 独歩獲得後の運動発達 ···················· 192

8. 運動学的分析【演習】 ···················· 195
1. 運動学的分析（動作分析）とは ···················· 196
2. 運動学的分析の流れ ···················· 196
3. 歩行における運動学的分析 ···················· 197

9. 痛みの病態メカニズム ···················· 202
1. 痛みと理学療法の関わり ···················· 203
2. 痛みの体系 ···················· 203
3. 痛みの受容器と伝導路 ···················· 205
4. 痛みの悪循環 ···················· 206
5. 痛みの鎮痛と増幅 ···················· 206

10. 関節可動域制限の病態メカニズム ···················· 209
1. 関節可動域制限について ···················· 210
2. 拘縮の分類 ···················· 210
3. 各拘縮の病態メカニズム ···················· 210
4. 関節強直の分類 ···················· 213

5. 各強直の病態メカニズム ……………………………………………………………… 213

11. 筋力低下の病態メカニズム ……………………………………………………… 215
　　1. 理学療法と筋力低下 …………………………………………………………………… 216
　　2. 筋組織について ………………………………………………………………………… 217
　　3. 筋力低下の病態 ………………………………………………………………………… 218
　　4. 筋力低下と筋出力低下の違い ………………………………………………………… 220
　　5. 筋力増強のメカニズム ………………………………………………………………… 221

12. 創傷・靱帯損傷治癒のメカニズム …………………………………………… 223
　　1. 創傷治癒のメカニズム ………………………………………………………………… 224
　　2. 靱帯損傷治癒のメカニズム …………………………………………………………… 226

13. 脳の可塑性と運動・動作障害
～脳血管障害に対するリハビリテーションを中心に～ …………………………… 230
　　1. 脳血管障害に対するリハビリテーション …………………………………………… 231
　　2. 脳の可塑性 ……………………………………………………………………………… 232
　　3. ニューロリハビリテーション ………………………………………………………… 234

付録（資料） ………………………………………………………………………………… 238

索引 …………………………………………………………………………………………… 239

第1部

専門職としての理学療法

1. 理学療法の定義・役割・歴史

学習目標

- 理学療法の定義および理学療法とリハビリテーションの関係が説明できる．
- 理学療法士とはどのような専門職か説明できる．
- 理学療法士の役割が説明できる．
- 理学療法発展の歴史が説明できる．

予習のためのエッセンス

　理学療法とは，「理学療法士及び作業療法士法」において，主として基本動作能力の回復のため治療体操および電気刺激その他の物理的手段を加えることと定義されます．理学療法は歴史的発展の流れにおいて，現在ではリハビリテーションの構成要因としての位置づけとリハビリテーションから独立した位置づけがあります．

　専門職とは，ある特定領域おいて高度な体系知識と技術をもつ職業集団であり，理学療法士とは，サイエンス（科学）とアート（術）からなる保健，医療の専門職です．理学療法士の業務は，患者の日常生活の自立に向けて，評価と治療計画立案を行い，患者への説明と同意を得て，運動療法や物理療法などの治療を提供したり，補装具の適応や環境整備を行うことです．また，わが国の理学療法士は1965年の「理学療法士及び作業療法士法」の公布を受け，1966年の第1回国家試験により誕生しました．

　理学療法の歴史は，古くは紀元前のヒポクラテスの時代にさかのぼり，近代的な理学療法は20世紀の2つの大戦後に戦傷兵の職業復帰を中心として発展しました．理学療法の主要な治療手段である物理療法は，物理的エネルギーに関する科学技術の発展とともに医療機器が開発され現在の体系を形成しました．一方，運動療法は18世紀以降に急速に発展しました．整形外科領域における治療体操から始まり，その後ポリオや脳卒中に対する神経生理学を基盤とした運動療法が開発されました．現在では骨関節系，神経系，内部系の各分野において根拠に基づく運動療法の体系を形成しています．

内容理解の問い

1. 理学療法の定義を説明してみましょう．
2. 理学療法士の業務を説明してみましょう．
3. 理学療法の歴史を簡単に説明してみましょう．

1 理学療法とリハビリテーションの関係とは？

　理学療法 physical therapy, physiotherapy（PT）は，主として運動機能障害を有する対象者に，入院・外来を問わず必要に応じて行われる医療サービス・医療技術の一つである．20世紀の医療には急激な進歩の結果，さまざまな病気の診断・治療技術および新しい薬物などの開発・発展がみられた．その結果，それまで致命的であった疾病に苦しむ対象者の延命が可能となった．これに公衆衛生の発展も加わり，多くの伝染病が予防できるようになった．しかし，その一方で，重度の後遺症や慢性的な疾患が治癒に至らず，永続的な機能障害を残す対象者が増えるといった新たな問題も出現した．このような状況の中で，理学療法はそれまでの医療の中心であった内科学や外科学に代わる新たな機能障害の治療手段として台頭し，今日まで大きく発展してきたのである．

　英語の理学療法の「理学」を意味する「physical」や「physio-」には，物理的および身体的という意味合いが強くこめられている．その意味で理学療法は，物理的および運動的手段を治療医学に適応していく医療専門職と考えられる．この理学療法が，「physical therapy」，「physiotherapy」として主体的な意味でも用いられるようになったのは19世紀以降であり，これは現代医学確立の時期に準じている．一方，1944（昭和19）年には理学療法の中核をなす物理医学 physical medicine の定義がなされたが，そこでは，物理医学とは，「熱，水，電気，機械的な力，マッサージ，運動などの物理的手段を用いた疾病の診断と治療の専門医療分野」とされている．今では物理医学は，リハビリテーションを構成する一要素として理解されているが，歴史的には物理医学とリハビリテーションは，「physical medicine and rehabilitation」という並列関係で記述されてきたものであり，物理医学とリハビリテーションとは決して同義ではない．20世紀には2回の大きな戦争があり，戦傷者のリハビリテーションには多種多様な運動機能障害への対応が求められ，その結果として物理医学とリハビリテーションが結びつき，このような誤解が生じたもの考えられる．この意味で，理学療法にはリハビリテーションの構成要因としての意味と，リハビリテーションから独立した治療医学の一つという2つの位置づけがある．

2 わが国の法律では，諸外国と比較して，理学療法はどう定義されているのか

　わが国における理学療法は，1965（昭和40）年に施行された法律137号「理学療法士及び作業療法士法」第1章総則第2条で，「この法律で理学療法とは，身体に障害のあるものに対し，主としてその基本動作能力の回復を図るため，治療体操，その他の体操を行わせ，および電気刺激，マッサージ，温熱その他の物理的手段を加えることをいう」と定義されている．

　つまりこの法律でいう理学療法とは，①その対象となる者が身体に障害のある者であり，②その主たる目的は，その対象となる者の基本的動作能力の回復であって，③そのために用いられるのは，治療体操，その他の運動，電気刺激，マッサージ，温熱その他の物理的手段であるということになる．したがって対象，目的，手段の3点においてこの定義を満たさない行為は厳密には理学療法とはいえないことになる．例えば，身体に障害のないものに対して行われる筋ストレッチやマッサージなどの行為は理学療法とはいえない．ただこの法律において身体に障害のある者とは，身体障害者福祉法に定める身体障害者の範囲よりも広く，精神機能を除く身体の諸機能に何らかの障害を有するものがすべて含まれる．しかし，理学療法の主たる目的が，失われた基本的動作能力の回復を図ることを考えれば，身体に障害のある者の範囲もおのずか

ら限定される．この法律でいう基本的動作能力とは，座る，立つ，歩く，体や手足を曲げたり，伸ばしたりするという人間にとって基本的な運動能力のことである．

果たして理学療法とはこのような定義の枠組みの中で効果的かつ十二分に展開できうるものだろうか．このような規定は，わが国固有のものであって，これは法的には理学療法がきわめて狭い枠の中に閉じ込められていることを意味する．つまり理学療法は，医学的リハビリテーションの単なる一手段として位置づけられ，疾病の進行や合併症の予防，あるいは健康管理・増進など，理学療法が本来広範に包含すべき効果的役割がまったく除外されているのが実情である．

理学療法が本来有している機能とは，もっと広範でかつ多様なものであり，そのため理学療法は歴史的にも多くの疾病治療にも適用されてきており，諸外国においては治療医学の一分野としての地位がすでに確立されている．

世界理学療法連盟 world confederation for physical therapy (WCPT) および世界保健機関 (WHO) は理学療法を次のように定義している．「理学療法は，治療的運動・指導，熱，冷，光，水，マッサージ，電気などを使う身体的治療の科学 (science) および医術 (art) である．その目的は，疼痛の軽減，循環の改善，障害の防止と矯正，筋力・可動性・協調性などを最大限に回復することなどである．理学療法には，医師の診断の補助として，神経支配損傷の程度，筋力を測定するための電気的および徒手筋力テスト，および各種機能測定テスト，関節可動域測定，肺活量測定などが，また回復度の記録を行うことも含まれる」とし，わが国の理学療法の法的定義と比較して，対象が限定されておらず，目的・手段が具体的に示してある．また治療のための理学療法士による種々の検査・測定も含まれている．

イギリス理学療法士協会は，「理学療法とは，疾病と障害の予防・治療ならびに日常生活活動能力を含む機能の発達と回復を図るために，物理的手段を用い，リハビリテーション過程を援助することである」としている．

一方，アメリカ理学療法士協会は，「理学療法は，ヘルスケアの専門職 (health profession) であり，それは病院，クリニック，ナーシングホームなどの場で行われ，そこで理学療法士は，疾病，外傷，事故，先天障害などによる障害者に働きかける．理学療法士は，神経系，筋骨格系，感覚・運動系，心肺機能の評価を実施する．理学療法士は，対象者の主治医である医師または歯科医師の依頼を受け，評価の結果に基づいて初期および長期の治療計画を立案する．さらに理学療法士は，クライエントの動機づけを行うとともに，クライエントとその家族への指導と回復期に関係する他の医療職種への指導を行う」としている．このように WCPT，イギリス，アメリカともに理学療法対象は限定せずに，疾病・障害の予防をも含めている．さらにアメリカでは，理学療法をヘルスケアの専門職として広く医療をも包含する位置づけをしているのが特徴である．

近年わが国では，理学療法の対象は身体に障害のある者のみでなく，虚弱高齢者や病気ではないが健康ともいえない人達にも広がってきた[*1]．またその目的は，基本動作能力の回復のみでなく，疾病・介護予防および健康増進も含まれる．なお手段として，運動療法，物理療法のほかに補装具の適応，環境調整なども加わってきた．これらをふまえ，日本理学療法士協会は，1995 (平成7) 年に「理学療法士業務指針」を作成，さらに実際上の業務を含めた「理学療法ガイドライン」を作成し，業務・役割について解説している．

[*1]：理学療法士の対象は主に身体機能に障害のある人，すなわち障害をもった患者 patient であるが，現在では，職域の拡大とともに理学療法サービスを健康増進の目的で希望する人や事業として理学療法士を雇用する人達も含めることができる．これらの人々は一般にクライエント client とよばれる．

3 理学療法士に求められるものとは？

理学療法には，医師や看護師など他の医療専門職と同様，科学 science としての側面とそれに裏打ちされた医療技術 technology としての側面，さらにそれを対象者に応用する行為 practice としての側面の3の構成要因が存在する（**図1**）．特に行為としての側面には，対象者や障害者を温かい態度で受け入れ，かつ優しい思いやりのある心で向かい合う豊かな人間性が理学療法士には不可欠であり，これが理学療法の根底をなすアート（医術）である．

アートとは，「医術」と訳されているが，ヒポクラテスによれば，これは単なる「技術」，すなわち「テクニック」ではなく，対象者の本質をよく見抜き，健康上の問題を解決するために，その対象者に適切なアプローチをし，対象者を支えるプロセスとしての「術」すべてを指す．すなわち理学療法士とは，簡単にいうと科学とアートからなる保健・医療の専門職ということになる[*2]（**表1**）．

4 医療専門職としての理学療法とは？

専門職 profession とは何だろう．一般に専門職といえば，医師や弁護士などを連想するが，理学療法士も立派な医療専門職である．専門職とは，ある特定の事柄に対する高度な体系知識・技術をもち，他によって代替されない職業集団のことである．相応の職業上の地位が認められ，特定の研究領域をもち，一定期間の教育・トレーニングを経て，固有の職責を果たすことが

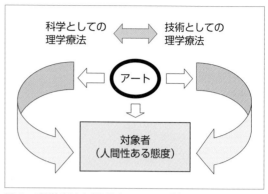

図1 理学療法を構成する3つの側面

表1 サイエンスとアートの違い

■サイエンス
・疾病をもつ特定の臓器が対象（disease）
・身体を扱う
・普遍性を求める
・分析できる
・治癒が目的
・冷静さが必要
■アート
・人の病，病む人間全体が対象（illness）
・心を扱う
・個別的である
・アプローチできる
・ケアが目的
・あたたかい心と思いやりが必要

表2 専門職の要件

■比較的長い専門教育・訓練の期間が必要
■専門的な知識・技術が述語であらわされ，保持されている
■一生涯の仕事で，仕事の永続性がある
■有力な職能組織を有する
■道徳的な原理や奉仕の理念を基盤とする

できる．仕事も道徳的原理や奉仕の精神に基づく．また学会や職能組織を形成し，専門的な知識・技術が専門用語で表現されるとともに，一定の学術的な水準が保持されているなどを要件としている（**表2**）．英語の「profession」の語源をみると，「profess」とは「公言する」という意味をもつ．すなわち「専門職とは，人々の前で堂々と自分の考え・信念を述べることのできる人々のこと」を意味する．

Moore は，専門職を指導者の監督下で仕事を

[*2]：理学療法士は，アートと科学を構成要因とする拡大し続ける専門職である．その成長と発展は，未知の領域を解明・修正し，さらに新しい情報に適合していく科学性に依存している（アメリカ理学療法士協会による）．

表3 理学療法士の業務

■患者・対象者への直接的な業務
1 評価・治療計画の作成
2 治療介入
3 補装具の処方と環境整備

■患者・対象者への間接的な業務
1 会議
2 記録
3 機器の保守および衛生管理

■その他の業務
1 教育・研究
2 管理運営

する単なる技術者（テクニシャン）と区別する重要な特徴が，自律性 autonomy であると述べている．すなわち，自らの仕事を行うにあたり雇用主や他の医療職などにコントロールされることなく自分で判断・意思決定し，行動する能力が専門職には要求される．またこれからの理学療法士には自分の行っていることをきちんと対象者や家族あるいは他の医療専門職にわかりやすく説明できる説明責任能力 accountability も強く要求されるであろう．

5 理学療法士はどんな仕事をするのか？

理学療法士国家試験に合格すると理学療法士 physical therapist, physiotherapist（PT）の免許がもらえる．わが国では，1966（昭和41）年，第1回目の国家試験が行われ，その結果183名の理学療法士が誕生した．同年7月には，110名の有資格者を会員に日本理学療法士協会が発足した．1972（昭和47）年には，一定の社会的責任を果たす職能・学術団体として旧厚生省管轄下の社団法人日本理学療法士協会が誕生した．その後，リハビリテーション医療の発展に伴い，整形外科的理学療法から，疾病構造の変遷を経て，中枢神経障害，代謝・呼吸・循環器障害，スポーツ障害あるいは介護保険関連事業の視点に立った住宅・訪問リハビリテーションなど業務の拡大，職域の拡大を図っている．

理学療法士は，医師の指示のもと，機能，能力，精神心理的に何らかの障害のある者に対して運動療法や物理療法を施行し，それらの改善・維持・予防を図る．理学療法士の業務を整理すると**表3**のように分類される．

1 対象者への直接的な業務

1．評価と治療計画の立案

評価とは，観察，検査と測定および種々の医学的情報を収集し，それらを統合解釈し，最終的に治療目標やプログラムの立案へと結びつける一連のプロセスである．この中には，リスク管理や問題点の抽出がある．評価は医師の行う診断に相当する．

2．治療

理学療法の治療介入の方法としては，運動療法と物理療法がその両輪である．運動療法は，運動という手段を用いて，運動能力の改善・維持を図るとともに運動機能障害を治療していく．

物理療法は，電気や光線，熱などを用いて疼痛の緩和や炎症を抑えたり，筋緊張を軽減し，運動機能の改善に結びつける．なお，対象者の健康とよりよい機能回復のための必要条件は何かという点から考え，理学療法の目標として岩倉は次の7つをあげている．

■ 末梢循環と組織代謝の維持・改善

これは特に四肢・体幹組織損傷の治療を目的としている場合に必要なことである．組織循環に刺激を与え，局所の代謝を賦活して損傷部の治癒を促進させる．また同時に炎症反応を有する組織に対しては，その滲出液の吸収を促し，組織間の癒着を防ぐ．代謝産物の蓄積を防いで浮腫の発生を予防することは痛みの軽減にもつながり，また関節拘縮の予防にも効果的である．

■ 関節の可動性の維持・改善

関節の可動域は常に十分に保持される必要がある．関節に損傷があればその状態の改善を図り，すでに関節拘縮が認められれば，可動域の拡大を積極的に目指す．これには装具やスプリントの使用も含まれる．

■ 筋力の維持・改善

関節可動域と筋力とは密接に関連しており，関節可動域は筋力の程度により影響される．もし筋力が弱ければ関節可動域いっぱいに動かすことはできないし，やがて他動的にも関節可動域の制限，すなわち拘縮を招くようになる．したがって筋力低下のある場合は，その回復までの間，関節可動域を十分保持する必要がある．筋力増強トレーニングは損傷部を中心に進めてもよいが，場合によっては損傷部を避けてトレーニングをしなければならない．また松葉杖や一本杖を使用するに際し，これに必要な残存筋を強化することもある．

■ 全身状態の管理

特に呼吸機能の維持・管理は胸部に病変がある場合のみならず，対象者の全身状態の管理の一つとして理学療法にとっては重要である．理学療法は身体に何らかの刺激や負荷を与えて，その結果身体機能を賦活したり，機能回復を促進するものなので，対象者の全身状態は無論のこと，あらかじめ対象者の基礎疾患について知識や疾患の病態を理解したうえで選択する治療種目が対象者にとってどの程度の負荷になりうるかを常に考慮し治療に臨む必要がある．これはリスク管理 risk care とよばれ，医師や看護師との連携が特に重要となる．

■ 症状の改善

痛み，浮腫，痙性などは局所的には関節運動や筋活動を障害するばかりでなく，全身的には対象者の動作能力を著しく阻害する．しかし，

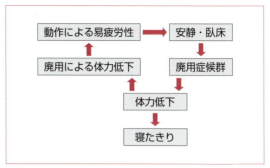

図2　安静と廃用の関係

これらの症状は対象者によって出現の部位や程度はさまざまであるので，適切な診断・評価のもと治療を行うことが重要である．

■ 合併症の予防

身体や精神を長期間使用しないでいるとこれらの機能は低下する．これは廃用症候群 disuse syndrome とよばれる（図2）．廃用症候群は，小児でも青年でも起こるが，なんといっても高齢者に起こりやすい．しかもこれはいったん起こると回復させにくく，したがって超高齢社会を迎えた現在，その予防と治療は理学療法の大きな命題である．なお全身のほとんどすべての機能が廃用症候群を起こしうると考えてよい．

しかし，廃用症候群の重要性を強調しすぎると，何でもいいから動かせばよいという「スパルタ的」な考えになりがちだが，これは大きな誤りで，疾患そのもののため，あるいは廃用症候群のため機能が低下している場合は，過用症候群 overuse syndrome を起こしやすいので注意が必要である．また誤った理学療法のやり方で新たな損傷を起こしてしまうこともあるが，これは誤用症候群 misuse syndrome とよばれ，決してあってはならないことであるが，リハビリテーション医療の場では少なからず起こっているのが現状である．

■ 一般状態の改善

これは慢性疾患や感染症，そして高齢の対象

者の場合にあてはまる．理学療法士は，医師から出された処方に基づき，対象者の全身状態の改善に向け，着実な治療プログラムを立案するべきである．

3. 説明・指導および援助

診療にあたっては対象者への説明と同意が必要である[*3]．対象者が自己決定するうえでできるだけ多くの必要な情報を提供し，その中で対象者が決定する．指導は対象者だけでなく，対象者の家族，関係者（職場の上司，学生であれば担当教師）などに行う．

4. 補装具の適応と環境整備

補装具には，装具，義肢，車椅子，杖，スプリントなどが含まれる．これらを対象者に適用する場合は，必要な情報を収集し，対象者にあったものを選び，また必要に応じて補正・調整しなければならない．

環境整備とは，対象者の住宅あるいは使用する施設を調査し，障害および残存機能を評価して対象者に適した住宅に改造する情報を提供する．また車椅子，ベッド，トイレ，リフターなどの福祉機器などの適応を判断し，適切な処方をすることである．

2 対象への間接的な業務(表3)

1. 会議

リハビリテーションはチームアプローチであることから，関係スタッフが一堂に集まり，対象者の状況の把握および治療方針，リハビリテーションゴールの設定・決定を行い，情報を共有することが重要である．この会議はケース会議あるいはリハビリテーションカンファランスとよばれる．なお理学療法部門での専門的な

---

*3：これはインフォームド・コンセント informed consent とよばれる．

内容を検討するために行う症例検討会が定期的に開かれることがある．

2. 記録

定期的に記録する必要のあるものに診療録（カルテ）や業務日誌などがある．カルテの記載内容は，検査・測定や評価結果，ゴール，治療プログラム，および治療経過報告である．

診療録は診療報酬算定の重要な根拠となるし，事故・訴訟があった場合の法的保護根拠となるので事実のみを必ずきちんと記載する．また知りえた対象者の個人情報などは守秘義務があり，決して他人に漏らしてはいけない．

3. 機器の保守・点検および衛生管理

定期的な機器の保守・点検は安全対策のうえでも重要である．不良品や欠陥部品は早めに交換する．また衛生管理として院内感染の防止，緊急時の対応ができる器具の常備，マニュアルの作成が必要である．

【CBL1】あなたは理学療法士である．今日から下腿骨骨折の患者を担当することになった．この症例では足関節の可動域制限と神経損傷による背屈筋の麻痺がある．医師からは機能障害に対して治療し，平行棒内で部分荷重の歩行練習を行うよう指示が出ている．次の問いについて，これまでの内容を踏まえて考えてみよう．

①理学療法士として，あなたはこの患者に何を行うべきか．②あなたは理学療法士として，この患者に理学療法を提供するために，どのような資質・知識そして技術をもっていなければならないか．

6 理学療法の歴史

1 わが国の理学療法士誕生まで

前述のように，1965年に「理学療法士及び作業療法士法」が公布・施行され，理学療法の定

義・目的・業務範囲が法的に規定された.翌1966年には第1回目の国家試験が行われ,わが国はじめての医療専門職としての理学療法士が誕生した.わが国の理学療法の歴史は,実質的にはこのときスタートしたことになる.しかし,理学療法という医療技術はこのとき突如としてわが国に生まれたのでなく,諸外国の歴史にみられるものと同様,長い歴史的経緯を経て発展してきたものである.

日本でリハビリテーションという言葉が用いられるようになったのは,1940年代以降のことと考えられる.大正時代になって,東京帝国大学整形外科教授であった高木憲次(**図3**)は,肢体不自由児療育[*4]を医学的リハビリテーションの中に位置づけ,その訓練に当たる専門技術者の養成にあたり,1942(昭和17)年に整肢療護園が開設された.1949年には,同大学病院に物療内科が独立し,医療マッサージに加えて,物理療法が行われるようになり,今日の理学療法のさきがけとなった.

戦後,児童福祉法(昭和22年),身体障害者福祉法(昭和24年),老人福祉法(昭和38年)などいわゆる福祉3法が制定され,理学療法士を養成するにあたっての社会的環境が着々と整備されていった.

1950年代になると,当時の厚生省は先進国の状況をもとにリハビリテーションの必要性を訴え,リハビリテーション専門職の養成の必要性を説くようになった.それを受け1959(昭和34)年には,旧厚生省内に機能療法および職能療法に関する研究会が設置された.

一方,1957(昭和32)年,日本整形外科学会の中にリハビリテーション委員会が設置され,専門技術者制度の成立に大きな役割を果たした.

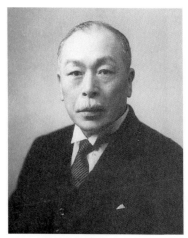

図3 高木憲次博士

1961年,旧厚生省は,リハビリテーション医療育成のためにWHOに技術援助のための顧問の招聘を要請したが,これに応じて複数のアメリカ人が来日し,講習会が開催された.1963年,医療制度調査会は,厚生大臣宛にリハビリテーションに従事する専門職の教育等の早期制度化を上申し,これに基づいて,身分制度調査打ち合わせ会が設置されている.これまで臨床現場で物理療法やマッサージを現に行ってきた既存の医療職種への配慮もあり,特例措置[*5]の調整の結果,1965年,「理学療法士及び作業療法士法」が施行された.

以上要約すると,わが国の理学療法の歴史は,1940年代後半から1950年代半ばまでは,リハビリテーション医療と理学療法士の紹介期,1950年代半ばから1960年代前半までが,リハビリテーション医療の発芽期および理学療法士の育成準備期,1960年代前半から1960年代半ばが理学療法士育成の基礎確立期ということになろう.なお1966年には日本理学療法士協会が設立され,1974年にはWCPTへの加盟が認可

[*4]:高木博士は,「療育とは現代の科学を総動員して不自由な肢体をできるだけ克服し,それによって幸いにも回復したら肢体の復活能力そのものをできるだけ有効に活用させ,以って自活の途の立つように育成させること」と定義している.

[*5]:一定の条件を満たし,厚生大臣の指定する講習会を終了した者に対して特別に国家試験受験資格を認めた特例措置.一般には特例試験とよばれた.特例措置は当初,1971(昭和46)年までの時限立法であったが,その後関係団体の要望により3年間延長された.

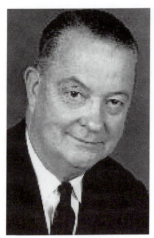

図4 Rusk H 教授

され，念願の世界の仲間入りを果たした．

2 理学療法は歴史的にいかに発展してきたのだろう？

理学療法は，その治療手段として運動療法と物理療法を両輪としている．これらはいずれもその呼び名こそ違うが，有史以前から人間の健康維持・増進あるいは病者に対する治療法として広く利用されてきた．すなわち，自然界に存在する水や光その他の自然エネルギーは今日のような近代的治療法や薬物が開発されるまでは人間の健康維持・増進にとって大きな役割を果たしてきた．理学療法の歴史は，古くから民間療法として，あるいは近代に至っては，物理医学の一部として外科学や内科学が確立される以前から治療医学の一つとして医学の一分野をなしてきた．

前述のように，近代の理学療法の発展は，リハビリテーションの発展の歴史と不可分である．リハビリテーションの発展の歴史は特に戦争との関係が深い．第一次世界大戦後，参加各国には多数の身体障害者や戦傷者が発生し，国家が恩給などの方法でその生活の面倒をみなければならなくなった．しかもその多くは青壮年期の若者であったから，これらの人々を再訓練・教育し，職業に再び就かせることは生産性を高めるのに役立つばかりでなく，経済的にも国益にかなう国家的事業であった．アメリカにおいては，1918年には戦傷者リハビリテーション法がつくられ，これを契機に戦傷者に対するリハビリテーション施設が多数つくられた．

第二次世界大戦中，アメリカ陸軍の軍医であったRusk（図4）は軍病院に入院していた多くの戦傷兵に対して理学療法を中心とした機能回復訓練を行い，その結果，より早く確実に社会復帰させることに成功し，こうして医学的リハビリテーション体系の基礎が確立されたとともに現在の理学療法の原型が構築されていった．これにより疾病や損傷でなく，その結果生じた「障害そのもの」が医学の対象となり，また生活の視点から医療が考えられるようになった．したがって障害者にとっては残存機能を代償的に使って社会生活に復帰するという前向きの考え方に転換した時代を迎えたといえ，これをふまえADLの評価や訓練が行われるようになったのである．

戦後，戦傷兵の職業復帰を中心としたリハビリテーションは，その後その他の障害にも拡大されていくようになった．それまでは障害者が障害を抱えたまま社会の片隅に押しやられる生活に耐えなければならなかったことを考えると，リハビリテーションの理念は20世紀における医療の大きな進歩の一つといえる．

第二次世界大戦後，医学のみならずすべての面でアメリカの影響を強く受けるようになったわが国にもリハビリテーションは導入された．しかし，長い年月をかけて理学療法技術が開発・統合され，その技術の効果がリハビリテーション理念と合致し，医学の分野に体系として組み込まれるという諸外国でみられたような経過は，わが国にはなかった．わが国の理学療法は，第二次世界大戦後，WHO，WCPTなど諸外国の専門家の協力を得ながら，その技術と教育制度が同時に完成したものとしてわが国の医療制度の中に組み込まれていった．

このように近代的なリハビリテーションの理

念・方法論と現在の理学療法技術・教育体系の骨格の導入の時期がほぼ同じだったのはわが国の医療の歴史の特徴の一つでもあろう．

ここでは理学療法の歴史のうち，物理療法と運動療法の発展の歴史の一部を概観してみる．歴史をたどることは近代医学において理学療法がどのように位置づけられてきたかをある程度知る手がかりになるだろうし，これによって現在の理学療法の状況をより正確に認識できるだけでなく，未来の姿を予見・構築することにもつながるにちがいない．

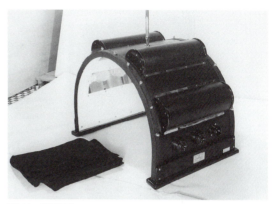

図5　電光浴

1. 物理療法の歴史

物理療法がじつに紀元前数千年にさかのぼる長い歴史を有することはよく知られている．森林の小川の流れに浸かって傷を癒す水治療はヒポクラテスの時代から既に筋疾患・関節疾患に頻繁に使用されていたようである．暖かさと生気を与える効果を求めて陽光を浴びる日光療法も太古の昔から行われていた．

薬剤や手術療法などが未開拓であったこの時代としては当然なことであっただろうが，太陽や水に対する根強い宗教的な背景がこの頃の物理療法の発展に強い影響をもっていたことは否定できないであろう．しかし物理療法が近代のような目覚ましい発展をみた大きな背景には特に過去3世紀にわたる科学技術の進歩とその成果を治療面に活かす医療機器の開発があった．以下モダリティ（物理療法の主体となる物理エネルギー）ごとにその発展の歴史をみてみよう．

■ 光線療法

光線療法に最初に科学的基礎が与えられたのは18世紀初頭のことであり，これは後にスイスの医師らによって世界的に広められ，主として外傷や皮膚結核などに対して20世紀初頭まで用いられてきた．この頃，くる病に太陽光線の不足が関係していることが発表されて以来，紫外線に対する需要は一段と高まった．太陽光の乏しい国では人工光線療法の必要性が検討されてきたが，太陽光線に代わって人工紫外線を初めて臨床に応用したのは，デンマークのFinsenであり19世紀末のことであった．彼は炭素弧光灯を使って狼瘡（皮膚結核のこと）の治療を行い人工紫外線療法の基礎を築いた．

一方，多くの人工紫外線治療器がこの頃考案され，これらの人々により人工紫外線療法は着実に発展していった．

しかし20世紀初頭には，紫外線を必ずしも身体に照射しなくても食品に照射することによって同様の効果が得られることが発表されて以来，紫外線発生装置の需要は急速に減少していった．それでも20世紀半ば頃まではビタミンDの活性作用を利用してくる病の治療，殺菌作用を利用して皮膚病や褥瘡部に紫外線を照射していたが，現在は栄養状態が改善してくる病はもはや過去の病気となり，また皮膚病や褥瘡には各種の抗生物質などの新薬が開発されたのに伴い最近では紫外線治療器は物理療法室からほとんど姿を消した．この時代，これと相まって赤外線の温熱効果が可視光線のそれより勝っていることが知られるようになり，紫外線治療機器の製造は赤外線のそれに切り替えられていった．

一方，レーザーは1960年にMaimanによって開発され，その直後から医学の分野でも精力的な研究が進められてきた．

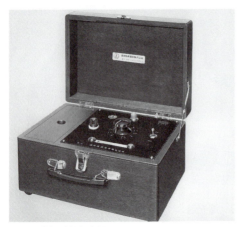

図6　低周波治療器

■ 電気療法

　神経・筋に対する本格的な電気生理学的研究は19世紀終わりのGalvaniに始まる．彼はカエルの神経・筋に金属を接触させることにより筋収縮が起こることを発見した．これに対してVoltaは生体でなくても同様な機構で電気が発生しうると述べ，両者の論争の発端となったが，これはまたVolta電池の発明の起源ともなった．一方，19世紀半ばには，Faradayは誘導電流の発生に成功し医療分野における感伝電流治療の基礎をつくった．その後，Remakは筋収縮が筋自体ならびに運動神経の刺激によって惹起されると述べ，感伝電流（faradic current）のみならず平流電流（電池などから発生する直流電気）を使った治療法が治療上有効であることを発表して以来，19世紀の終わりには麻痺筋の治療に両者が併用されるようになった．これら2つの電流を用いた電気治療は20世紀はじめ頃よりわが国でも利用されてきたが，経皮通電における電気的特性が良好でなく治療効果が不安定であるという理由のため次第に医療専門家の手より離れっていった．一方，電気的に薬物を体内に浸透させようというイオン導入の概念は18世紀中旬既にPivatiによって提唱されていたが分極によって一定の効果を得ることには難があった．現在では皮膚に浸透するイオンの深達性はわずか皮下0.5～1.5mm程度であり，しかもイオン導入量も極めて少ないことや，それに代わる新薬の開発などの理由でイオン導入法は臨床では軽視され次第に姿を消していっている．

　わが国でも戦後になって各種の経皮的電気刺激装置が開発され，中でも1950年に平和電子㈱の銭谷と大阪大学の竹越らによって開発された「直角波治療器」は類似した多くの経皮的通電治療器と総称して「低周波治療器（図6）」と初めて命名された．

　ところで電気刺激装置として現在，世界で最も多くの数量が製造・販売されているのが経皮的電気刺激装置 transcutaneous electrical nerve stimulation（TENS）であり，これは1965年にMelzackとWallが提唱したゲート・コントロール理論 gate control theoryに基づき彼らによって考案された．

　TENSは疼痛発生のメカニズムに基づいた鎮痛目的の簡便な装置であり，わが国でもその後開発・生産が行われており現在でも臨床の場で多く使用され，その改良機器が多く販売されている．

　1960年代後半には半導体を用いた新型の低周波治療器が開発され，機器の小型化・軽量化および安全性の向上に寄与した．さらに干渉波治療器がドイツより輸入され，その後国内での生産も開始された．干渉電流を用いた治療法はオーストリアのNemecによって考案されたもので，従来の低周波治療器に改良を加え電気治療の可能性を大きく高めた．

　一方，筋力維持・増強のための電気刺激として波形モード，周波数を調節できる低周波治療器も開発され，運動機能回復に積極的に物理療法が活用されている．それらのうち機能的電気刺激 functional electrical stimulation（FES）は代表的なものである．なお治療的電気刺激 therapeutic electrical stimulation（TES）はFESからの派生語である．FESは数十年前より欧米や日本で試みられてきたが，最近コンピュータ・テク

ノロジーの進歩や電極の改良進歩により急速にその研究が進んでいる．生体の失われた機能を電気刺激により改善しようとする方法で運動系，感覚系，自律神経系などに広く応用されている．

■ 高周波電気治療

生体に高周波電流を流したり，高周波電磁界中に入れ，特異的温熱効果を得ようとする試みは19世紀末から試みられてきた．20世紀になって波長は200〜400 m，周波数は80〜150 KHzとなり，これはジアテルミ（Diathermy）[*6]という名でよばれた．

ジアテルミはそれまでの高周波電流に比べて機器も小型であり，また温熱効果も改善されたため多くの施設で広く愛用されたが，ただ温熱効果が皮下脂肪に集中するという欠点があり，後にもっと簡便で治療効果の高い超短波や極超短波にその座を奪われていった．

1929年，Schliephakeは，波長3 mの発振器の製作に成功し，これが超短波療法とし脚光を浴びるようになった．その後周波数50 MHz，波長6 mのものが一般的に用いられるようになった．わが国でも1930年頃から製造され，1935年頃には数十社が参加し，広く普及して治療に用いられた．しかし，ようやく普及したものの，1950年代になるとテレビの普及が著しく，これがテレビの受信障害を発生させるという新たなトラブルが生じ，大きな社会的問題となった．テレビ受信障害のない200〜300 Wの出力の水晶制御式に変更しようすると技術的・価格的にも解決できない問題に直面した．このような状況のもと，1963年には極超短波治療器が開発され，超短波のように導子を対象者に直接装着して同調（チューニング）する必要がないという治療上の簡便さも受けて超短波治療器に代わって次第と普及し，現在，わが国ではほとんどの理学療法施設で使用されている[*7]．

■ 超音波治療

超音波療法は，第二次世界大戦中ドイツで発達したものであるが，その発生には，Curieが発見した圧電効果（ピエゾ電気効果）が使われている．19世紀終わりのLippmannの発見は，Curieの発見をくつがえすものであった．彼は，2層の鋼鉄の間に1層の石英の水晶を置きこの鋼鉄に高周波電流を流した際の水晶振動を観察した．この発見（逆圧電効果）がその後の超音波発生装置発明の大きな一歩となった．初期の超音波治療器には水晶振動子が使用され，一部に磁歪振動子も使用されていたが使用に適した大型天然水晶が枯渇し，そのため1955年代になってわが国ではほとんどチタン製バリウム，ジルコン酸鉛のようなセラミック製の圧電材料に変わっていった．治療用の周波数も初期には1 MHzやそれよりも低いものが多数を占めていたが，現在では1 MHz単独のものと1 MHzと3 MHzを切り替えるものがほとんどであり，超音波の温熱効果と非温熱効果とを使い分けることができる．

■ 牽引治療

今日使用されている頸椎牽引装置の原形は17世紀，イギリスのGlisonが考案したとされている．19世紀後半には，脊柱変形矯正のためにギプス固定した身体を懸吊する吊り帯が考案されたが，これはその後広く頸椎牽引に利用されるようになった．

20世紀半ば，Cyriaxは牽引で椎間板ヘルニアを治療した．また同時期，頸椎牽引用の傾斜台が考案された．これは背臥位で対象者の頭を高くして傾斜角度を増減することにより身体を足の方向に滑らせそのときの体重を牽引力として

[*6]：ジアテルミとは深く熱が浸透するという意味からきたことば．

[*7]：極超短波をはじめとして電磁波を出す医療機器はこれから法的規制の対象となるが，これはEMC（電磁両立性）とよばれる．

利用したものである．一方，Judovich はモーターを組み込んだ電動牽引装置を考案し牽引療法は飛躍的に普及した．

2. 運動療法の歴史

古代ギリシャにおいても健康増進のため運動は有効であることが知られ，ヒポクラテスは，その著書の中で，「体は適切に使い運動すれば健康になり，発育し老化も遅くなる．しかし，使わずに放置すると，病気がちになり成長も阻害され，老化も早くなる」と述べている．ローマ時代，Galen は適切な運動を推奨する一方で，運動には厳重な管理が必要で，ある観点から運動の弊害も強調した．

しかし運動の効果が科学的にとりざたされたのは医学が諸科学の進歩と相まって目覚しい発展を遂げた 18 世紀以降のことである．整形外科の父とよばれたフランスの Nicolas Andry により，現在の整形外科の基礎が築かれた．

一方，Tisott は，現在の運動療法の基礎を築いたが，彼は運動療法における解剖学の重要性を特に強調した．また長期安静臥床の弊害をも説いた．19 世紀初頭，スウェーデンの Ling が，医療体操の開発に寄与した．彼は疾病の予防と治療の目的での体操を一般的に行う体操と区別した．彼の業績は，後に「運動療法 kinesiotherapy」と表題がつけられ出版された．彼の紹介した運動療法は，スウェーデン体操としてヨーロッパやアメリカに広く知られていくことになる．

19 世紀末には，Duchenne が著した「運動の生理学」によって，近代的な運動療法の歴史が始まった．彼は表在筋の活動をもとに，筋のメカニズムを知ることによって関節炎などのさまざまな疾患に対する合理的な治療法が生まれると述べた．またこの頃には，片麻痺に対する独自な運動療法を提唱した Hirschberg，運動失調症に対して画期的な運動療法を考え出した Frenkel が輩出されたが，これらの多くは現在の理学療法で実施される運動療法の原型となっている．

20 世紀になって，ドイツの Knapp は側弯症の矯正運動として匍匐運動の重要性を強調した．この頃と同時期，欧米ではポリオ[*8]の集団発生があり，これによって罹患した子どもの機能回復に運動療法の重要性が改めて強調された．Lovett はポリオに対する運動療法を通じて，重力を利用した筋力の評価法を考案した．これは後に Daniels らによって改良が加えられ，現在，徒手筋力テスト Manual Muscle Testing（MMT）として広く利用されている．ポリオの流行は，運動療法の発展のみならず，水治療や使用する多くの治療機器の開発・発展をもたらした．ポリオに対するこうした試みはまた理学療法の意義や重要性を社会に認識させる好機でもあった．

「戦争は，科学技術の進歩に多大な影響をもたらす」といわれるが，リハビリテーションの発展にも 20 世紀の 2 つの大戦は大きく影響した．2 つの大戦によって集中的に多種多様な外傷が発生し，陸軍病院では戦傷者の回復訓練が行われた．これはひとつには若い戦傷者を職場復帰させるという国益のためでもあった．また第二次世界大戦時には，廃用症候群の予防の目的で全身運動が取り入れられ，それが効果をあげたことで，「安静の弊害」が再認識された．

戦時には，戦傷者の回復促進の手段として運動療法が有効で，特に第二次世界大戦時には全身再調整 reconditioning あるいは全身変調予防の目的で全身運動の意義が再認識され，リハビリテーションの発展につながった．

第二次世界大戦後，医学が急速に進歩する中で，リハビリテーション医学の中核をなす理学療法の重要性はますます高くなった．またこの時代，多くの人々が今日の理学療法の基礎基盤となる理論や技術を提唱した．

[*8]：ポリオは脊髄前角の神経細胞を侵す感染性疾患で，麻痺による永続的な運動機能障害を生じる．先進国では，公衆衛生の発展やワクチンの開発などで今や撲滅され，昭和 30 年後半以降新たな発生をみないが，発展途上国では依然おそろしい病気である．

一方，心臓疾患に対する歩行および運動の重要性はすでに19世紀中ごろに認められ，1950年代以降種々の活動とエネルギー消費量との関係を考慮した心臓疾患患者の運動療法プログラムが開発されその後発展した．胸部疾患に対する運動療法の有用性は，1930年代ヨーロッパにおいて叫ばれ，今世紀後半には気管支喘息や肺気腫患者に対する呼吸訓練および全身調整訓練が，さらに胸部手術後の変形予防や呼吸機能を回復する訓練が行われた．

ところで筋力増強法はその理論と技術の発展では著しいものがあった．DeLormeが漸増抵抗訓練 progressive resistive exercise (PRE) を，Hettingerらは短時間等尺性運動の有効性について発表し，これらは広く利用されていった．

筋骨格系に対しての運動療法によって得られた多くの知見は，次第に神経系へと統合・応用されるようになっていった．既にSherringtonは，19世紀末，相反神経支配の概念を発展させていたが，この神経生理学的知識を運動療法に組み込もうとする試みもあらわれはじめた．特に1940年代から1950年代にかけて，片麻痺，脳性麻痺などの中枢神経障害に対して現在ではよく知られている神経生理学的アプローチ neurophysiological approach (NPA) の基礎が形成された．Fayは，両生類の運動パターンをはじめとする系統発生的運動発達訓練を脳性麻痺の治療に応用した．この考えは後にDomanやDelacatoに引き継がれていった．Kabatは固有受容性神経筋促通法 proprioceptive neuromuscular facilitation (PNF) を提唱し，後にKnott, Vossらにより体系化され，世界的に広く利用される方法へと発展した．

1940年代，筋緊張の軽減をもたらす反射抑制姿勢を利用し，正常な運動パターンを引き出そうとするBobath夫妻の考え方は，今日では神経発達訓練 neurodevelopmental treatment (NDT) として脳性麻痺だけでなく脳卒中片麻痺にも利用されている．

Roodは，個体発生学的運動発達過程をたどり，感覚受容器に刺激を与えることが姿勢や運動反応の促通あるいは抑制につながると考えた．彼女は筋活動の促通のために種々の表在感覚刺激を利用した．

1950年代，Brunnstromは，片麻痺の回復途中で出現する共同運動や連合運動に注目し，麻痺の回復段階を整理し，一つの段階から次の段階へと回復を促すテクニックを開発した．

1970年代になってVojtaは，脳性麻痺の発達は反射性に存在する前進運動の協調複合の欠如が主体であるとし，反射的に前進運動を応用することによって欠如した協調要素を連動させ，高度の運動性を獲得させていく方法を開発した．また脳性麻痺の超早期治療を提唱した．

わが国における運動療法は，欧米諸国と同様，主として整形外科領域における変形拘縮の治療および筋力増強の手段として発達した．リハビリテーション領域では，1921年に設立された肢体不自由児施設において医療体操の必要性が認識されたが，これは1963年日本リハビリテーション医学会の発足を契機に急速に普及するに至った．

最近では関節運動学的アプローチ，関節モビライゼーション，マイオセラピーなどのいわゆる徒手療法（マニュアルセラピー）が理学療法の一技術として関心を集めている．これらは厳密には理学療法における運動療法とみなせるかということに関しては賛否両論の分かれるところだが，理学療法の範疇の一部として取り扱われているのが実情である．ただ各種体系の統合および科学的検証の必要性が提唱されているのも事実であり，今後の成り行きには注目したい．

運動療法は，安静による二次的障害の予防に最大の治療効果を有し，また障害者の実用的動作能力獲得のために欠くことのできない身体的運動の治療法であることから，物理療法とともに理学療法の独自性をあらわす中軸的存在といえる．

【CBL 2】 あなたは CBL 1 の症例において，背屈筋の麻痺に対して電気刺激療法を実施することにした．この治療法はどのような歴史を経て現在のかたちに発展したのだろうか．

復習のための確認問題

Basic
1. 理学療法の定義を説明しよう．
2. 理学療法士の業務を説明しよう．

Standard
1. 理学療法とリハビリテーションの関係について説明してみよう．
2. 理学療法士に求められるサイエンスとアートの違いを説明してみよう．
3. 理学療法士が行う治療にはどのようなものがあるか列挙してみよう．
4. 理学療法の発展の歴史を説明してみよう．

Advance
1. 超音波療法の発展の歴史を説明してみよう．
2. 運動療法においてその基礎学問として解剖学や生理学が重要である．その理由を運動療法の歴史から考えてみよう．

CLOSER-LOOK BOX

理学療法と作業療法との違いは何だろうか？日本作業療法士協会によると，「作業療法 occupational therapy（OT）とは，身体または精神の障害のある者，またはそれが予測される者に対して，その主体的な生活の獲得を図るため，諸機能の回復・維持および開発を促す作業活動を用いて行う治療，訓練，指導および援助をいう」と定義されている．作業療法における「作業活動」とは，日常生活の諸動作，仕事，遊びなど人間の生活全般に関わる諸活動のことであり，作業療法では，この諸活動そのものを治療や援助もしくは指導の手段として用いるのが特徴である．またその対象は，子どもから高齢者まで身体あるいは精神に障害をもつものすべての人が対象となり，医療，保健，福祉，教育，職業領域まで幅広い分野に展開されている．

理学療法も作業療法も運動機能障害に関わる点では最終的な目的は同じといえるが，理学療法が急性期から，機能・構造障害に対してアプローチすることが多いのに対して，作業療法は，実際的には，回復期，慢性期において活動制限や参加制約の軽減・回復を対象とする場合が多い．また理学療法は必ずしもリハビリテーションの枠内のみでなく，それ単独で治療医学の一つとして利用されることがあるのに対して，作業療法はその枠外での役割は比較的に制限される．

FURTHER READING

1. Pagliarulo MA：Introduction to Physical Therapy, 2nd ed, Mosby, 2001

   本書は，「理学療法概論」のアメリカ版である．理学療法の定義，歴史，専門性をはじめ理学療法を理解するうえで必要な事項がアメリカを例にとってわかりやすく解説してある．簡潔・平易な英語で初心者でも理解できるよう理学療法の魅力が述べてあるのが特徴である．英語が好きな人は是非ご一読を！

2. 武富由雄：理学療法のルーツ：その継承と新たな創造のために，メディカルプレス，1997

   理学療法の歴史を検査・測定・評価，物理療法，運動療法および装具療法に関するものという区分でそれぞれ代表的なものを取り上げ，そのルーツから解説したもの．貴重な図や写真も掲載されており，理学療法の成り立ちを気負いなく楽しみながら読める．

文献

1) Moore WE：The professions. Role and Rules, Russell Sage Foundation, 1970
2) 岩倉博光：リハビリテーションにおける理学療法，金原出版，1982
3) 千野直一：リハビリテーション医学のルーツを探る．臨床リハ 9：360-366, 2000
4) 日本理学療法士協会編：日本理学療法士協会40年史，2006
5) 後藤由夫：医学と医療 総括と展望，文光堂，1999

（嶋田智明，有馬慶美）

2. 理学療法に求められる倫理と哲学

学習目標

- 倫理とは何か説明できる.
- 哲学とはどういうものか説明できる.
- 理学療法士に必要な倫理観について説明できる.

予習のためのエッセンス

倫理や哲学と聞くとどこか堅苦しいイメージをもたれる方が多いかと思われます. なぜなら, 哲学は古代ギリシヤの三哲（ソクラテス, プラトン, アリストテレス）に始まり, そこで扱われる内容は, 善なる行為や美徳, 公平性といったものが多いからです. 倫理は「～すべき」という結語で結ばれることが多いからではないでしょうか. しかし, ほとんどすべての人は, 日常生活の中で日々倫理に従って生活をしていますし, 哲学も行っています.

そもそも, 倫理とは, 人が社会の中で生活をしていくうえで差別されることなく, また, 不愉快な思いをすることなく, みんなが快適に生活を送るために守られるべき規範として存在しています. 人として行ってはいけない行為を規定しているものは法律であり, 法律を犯せば罰則が存在します. 倫理や道徳は, 人としてのより良い状態も目標としているため, 遵守しなくても罰則はなく, 個人の倫理観に委ねられているところが大きいです. また, 社会の中でその人の置かれている立場や状況, 価値観などにより守られるべき規範が変化する場合があり, 何が正しいことかがわかりにくいということもあります. 人が理性と感性を共存させて生きている以上, その解答は簡単ではありません.

一方, 哲学とは何かというと, その語源は「フィロソフィア」であり, 「知を愛する」と訳されます. つまり, 真実が何であるかを追求する精神活動のことです. ある現象が起こったときに「なぜこのような現象が起こるのか」という問いを抱き, その因果関係を明らかにしようという知的欲求を満たすための精神活動が哲学です. 簡単にいうと「考える」という行為そのものです. そもそも, 学問を派生的にみても哲学がそのベースにあり, そこから, 人の心の問題だけを扱う心理学であったり, また, 物質的なものだけを扱う物理学であったり, 因果関係を立証するための科学であったりと学問が分化を遂げてきています. ゆえに, 倫理学においてのみ哲学が存在するかのように思われがちですが, ある場面において思惟することそのものが哲学なのです.

われわれ理学療法士は, その対象者の「より良い状態とは何か」という問いに対しひたすらに哲学をし, 実践していくために倫理観を携えなければなりません. それが専門家としてのあるべき姿なのです.

内容理解の問い

1. 倫理とはどういうものか説明ができますか？
2. 哲学とはどういうものか説明ができますか？

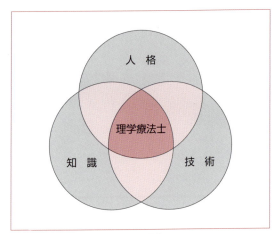

図1 理学療法士に必要な要素

表1 日本理学療法士協会 倫理規程

> 日本理学療法士協会は，本会会員が理学療法士としての使命と職責を自覚し，常に自らを修め，律する基準として，ここに倫理規程を設ける．
>
> **基本精神**
> 1. 理学療法士は，国籍，人種，民族，宗教，文化，思想，信条，門地，社会的地位，年齢，性別などのいかんにかかわらず，平等に接しなければならない．
> 2. 理学療法士は，国民の保健・医療・福祉のために，自己の知識，技術，経験を社会のために可能な限り提供しなければならない．
> 3. 理学療法士は，専門職として常に研鑽を積み，理学療法の発展に努めなければならない．
> 4. 理学療法士は，業務にあたり，誠意と責任をもって接し，自己の最善を尽くさなければならない．
> 5. 理学療法士は，後進の育成に努力しなければならない．
>
> **遵守事項**
> 1. 理学療法士は，保健・医療・福祉領域においてその業の目的と責任のうえにたち治療と指導にあたる．
> 2. 理学療法士は，治療や指導の内容について十分に説明する必要がある．
> 3. 理学療法士は，他の関連職種と誠実に協力してその責任を果たし，チーム全員に対する信頼を維持する．
> 4. 理学療法士は，業務上知り得た情報についての秘密を守る．
> 5. 理学療法士は，企業の営利目的に関与しない．
> 6. 理学療法士は，その定められた正当な報酬以外の要求をしたり収受しない．
>
> （昭和53年5月17日制定）
> （平成9年5月16日一部改正）
> （平成24年4月1日一部改正）

（日本理学療法士協会：倫理規程．http://www.japanpt.or.jp/upload/japanpt/obj/files/about/0432.pdf より引用）

1 理学療法士に必要な倫理観とは

1 理学療法と理学療法士

　理学療法を学問的にとらえると，解剖学や生理学などの知識的側面と，運動療法や物理療法などの技術的側面に分けられる．つまり，理学療法を実践する理学療法士が備えるべき資質として知識的側面と技術的側面の両方が求められるのは当然のことである．また，一方でその対象者は人，さらにいうと障害を抱えた人であり，他のスタッフと協調して働くということを考えると，理学療法には人格もまた要求される（図1）．この人格を構成するものの一つが倫理観である．したがって，理学療法士には理学療法を実践する者としての倫理観が要求される．前述した通り，人のもつ倫理・道徳観は状況によって，置かれている立場によって，地域によって若干の違いがみられる．

　また，理学療法士が社会的に認められるためには，個人に委ねられる倫理観ではなく，職業としての倫理観が必要となる．理学療法士であるためには「このような倫理観を持たなければならない」というものである（表1）[1]．

　理学療法の発展を歴史的にみても外的要因，つまり社会的ニーズによるところが大きく，理学療法士の使命は対象者のニーズに応えることといえる．

2 自立と自律の関係

　人は本質的に自己中心的であり，自分の意思に基づいて行動している．「私は，人の意見を聞き協調性を重んじているので，自己中心的ではありません」と言いたくなる人もいると思うが，ここでいう自己中心的とは「わがまま」や「自由奔放」ということではない．自己中心的の哲学的解釈は，「人は他人の意見を参考にするが，最終

意思決定は自分で行い，その意思に基づいて行動している」ということである．つまり，自分の意思決定に従い判断・行動をするからこそ自己に責任があり，その判断・行動のよりどころとなる倫理観や道徳観を養わなければならないのである．

　理学療法士として高度な知識や技術を学べば，自立できるような錯覚に陥りやすいが，自立をするために必要なことが自律することである．自律するとは，自身の中で思考や行動の規範を倫理学的考察に基づいて規定し，それに従って行動することである．つまり，理学療法士として一人前になるためには，自己の内面に理学療法士としての倫理観や哲学を有し，主体的に行動できて初めて自立できたといえる．

3　嘘の善悪

　倫理的または道徳的に嘘をつくことは許されるかと問われれば，多くの人は間違いなく「嘘は良くない」と応えるだろう．しかし，人のためにつく嘘はどうかと問われれば，即答できる人は少ないと思う．少しでも倫理学・哲学に触れたことのある人であれば，どのような状況で，どのような立場で，また場面を設定し，その嘘が本当に人のためになっているのか思惟すると思う．倫理と道徳はほぼ同義であるが，人のもつ理性がより強いものが倫理で，感性の影響を受けやすいのが道徳である．どちらのスタンスで考えるかによって答えが分かれるのかもしれない．

【CBL1】68歳の男性．6ヵ月前に脳出血による左片麻痺を発症．3年前に会社を定年退職してから山登りが趣味となった．本人は，一日でも早く良くなって，また山登りがしたいと言っている．もう一度山登りをするという思いが理学療法に対するモチベーションを上げている．この患者に「いつ頃山登りができるようになりますか」と問われたとき，何と答えたらよいだろうか？

機能的予後が不良で山登りができるまでの改善が難しいと予想される場合に，①理性に従って真実を伝えるか，②モチベーションをなくすことを恐れて嘘をつくか，③遠回しに真実を告げるか？

　患者の前では誠実であれと言われたとき，どの選択が誠実なのか？

4　人を診るということ

　理学療法の実践においてよく聞く言葉に，「疾患を診るのではなく，疾患を有する患者を診なさい」というのがある．疾患を診るはわかるが，患者を診るとなると雲を掴むような話になってしまうという学生が多い．理学療法士としてあるべき姿を学習していく際に，次の例を考えてほしい．

- 理学療法士のAさんは，知識・技術ともに高いものをもち治療はよくできるが，態度は悪く，話し方も粗雑で愛想もない．協調性に欠け周りの職員からは敬遠されるような人物である．
- 理学療法士のBさんは，社交的で礼節をわきまえており，愛想もよく周りからの評判も良いが，治療となると思うような結果が出せない．

　あなたが患者ならどちらの理学療法士を選択するだろうか？　理学療法士としてあるべき姿は，「両方の良いところを兼ね備えること」となるが，問題に対する解答として要求されているのは，どちらかを選択することである．どちらにするかの判断に迫られたときに初めて，どのような疾患なのか，自分の置かれている状況は，自分はどのような価値観に基づいて判断するであろうか，と自分の内面と向き合うことだろう．ある場面を設定し，そのとき理性的か感性的かを想像し，どちらかを選択すると思うが，気づいてほしいことは，そのとき自分という"人"を自分でみているということである．

【CBL2】54歳の男性．3ヵ月前に脳梗塞を発症し左片麻痺となった．妻と娘2人（17歳と13歳）の4人で同居．自宅はマンションの4階で，仕事は事務職である．基本動作における問題は，歩行の安定性が低下していることであり，本人は社会復帰を希望している．

この症例について考えてみるときに，脳梗塞という疾患から随意性や筋力，関節可動域，高次脳機能障害，感覚障害を検査して活動制限の因果関係を明らかにするのか，この症例が置かれている状況や社会的役割，属性や価値観，どうして社会復帰を望んでいるのか，今後の人生をどのように再構築していこうと考えているのかにまで思いを馳せるのかどうかで，医療面接の内容はおのずと変化をみせるはずである．

2 哲学の必要性

CBL1およびCBL2を通して何が患者にとって最良なことか，自分の中の倫理観に沿ってどのような具体的行動ができるか，なぜ，そう言えるのかを思惟できた人は"哲学をする"ことができているわけである．奈良[2)]は「理学療法を業とするわれわれは，いわゆる倫理学的・哲学的に熟考し，人間としての認識を高め，世界観の拡大を図る責任がある．また自分の職業についても熟考し，自己と職業との関係について認識を高めておく必要がある．このような精神活動が保たれることにより，結局のところ，人間によって形成され人間によって構成されている理学療法の水準が高まる」と述べている．ソクラテスがそうであったように，哲学の対象を人に向け，患者にとっての正義（公平性や平等など）とは何かを純粋に追い求め患者の利益に資することが，理学療法の根幹である．

時代とともに理学療法も学問的発展を遂げ，昨今の学習者はそれを修めることで精一杯であり，人のあり方や人生，目標とすべき理学療法士像などについて思索にふけることはほとんどない．肉体的な成長は年を重ねていくごとに遂げていくが，精神的成長は意識しないとなかなか難しい．人としての成熟は年齢的要素ではなく，いかに哲学的にまた倫理的に物事をとらえ，善悪の判断に至るための理性を働かせることができるかということに他ならない．われわれ理学療法士の対象が人である以上，その人その人の人生観や価値観を理解し，対象者の人生の再構築に寄与するためにも，哲学の習慣を身につけることは必要不可欠である．

復習のための確認問題

Basic
1. 理学療法士に必要な要素を確認してみよう．
2. 倫理と法律の違いを確認してみよう．

Standard
1. 学校生活において学生がもつべき倫理観とは？
2. 人の本質は自己中心的であるとはどういうことか説明してみよう．
3. 嘘をつくことは倫理的・道徳的に許されるか？もし許されるとしたらどのような場合かみんなで話し合ってみよう．

Advance
CBL1の症例で遠回しに山登りができる可能性は低いことを告げる場合，どのような説明が適切なのかをみんなで話し合ってみよう．

CLOSER-LOOK BOX

どれだけ高い倫理観や道徳観を有していても実践が伴わなければ何の意味もなさない．臨床の場で実践するためには少なからず，それを適切に表現できる言語力もまた必要となる．患者との対話に耐えうるだけの言語力を身につけるためにしっかりとトレーニングしてほしい．

FURTHER READING

1. Sandel MJ(著), 鬼澤忍(訳):これからの「正義」の話をしよう―いまを生き延びるための哲学, 早川書房, 2010

　本書では, これまでの哲学者の思想や倫理観など, 著者の私見も踏まえ解説されており, 自分の倫理観がどうなるのかを考えさせられる一冊である.

2. スティーブン・R・コヴィー(著), ジェームス・スキナー, 川西茂(訳):7つの習慣―成功には原則があった, キングベアー出版, 1996

　本書は, 物事の見方・とらえ方を考えさせられる一冊となっており, 自分のもつパラダイムを変換するときに役立つ.

文　献

1) 日本理学療法士協会:倫理規程, http://www.japanpt.or.jp/upload/japanpt/obj/files/about/0432.pdf (accessed 2015.07.08)
2) 奈良　勲(編著):理学療法概論, 第6版, 医歯薬出版, p9, 2013

〈吉村匡史〉

3. 理学療法関連法規・諸制度

学習目標

- 理学療法に関連する社会保障制度・法律の種類と概要が説明できる.
- 介護保険と介護サービスの概要と目的が説明できる.
- 障害者総合支援法の概要と関連する法律が説明できる.

予習のためのエッセンス

国は，国民の社会生活を保障するうえでさまざまな規範，つまり法律や制度を定めています. 理学療法士の役割は，対象者が何らかの問題を抱え，社会生活を送れなくなった場合に，その問題を解決し社会生活に戻れるようにすることです. したがって，社会生活への参加を目的とした理学療法を実施し，医療・福祉・保健の各分野で職責を果たしていくうえで，関連する法律や制度を知っておくことが必要です.

国民の生活を保障する制度が社会保障制度です. 社会保障制度には，①公的扶助，②社会福祉，③社会保険，④公衆衛生の4つがあります. 各制度において，主に公的扶助は生活保護，社会福祉は福祉，社会保険は医療，公衆衛生は保健の分野で，関連する法律に基づいた支援やサービスなどが実施されています.

社会生活を送るうえで高齢者やその家族を支援する制度が介護保険です. 高齢者が日常生活上，介護が必要な状況となった場合を要介護状態といい，その状態は要支援1・2，要介護1～5の7段階の要介護度に分けられています. 介護保険においては，その要介護度に合わせてケアマネジャーがケアプランを作成し，サービス提供者が介護サービスを提供することで高齢者の社会生活を継続させていきます. 最近では，要介護状態にならないように予防などを目的とした地域包括支援システムが推進されています.

障害の有無にかかわらず，すべての国民が一定水準の社会生活を送ることができる社会の形成を理念として制定されているのが障害者総合支援法です. つまり障害を有する人が日常生活において自立し，社会経済生活に参加ができるよう支援していく法律です. また，障害者総合支援法に関連する法律として，①児童福祉法，②身体障害者福祉法，③精神保健および精神障害者福祉に関する法律（精神保健福祉法），④知的障害者福祉法などがあり，あらゆる世代，障害に対しても，日常生活の自立と社会生活参加への支援をすることを目的としています.

内容理解の問い

1. 社会生活を保障してくれる制度，法律が列挙できますか？
2. 各制度・法律の概要と目的が説明できますか？

表1 社会保障制度と関連する法律

	公的扶助	社会福祉	社会保険	公衆衛生
社会保障給付費に占める割合	3%	8%	88%	1%
制度	生活保護法 生活扶助　教育扶助 住宅扶助　医療扶助 介護扶助　出産扶助 生業扶助　葬祭扶助	老人福祉法 身体障害者福祉法 障害者自立支援法 精神保健福祉法 知的障害者福祉法 児童福祉法 母子及び寡婦福祉法 災害救助法　ほか	医療保険 　健康保険法 年金保険 　国民年金法 　厚生年金保険法 雇用保険法 労働者災害補償保険法 介護保険法　ほか	地域保健法 老人保健法 母子保健法 感染症予防法 予防接種法 健康増進法
趣旨	資産, 能力などすべてを活用してもなお, 生活に困窮する人に対し, 必要な保護を行うとともに自立を助長する.	児童への保育や障害者への福祉サービスなどを提供し生活の安定や自己実現を支援.	人生のリスクに備え, 国民があらかじめお金(保険料)を出し合い, 実際リスクにあった人に費用やサービスを支給.	国民が健康的な生活を送れるようにするため, 病気の予防や積極的な健康づくりを公的に行う.
財源	公費(租税)	公費(租税)	保険料(本人・事業主) 公費(租税)	公費(租税)

1 社会保障制度とは
～社会生活の継続を保障する制度である～

1 社会保障制度の概要

望ましくないことが発生する場合やその可能性のことをリスクという. 私たちの人生には, 自分や家族の疾病, 障害, 失業, 死亡など, さまざまなリスクが起こる可能性があり, それにより自立した生活が困難になるというリスクを抱えている. また, 健康で長生きすることは望ましいことであるが, 老後の生活費が枯渇するといったリスクも考えられる. さらに, 将来の経済状況や社会状況により生活が困窮することもあるかもしれない. このような, 個人の力だけでは備えることに限界がある生活上のリスクに対し, 幾世代にもわたり社会全体で助け合い, 支えようとする仕組みが社会保障制度である. 社会保障制度は, ①公的扶助, ②社会福祉, ③社会保険, ④公衆衛生の4つに区分され, 各関連法規により給付されている. 各制度と関連する法律の概要を**表1**に示す.

1. 公的扶助とは

公的扶助とは生活困窮者に対する生活保護である. 他制度による社会保障や民法上の扶養義務があっても, 最低生活を営むことが困難な場合に適用される. 扶助の種類として, ①生活, ②教育, ③住宅, ④医療, ⑤出産, ⑥葬祭がある. 公的扶助は, 他方優先の原則に従い, 同じサービスが別制度で提供される場合には別制度を優先とする.

2. 社会福祉とは

社会福祉は, 障害をもつ人や児童, 高齢者など, その他, 援護・育成を必要とする者が, 自立してその能力を発揮できるよう, 必要な生活支援, 指導を行う. 福祉事務所を基盤とし, ①公的扶助以外の要保護者に対する環境, 性格, 能力に応じた施設入所等の個別の対応, ②障害者の医療給付や就職, 支援施設の利用等に関する相談・指導, ③児童に対する保健指導, 福祉施設への措置, ④住宅を含む生活生業資金の給付などが行われている.

3. 社会保険とは

社会保険は，社会保障制度の中心となる制度である．社会保険では，保険給付を受けるためには保険事故以前に保険料を支払っておく必要がある．支払っていない場合には，実際にリスクに見舞われた場合でも，原則給付を受けることができない．社会保険には次の5つがある．①医療保険：疾病などに備える，②年金保険：障害をおったり，高齢となったときなどに生活費用を支給する，③雇用保険：失業のリスクに備える，④労働者災害補償保険：仕事上の疾病・外傷などに備える，⑤介護保険：加齢に伴い介護が必要になったときに備える．各保険の被保険者に該当する国民は保険に加入する義務（国民皆保険）がある．

4. 公衆衛生とは

公衆衛生は，地域社会における身体的・精神的・社会的安定の維持，改善を目的としている．具体的には，地域における一定の集団を対象に，感染症予防や健康増進に関連する予防接種，健康診断などの指導を行う．

【CBL1】80歳の女性．自宅にて転倒し右橈骨遠位端骨折を受傷し入院となった．入院前は夫と2人暮らしで，年金で生活をしている．退院後はリハビリテーション目的にて通所リハビリテーションを利用予定である．この症例に関連する社会保障制度と法律は何だろう？

2 理学療法に関連する社会保険制度は？〜医療保険と介護保険〜

1 医療制度の概要

医療制度は，国民の医療に対する安心と信頼を確保し，質の高い医療サービスが適切に受けられる体制を構築することを目的としている．

1. 医療法とは

医療法は，医療制度の基盤であり，①患者への医療に関する情報提供の推進，②各医療分野の分化・連携，③医療従事者の確保と質の向上，④医療の安全，⑤医療法人・施設の開設，運営，管理などに関する法律で，その時勢に合わせ改正が実施されている．また，医療を提供するうえでの理念として，「医療の担い手と医療を受ける者との信頼関係に基づき，及び医療を受ける者の心身の状況に応じて行われるとともに，その内容は，単に治療のみならず，疾病の予防のための措置及びリハビリテーションを含む良質かつ適切なものでなければならない」（総則第1条の二）と規定されている．

2. 医療保険とは

わが国の医療保険は，国民皆保険制度で，加入が義務づけられている．目的は，保険に加入している被保険者と家族の疾病や死亡，出産などの場合の医療とその費用の補償である．分類として，職域をもとにした①被用者保険と，市町村ごとの居住地をもとにした②国民健康保険の大きく2つに分けられる．職域（例えば医業など）に属する場合には，職域ごとに制定されている法律（例えば医業健保など）に基づき，就業している会社などの被用者保険に加入する．被用者保険に属さない場合には国民健康保険法に基づいて，国民健康保険に加入しなければならない．どちらの保険も基本的な給付内容に差異はないが，それぞれの法律における運営主体や所得に応じて保険料や医療費の自己負担割合が規定されている．

医療保険は，民間の保険と同様に，まず被保険者（給付を受ける側）が，毎月一定の保険料を保険者（医療保険を運営する側）に支払うことが前提である．疾病などにより医療機関での治療を受けた際に，実際にかかった費用の一部を窓口で支払い，残りの費用は医療機関が保険者に請求し，請求が適正であれば，保険者から医療機関へ支払われる．そのながれを**図1**に示す．

次に各医療保険の対象者と保険者の関係につ

いて説明する．職域に属する場合に適応となる健康保険法における対象者，つまり被保険者は，就労している従業員とその扶養家族で，保険者は健康保険組合である．健康保険組合は中小企業では国が，大企業ではその会社が組織している．

職域に属さない場合の国民健康保険法の対象者は，自営業者，高齢者，退職者などで，保険者は国民健康保険組合である．国民健康保険組合は市町村，または医師，弁護士，薬剤師，理容師などの事業集団で組織運営されている．

医療保険の給付には，療養給付，訪問看護療養費，後期高齢者医療給付などがある．

医療保険制度に関連する対象者と法律，給付内容を**表2**に示す．

3. 診療報酬とは

国が指定する保険医療機関が保険診療を行った場合，保険者である健康保険組合に医療費を請求する．この医療費は，施設基準および医療行為ごとに診療報酬点数として，国が一律に定めており，1点あたりの単価を10円として乗じたものが診療報酬額である．専門性および質の高い医療を提供しなければならないという観点から，リハビリテーションにおいても「脳血管疾患等」，「運動器疾患」，「心大血管疾患」，「呼吸器疾患」などの疾患別に決められた施設基準が必要となり，その基準ごとに患者数に対する単位時間内の点数や加算，算定日数の上限が定められている．

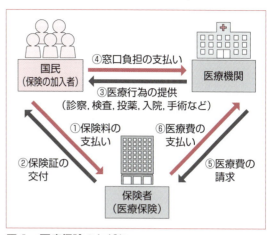

図1 医療保険のながれ

表2 社会保険制度

対象	法律	給付内容
一般労働者	健康保険法	医療
	厚生年金法	年金
	雇用保険法	失業
	労働者災害補償保険法	労災
	介護保険法	第2号被保険者
特殊職域労働者	船員保険法	医療，失業，労災
	国家公務員共済組合法	医療，年金
	地方公務員共済組合法	医療，年金
	私立学校教職員共済組合法	医療，年金
	介護保険法	第2号被保険者
一般住民	国民健康保険法	医療
	国民年金法	年金
	介護保険法	第1号/2号保険者
	高齢者医療確保法	高齢者医療

介護保険とそれに関連する法律を知ろう！
〜高齢者の日常生活の自立と介護予防〜

1. 介護保険法とは

介護保険は，高齢者人口の増加と社会変化に対応していくため，2000年から実施された，最も新しい社会保険制度である．介護保険の導入により，高齢者への医療と福祉が一本化され，疾病などで治療を受けてから，社会復帰するまでを総合的に支援することが可能となった．運営は市町村が行っていて，基本的に40歳になったら加入し，所得水準に応じた保険料を支払う．そして65歳以降に介護が必要な状態となったとき，原則1〜2割の利用者負担で，介護サービスを受けることができる．40〜65歳までを第2号被保険者，65歳以上を第1号被保険者と規定しており，介護サービスは原則，要介護認定を受けた65歳以上の第1号被保険者でなければ受けることはできないが，老化に起因した疾患で，国が指定した「特定疾患」に罹患した場合には，第2号被保険者もサービスを受けることができ

表3 介護保険における特定疾病

老化に起因する特定疾患	
①末期の癌	⑨脊柱管狭窄症
②関節リウマチ	⑩早老症
③筋萎縮性側索硬化症	⑪多系統萎縮症
④後縦靱帯骨化症	⑫糖尿病性神経症，腎症，網膜症
⑤骨折を伴う骨粗鬆症	⑬脳血管障害
⑥初老期の認知症	⑭閉塞性動脈硬化症
⑦パーキンソン病，進行性核上性麻痺，大脳基底核変性症	⑮慢性閉塞性肺疾患
⑧脊髄小脳変性症	⑯著明な両側性変形性関節症

る．特定疾病は**表3**の通りである．

2. 介護保険サービスを利用するには

介護保険サービスを利用するには，要介護認定を受け，介護計画（ケアプラン）を作成することが必要となる．要介護認定は，まず①利用者が市町村へ申請，次に②市町村の行政担当者が認定調査を実施，その結果から③コンピューターによる一次判定と，④介護認定審査会による審査，それらを含めた⑤二次判定を経て，⑥要介護認定が行われる，というながれで実施される．介護認定審査会は，市町村長に任命された医師，看護師，理学療法士，作業療法士，社会福祉士，介護支援専門員などの保健，医療，福祉における学識経験者で構成されている．

ケアプランは対象者が自分で作成することも可能であるが，利用する介護保険サービスの種類，受け入れが可能かなどの介護事業所との連絡，利用開始後の計画の見直しなどを含め，介護支援専門員（ケアマネジャー）に作成を依頼するのが一般的である．ケアマネジャーは，利用者を訪問し，希望やニーズを把握したうえで，最適なケアプランと介護事業者を決定しなければならない．介護保険サービスの利用までの過程を**図2**に示す．

【CBL2】60歳の女性．20年前から両膝に痛みが出始め，最寄りの整形外科クリニックにて保存療法を行っていたが，右膝の変形が進行し痛みが増大したことから，5年前に人工膝関節全置換術 total knee arthroplasty（TKA）を施行した．その後，今度は左膝の痛みが増大し，この度 TKA を施行した．退院後は1人暮らしのため，家事の部分で訪問介護サービスが必要と考えている．この患者は，要介護認定は可能かどうか？ 可能だとしたら，そのながれを説明しなさい．

3. 要介護度とは

要介護認定により決定される要介護度は，「介護が必要となる時間数」である．要介護度により利用できるサービスおよび介護給付の上限額が定められている．要介護度の分類を**表4**に示す．

要介護1〜5認定者は，介護給付によるサービスが利用可能で，要支援1・2認定者は，介護予防給付によるサービスが利用できる．

4. 介護保険サービスの種類は

介護保険法では，人員，設備，運営基準を満たし，都道府県，市町村の指定を受けた，指定介護事業者が介護サービスを提供する．介護保険サービスの種類は，大きく分けて介護給付におけるサービスと，介護予防給付におけるサービス，地域支援事業におけるサービスの3つに分けられる．また提供するサービスの内容から①居宅サービス，②施設サービス，③地域密着サービス，④地域支援事業に分けられる．介護給付，介護予防給付，地域支援事業における，分類ごとのサービスを**表5**に示す．

5. 地域包括支援とは

現在は介護・支援を必要としない高齢者が，今後も介護を必要としないで自立して在宅生活を送れるよう，要支援になるおそれのある高齢者を特定高齢者（二次予防事業対象者）とし，市町村が運営する地域支援事業の生活支援・介護予防サービスを実施している．また一般高齢者に対しても心身機能の維持，増進を目的とした健康増進プログラムなどが実施されている．こ

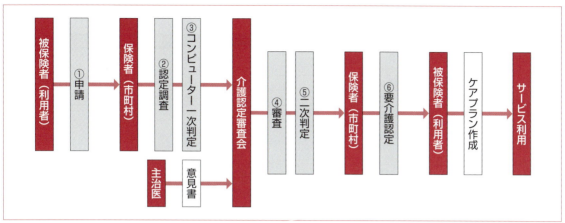

図2 介護保険サービスの利用までのながれ

表4 要介護度の判定基準

要介護度	要介護認定基準時間（1日当）	基準
要支援1	25分以上32分未満	日常生活に支障はないが，要介護状態にならないよう一部支援が必要
要支援2	32分以上50分未満	歩行などに不安がみられ，排泄・入浴などに一部介助が必要で，身体機能に改善の可能性がある
要介護1	32分以上50分未満	起立が不安定で，杖歩行の場合があり，排泄・入浴などに一部介助が必要
要介護2	50分以上70分未満	起立などが自力では困難で，排泄・入浴などに部分介助ないし全介助が必要
要介護3	70分以上90分未満	起立，起き上がりなどが自力では困難で，排泄・入浴・更衣など日常生活全般に部分介助ないし全介助が必要
要介護4	90分以上110分未満	寝たきりに近く，排泄・入浴・更衣など日常生活全般に全介助が必要
要介護5	110分以上	日常生活全般に全介助が必要で意思伝達も困難

のように国は，高齢者が在宅にて安心して日常生活を送っていけるよう，地域性を重視した支援・介護を充実させる方針を掲げている．これらの仕組みを地域包括支援システムという．

さらに，施設サービスにおいては，重度要介護者へのサービスに重点におくという観点から，都道府県が行ってきた要支援認定者に対する介護予防サービスも，地域支援事業によって行われることとなり，今後さらに地域包括支援による予防重視型サービスが推進される傾向にある．したがって，リハビリテーション分野の役割も介護予防の観点が重要となる．

6. 老人福祉法と老人保健法

老人福祉法は，「老人の心身の健康の保持と生活の安定のために必要な措置を講じ，老人の福祉を図る」ことを目的に，老人医療福祉に関して，老人居宅生活支援事業の実施，老人ホームへの入所などを規定している．現在，在宅サービス，施設サービスに関しては介護保険法へ移行している．

老人保健法は，現在，その目的から「高齢者の医療の確保に関する法律」に改称され，75歳以上の高齢者における医療に関しては後期高齢者医療制度へ，保健に関しては健康増進法へ制度移行している．

7. 健康増進法とは

健康増進法は，高齢化社会に伴う障害の増加を背景に，国民の健康増進と疾病予防に取り組んでいくことを基本理念とした，国民の健康に関する法律である．この中で「国民は，生涯にわ

表5 介護保険サービスの種類

● 介護給付におけるサービス（要介護1～5）

	分類		介護サービス	介護＋医療のサービス
都道府県が指定・監督	居宅サービス	訪問	● 訪問介護 ● 訪問入浴介護	● 訪問看護 ● 訪問リハビリテーション
		通所	● 通所介護	● 通所リハビリテーション
		短期入所	● 短期入所生活介護	● 短期入所療養介護
		その他	● 居宅介護支援 ● 特定施設入居者生活介護 ● 福祉用具貸与 ● 特定福祉用具販売 ● 住宅改修	
	施設サービス		● 介護老人保健施設	● 介護老人保健施設 ● 介護療養型医療施設
市町村が指定・監督	地域密着型サービス		● 認知症対応型共同生活介護 ● 認知症対応型通所介護 ● 小規模通所介護 ● 小規模多機能型居宅介護 ● 夜間対応型訪問介護 ● 地域密着型特定施設入居者生活介護 ● 地域密着型介護老人福祉施設入居者生活介護	● 定期巡回・随時対応型訪問介護看護 ● 複合型サービス

● 介護予防給付におけるサービス（要支援1・2）

	分類		介護サービス	介護＋医療のサービス
市町村が指定・監督	居宅サービス	訪問	● 介護予防訪問入浴介護	● 介護予防訪問看護 ● 介護予防訪問リハビリテーション
		通所		● 介護予防通所リハビリテーション
		短期入所	● 介護予防短期入所生活介護	● 介護予防短期入所療養介護
		その他	● 介護予防支援 ● 介護予防特定施設入居者生活介護 ● 介護予防福祉用具貸与 ● 介護予防住宅改修	
	地域密着型サービス		● 介護予防認知症対応型共同生活介護 ● 介護予防認知症対応型通所介護 ● 介護予防小規模多機能型居宅介護	

● 地域支援事業におけるサービス（要支援：介護予防給付，要介護：介護給付）

	分類		介護サービス	備考
市町村が指定・監督	介護予防・日常生活支援（総合事業）	介護予防・生活支援サービス	訪問型サービス	
			通所型サービス	
			生活支援型サービス	見守り，外出支援，買い物，調理，掃除などの家事支援
			介護予防ケアマネジメント	高齢者に対するスクリーニング，介護予防ケアプランの作成，サービス提供後の再アセスメント，事業評価などの実施
		一般介護予防事業	介護予防把握事業	民生委員などから情報収集し要支援になる可能性のある高齢者を把握し対応
			介護予防普及啓発事業	要支援者等も参加できる住民運営の通いの場の充実を図る
			地域介護予防活動支援事業	介護が必要ない高齢者に対し，介護予防活動の実施を支援
			一般介護予防事業評価事業	地域において導入されている介護予防が適正か見直す
			地域リハビリテーション活動支援事業	地域においてリハ職等を活かした自立支援に資する取り組みを推進
	包括支援事業		総合相談支援業務	高齢者の在宅介護や福祉サービスなど各種相談の受付，支援
			権利擁護業務	成年後見制度の利用支援や高齢者に対する虐待防止・早期発見など，権利擁護に関する相談・支援
			包括的・継続的ケアマネジメント業務	ケアマネジャーの日常的個別指導，支援困難事例への指導・助言，地域ケアマネジャーとのネットワークづくり，長期的支援
			在宅医療・介護連携の推進	
			認知症施策の推進	
			地域ケア会議の制度化	
			生活支援サービスの基盤整備	
	任意事業		介護給付費適正化事業	
			家族介護支援事業	
			その他	

たって自らの健康状態を自覚するとともに，健康の増進に努めなければならない」，また，「国，地方公共団体は，健康の増進に関する正しい知識の普及，情報の収集・整理・分析・提供，研究の推進，人材の養成と資質の向上を図るとともに，関係者に対し必要な技術的援助を与えることに努めなければならない」と，国民および国，地方公共団体の健康における責務について規定している．

健康増進事業として，40歳以上を対象にした，①健康手帳の交付，②健康教育，③健康相談，④機能訓練，⑤訪問指導がある．その他，高齢にて罹患しやすい疾病の検診，健康診査，保健指導などが実施されている．

3 障害者総合支援法と関連する法律を知ろう！
～障害者の日常生活の自立と社会参加を促す法律～

1. 障害者自立支援法から障害者総合支援法へ

障害者自立支援法は，対象者を「国民のひとり」としてとらえ，自分らしく，自立した生活を送れるよう支援したり，共生できる社会をつくるという，ノーマライゼーションの理念に基づいている．目的として，①障害者および障害児が，その有する能力と適性に応じ，自立した日常生活や社会生活を営めるよう，障害福祉サービスにかかる給付等の支援を行い，障害者および障害児の福祉の増進を図ること，②障害の有無にかかわらず，国民が相互に人格と個性を重視し，安心して暮らすことのできる地域社会の実現に寄与することである．対象者は，①身体障害者，②知的障害者，③精神障害者，および④障害児，⑤その保護者である．障害者自立支援法は，現在，これらの対象者の支援を障害ごとに細分化し，よりその人に適した支援を行うという目的から，「障害者の日常生活及び社会生活を総合的に支援するための法律（障害者総合支援法）」に改称され，対象者を総合的かつ計画的に支援していくことを掲げている．

障害者総合支援法では，障害者福祉サービスを受けた際に費用が支給される．これを自立支援給付という．自立支援給付は，市町村審査会が実施する障害支援区分の認定を受け，障害の状態に合わせて支給される．

2. 障害者総合支援法に関連する法律

障害者総合支援法の基本となる法律には，障害者基本法がある．障害者基本法の理念は，リハビリテーションとノーマライゼーションであり，障害者の定義と障害者の自立，社会支援の基本事項を規定している．

さらに，障害者総合支援法に関連する法律として，①児童福祉法，②身体障害者福祉法，③精神保健及び精神障害者福祉に関する法律（精神保健福祉法），④知的障害者福祉法などがある．これらは，障害者総合支援法の理念，規定に基づき，自立支援給付と相互的に医療・福祉・保健の支援を実施することで，障害者の社会復帰と，自立した社会経済活動への参加の努力を促していくことを目的としている．

復習のための確認問題

Basic
1. 社会保障の4つの制度を図に描いて，関連する法律を当てはめてみよう．
2. 介護保険の目的と関連する法律，制度を列挙し合ってみよう．
3. 障害者総合支援法の理念であるノーマライゼーションを説明してみよう．

Standard
1. 自分や家族が病気になったときに，どの制度を利用しているのか，学生同士で説明し合ってみよう．
2. 理学療法士が関わる医療，福祉，保健の制度とサービスを列挙して説明しよう．
3. 介護保険のサービス利用までのながれを説明してみよう．
4. 要介護度と各介護度の基準を自分の言葉で説明してみよう．

5. 障害者総合支援法の目的と関連する法律，制度を列挙してみよう．

Advance

CLOSER-LOOK BOX を読んで，理学療法士が，高齢者や障害者に対し，どのような位置づけにあり，どのように関わっていくべきなのか考えてみよう．

CLOSER-LOOK BOX

これまで解説した法律や社会保障制度は，社会経済の状況，核家族化や少子高齢化などの，時代背景の変遷とともに必要に応じて改定，また新しいものが制定されてきた．今後，高齢化はさらに進行していくことが予測される．2025年には東京都などを除く40道府県で高齢化率が30％を超え，75歳以上の後期高齢者に至っては2040年には20.7％になると試算されている．また，これに関連して，身体障害者における高齢者の割合が，2006年度で約60％となり，知的・精神的障害者を合わせた総数も増加の一途をたどっている．それに伴い社会保障費は急激に拡大し，このままでは社会保障制度の持続が困難となってしまうおそれがある．このような中，国は，いつまでも健康で，疾病や障害を事前に予防することで，日常生活の自立と社会参加を促していくことを指針として打ち出している．

したがって現状において，理学療法士には以下のような役割があると考えられる．

① 高齢者が健康で仕事ができる社会・環境を支援する．
② 高齢，疾病などによって障害を抱えた人に対し，日常生活を送るうえで必要な動作能力，身体機能の維持・回復を支援する．
③ 「生命の質 quality of life（QOL）」の維持・改善を支援する．
④ 専門的知識・技術を習得し，医学的根拠に基づいた，適切な理学療法を実施し，自立した社会生活に復帰できるよう支援する．

FURTHER READING

1. 嶋田智明（編）：セラピストのための概説リハビリテーション．文光堂，2009

   本書では，リハビリテーションに関わる専門職の役割，連携，関連法規について簡潔にまとめられており，リハビリテーションのながれ，関連性を捉えるのに有用である．

2. 中村隆一，佐直信彦（編）：入門リハビリテーション概論，第7版，医歯薬出版，2009

   本書は社会保障制度について，改定を踏まえ，制定の経緯，定義，目的，サービスにわたり，ほぼ網羅しており，制度および関連法規に関して，詳しく学習することができる．

3. 満田将太（監）：世界一わかりやすい介護保険のきほんとしくみ，2015年版，ソシム，2015

   本書は，表題通り，介護保険の基本としくみ，サービスを含め，描画や図表を多数用いて，わかりやすく解説しており，介護保険の理解につながる．

〔鈴木裕治〕

4. 理学療法の過程 ～問題解決としての理学療法過程～

学習目標

- 理学療法士の使命が説明できる．
- 問題解決の過程が説明できる．
- 問題解決としての理学療法過程が説明できる．
- 理学療法過程におけるそれぞれのフェイズの目的と手段が説明できる．

予習のためのエッセンス

理学療法士 physical therapist, physiotherapist (PT) の使命は，理学療法を必要としている人が抱える問題を解決することです．したがって，理学療法の過程とは問題解決過程に他なりません．

問題を解決する過程では，①問題理解，②プランニング，③実行，④モニタリングの各フェイズが順に行われ，問題が解決するまで繰り返されます．①問題理解とは，「今，どのような問題が発生していて，その問題がどのような構造をしているか．根本的な問題は何か？」ということを明確にすることです．②プランニングとは，根っこにある問題の解決策を立案することです．③実行の段階では，プランニングした解決手段を実行します．解決策を実行した後には④モニタリングを行い，問題が解決されたか否か確認し，未解決の場合には①問題理解に戻り，再度，問題解決に取り組みます．

上述した一般的な問題解決過程と同様に理学療法においても，大きくは4つのフェイズを有機的に循環させることにより理学療法対象者の問題を解決していきます．理学療法における問題解決過程は次のように表現することができます．

Phase 1：対象者が抱える問題を構造的に理解するための「情報収集と情報の解釈」．

Phase 2：理学療法目標，目標到達への阻害因子（問題点），介入プラン，介入上の注意点についての「意思決定」．

Phase 3：フェイズ2で決めた介入プランの安全で効果的な「実行」．

Phase 4：理学療法（運動療法など）を提供した結果，対象者の抱える問題が解決したか否かの「帰結の評価」．

理学療法過程を経て，対象者の問題を解決できるか否かは，担当するPTが有する知識と技術，そしてそれらを最新化するための日々の研鑽に依存します．

内容理解の問い

1. 一般的な問題解決過程を順に説明できますか？
2. 問題解決としての理学療法過程の4つのフェイズが説明できますか？

1 理学療法過程とは
～問題解決の過程そのものである～

1 理学療法士の使命

　理学療法士 physical therapist, physiotherapist (PT)の使命は，理学療法を必要とする対象者が抱える問題を，理学療法という手段を用いて解決することである．したがって，PTは漫然と理学療法を提供する人ではなく，対象者を困っていることから解放する人であるべきである．つまり，PTが行う理学療法は，問題解決という行為そのものである．

【CBL1】50歳の男性．2ヵ月前頃より右肩に痛みが出現した．しかし年齢のせいだと思い，市販の鎮痛薬と湿布で様子をみた．2ヵ月が経過し，肩の痛みは楽になったが，洗髪や着替えをするときに思うように肩が動かないことに気づく．自分で肩の運動を行ってみたが，肩の硬さは変わらない．そこで整形外科を受診し，理学療法を受けることになった．担当のPTは肩鎖関節および肩甲上腕関節の可動域運動および徒手療法を行っている．この症例におけるPTの使命は何だろうか？

2 問題解決とは

　PTの使命は対象者の問題解決である．では，問題とは何だろう．また，問題解決とは，何を行うのだろうか．

　問題とは，「目標となる状態が明確にあるのに，そこにどのように到達したらよいかわからない状態」を指す．また問題解決とは，「困っている状態（初期状態）をそれが解決された状態（目標状態）へ，オペレータを用いて変換すること」である[1]．例えば，「おなかが空いた」が初期状態で，それが解決された状態，つまり「おなかが満たされた」状態が目標状態である．一般に「空腹→満腹」の変換には「何かを食べる」というオペレータを用いる．このようにして，われわれは日々，次々と発生する問題を解決しながら生活している．

【CBL2】CBL1の症例において，どのような問題が発生しているか？　また，担当のPTは，どのようなオペレータを用いて患者を目標状態に導いているか？

3 問題解決の過程とは

　問題解決とは，初期状態をオペレータによって目標状態に変換することである．それでは問題解決は，どのような手順で行われるのか．

　問題解決の手順は一般的に，①問題理解，②プランニング，③実行，④モニタリングの手続きを踏む[2]．問題理解とは，初期状態と目標状態およびその間のギャップを定義する，いわゆる問題の構造的理解の段階である．問題の全体構造が理解されたら，次にギャップをどのように解消しようかと"解決策のプランニング"を行う．ここで具体的な解決策の計画を立てる．その後，設定した計画に沿って解決手段が"実行"される．そして実行した後には，初期状態が目標状態に変換されたか否か"モニタリング"を行う．モニタリングの結果，目標状態に到達していなければ，問題が解決するまで4つの手続きが繰り返される．

4 問題解決過程と理学療法の過程

　問題解決は，①問題理解，②プランニング，③実行，④モニタリングの手続きで行われる．対象者の問題解決を使命とする理学療法も，名称こそ異なるが同様の流れで実施される．対比したシェーマを図1に示す．

　理学療法の過程も4つのフェイズに分類することができる．まずは，対象者が抱える問題を構造的に理解するための「情報収集と情報の解釈」を行う．問題構造が明確になれば，理学療法目標，目標到達への阻害因子（問題点あるいは標的），介入プラン，介入上の注意点についての

「意思決定」を行う．次に，決定した介入プランを安全で効果的に「実行」する．そして，治療を提供した結果，対象者の抱える問題が解決したか否かの「帰結の評価」を行う．問題が解決していない場合には，これらの過程を繰り返すこととなる．

つまり，理学療法も一般的な問題解決過程とまったく同様の思考と手続きで対象者の問題を解決する．

【CBL 3】50歳の男性（Aさん）．右肩の五十肩により理学療法を受けることとなった．担当のPTは現在困っていることについて問診を行った．その結果，痛みはないが関節が硬くなって，洗髪や着替えの際に不便を感じるということであった．そこで，PTは胸鎖・肩鎖・肩甲上腕関節の柔軟性について検査した．その結果，肩鎖・肩甲上腕関節に運動の制限があり，洗髪や着替えを困難にしていることを突き止めた．そこで，PTはAさんの治療目標を「洗髪が容易に行えること」とし，その根本的な問題として「肩鎖・肩甲上腕関節の可動制限」があり，その解決策として痛みを誘発しない強度で「肩鎖・肩甲上腕関節のモビライゼーション」および「関節可動域運動」を行うことを決めた．決定した治療は1週間実施した．その結果，完全ではないが洗髪は容易に行えるようになった．

上記の事例を理学療法過程の4つのフェイズに分類してみなさい．

2 理学療法過程の各フェイズの目的と手段

1 患者の問題を理解しよう！

～Phase 1 情報収集と情報の解釈～

問題解決のためには問題構造を的確にとらえる必要がある．問題構造の理解のためには必要十分な情報を収集しなければならない．

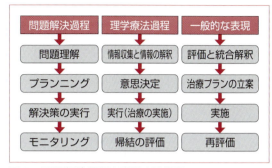

図1 問題解決過程と理学療法過程

表1 理学療法士が収集すべき情報

分類	種類	収集方法
基本情報	性別や年齢	医療面接や処方箋より
	主訴や希望	医療面接
健康状態	主となる疾患や外傷名	医療面接，処方箋や医師・看護師の診療記録より
活動と参加	ADLやIADLの自立度・方法	聞き取り，動作観察，動作分析
機構と構造	関節可動域，筋力，バランス・協調性，呼吸・循環機能など	可動域テストや筋力テストなどの検査・測定の実施
個人・環境因子	自助具の使用状況住環境や介護環境	視察や計測の実施

1．情報の種類

PTが対象者の問題理解のために必要とする情報には，医学的情報，社会的情報，理学療法関連情報などがある．情報の種類をICF（国際生活機能分類）に沿って**表1**に示す．

2．収集方法

問題解決に必要な情報は基本的に，PT自身が対象者から直接聴いたり，検査を行って入手すべきである．しかしながら，患者の負担を考慮すると重複する質問や検査は控えた方がよいので，他職種（医師・看護師・作業療法士など）の診療記録（カルテ）などから入手する場合もある．理学療法関連情報はPTが検査や測定を行って収集する．

表2 理学療法上の問題と対応する治療手段

ICF	理学療法上の問題	理学療法の手段
活動	身辺動作困難	身辺動作練習
	基本動作困難	基本動作練習
機能・構造	関節可動域制限	関節可動域運動・物理療法
	筋力低下	筋力増強運動
	痛み	物理療法・徒手療法
	運動麻痺	神経筋再教育
	運動失調	協調性運動・バランス運動
環境	物理的環境の未整備	義肢装具・福祉用具の導入,住環境の整備
	人的環境の未整備	介助方法の指導

表3 自己の理学療法過程の振り返り

理学療法過程	振り返り
情報収集と解釈	集めた情報は十分であったか？ 情報の解釈は正しかったか？ 情報同士の関係性の理解は正しかったか？
意思決定	目標は正しかったか？ 解決すべき課題の設定は正しかったか？ 設定した治療プランは正しかったか？
実行	治療手技は正しく提供できたか？ リスク管理は万全であったか？

3. 情報の解釈

集めた情報は断片的である．したがって，それぞれの情報の因果関係を考えながら，構造的に整理する．情報を整理することを一般に「統合と解釈」という．統合と解釈の方法にはICFに落とし込む方法や問題解決モデルを用いる方法がある．

【CBL4】CBL3の症例の問題構造をICFに沿って表現しなさい．

2 理学療法の治療方針を決定しよう！

～Phase 2 意思決定（治療プランの立案）～

ここでは，患者の問題を解決するために必要な4つの項目について意思決定する．4つの項目とは，①理学療法目標，②問題点（あるいは標的・課題），③介入プラン（あるいは治療プラン），④介入上の注意点（リスク管理など）である．これを「理学療法診断」ともいう．

意思決定した内容は患者に十分な説明をして，同意を得なければならない．これを「インフォームド・コンセント（説明と同意）」という．つまり意思決定は，PTの意思決定でもあり，患者の意思決定でもある．

【CBL5】CBL3の症例の理学療法目標，標的，介入プラン，介入上の注意点について意思決定しなさい．

3 さぁ，理学療法を実施しよう！

～Phase 3 実行（治療の実施）～

PTは，患者とともに理学療法の方向性や手段を決定したのち，理学療法を実行する．提供する理学療法の手段を解決すべき問題と対応させて，表2に示す．治療の実施にあたっては，効果を上げることはもちろんであるが，治療に伴うリスクに十分配慮し安全な理学療法の提供に努めるべきである．

【CBL6】CBL3の症例に関して，「肩甲帯および肩甲上腕関節の可動域運動」を学生同士で体験しよう．

4 問題が解決されたか確認せよ！

～Phase 4 帰結の評価（再評価）～

理学療法を実施した後には，その結果，問題が解決したか否かについて確認しなければならない．理学療法の介入により問題が解決されれば理学療法は終了となるが，目標状態に到達できず問題を残している場合には理学療法の「振り返り」が必要となる．帰結の評価においては，理学療法過程に沿って表3のような振り返りを行う．

【CBL7】CBL3の症例に関して，可動域運動を行って関節の可動範囲は拡大したが，洗髪動作は容易にならなかった．理学療法過程のどのフェイズに問題があったのだろうか？

復習のための確認問題

Basic
1. 問題解決過程の4つのフェイズを図に描いて説明しよう．
2. 理学療法過程の4つのフェイズを図に描いて説明しよう．

Standard
1. 問題解決過程を自分の身近な出来事に置き換えて，学生同士で説明し合ってみよう．
2. 理学療法過程の4つのフェイズについてCBL3を用いて説明してみよう．
3. 理学療法を行ううえで必要な情報をICFの枠組みで列挙し説明してみよう．
4. 理学療法治療手段をICFの枠組みで列挙し説明してみよう．

Advance
CLOSER-LOOK BOXを読んで，問題解決過程と諸氏が提案する理学療法過程の対照表をつくってみよう．そして，理学療法は患者の問題を解決する手段であることを確認しよう．

CLOSER-LOOK BOX

理学療法過程の表現方法は厳密に定義されていない．ここでいくつかの表現を紹介する．
【例1】医師からの処方→対象者の評価→情報の整理→目標設定→問題点の抽出→治療実施→効果判定．
【例2】医師からの処方→初期評価→目標設定→治療プランの立案→プランの実施→再評価．
【例3】処方→検査と測定→統合と解釈→問題点の列挙と目標設定→プログラムの立案→治療の実施と安全管理→再評価→症例の振り返り．

FURTHER READING

1. 嶋田智明（編）：ケースで学ぶ理学療法臨床思考—臨床推論能力スキルアップ，文光堂，2006

　本書ではさまざまな症例を通して，理学療法の過程，臨床における思考方法を学ぶことができる．

2. 有馬慶美：理学療法臨床診断学への志向—ARIMAの問題解決モデル，文光堂，2010

　本書では，理学療法過程における情報収集から意思決定までを学ぶことができる．問題解決モデルを用いて，理学療法ビギナーにも容易に理学療法診断ができるよう工夫されている．

3. Kahney H：Problem solving：current issues, Open University Press, 1993

　人はどのように日常的に問題を解決しているのか，その認知的作用について解説した名著である．「問題解決（認知心理学講座）」として日本語訳も出版されている．

文　献
1) Duncker K：On problem solving. Psychological Monographs 58(5)：1, 1945
2) Eysenck MW（野島久雄，訳）：認知心理学事典，新曜社，東京，pp440-442, 1999

（有馬慶美）

5. チーム医療と関連職種

学習目標

- リハビリテーションにおけるチームアプローチの重要性が説明できる.
- リハビリテーションに関連する職種が説明できる.

予習のためのエッセンス

対象者は単に心身機能が低下しているだけでなく，心理的にも社会的にも複雑な問題を抱えています．また，それぞれの対象者を取り巻く人的（家族）・社会的環境も大きく異なります．そのため，1つの職種だけでこれらの諸問題を解決することは困難であり，その解決には複数の専門職による治療，助言，支援が必要となります．このような複数の専門職による共同作業はチームアプローチ team approach とよばれています．リハビリテーションにおいて，チームアプローチは必須の手段です．

このチームを構成する専門職種の数は，チームの大きさにより異なります．主なメンバーとしては医師，看護師，理学療法士，作業療法士，言語聴覚士，義肢装具士，臨床心理士，社会福祉士などがあげられます（中核チーム core team）.

しかし，すべての対象者が日常生活が自立した状態で在宅復帰できるわけではありません．したがって，それらを考慮すれば病院という枠を越えたチーム構成が必要となります．その場合，上述したメンバーに，保健師，介護支援専門員，介護福祉士なども加わることとなります（地域チーム community team）．また，本章では詳細な説明は省略しますが，昼夜を問わず対象者と生活をともにする家族もチームの大切なメンバーの一人であることを忘れてはなりません．

本章では，前半で一連の理学療法プロセスを通して多職種との連携の必要性とチームアプローチの重要性について例をあげながら解説し，後半ではそのチームを構成するメンバーについて紹介します．

内容理解の問い

1. リハビリテーションにおけるチームアプローチの必要性を説明できますか？
2. リハビリテーションのチームアプローチに関与する職種をあげることができますか？

1 リハビリテーションチームの重要性

1 リハビリテーションにおけるチームアプローチの重要性の理解

プロセス1．処方箋

　理学療法は医師の処方箋から始まる．理学療法士は医師の指示のもとで理学療法を行うことが義務づけられており，医師からの指示であるこの処方箋がなければ理学療法を展開することができない．しかし，この処方箋は法的義務があるから必要なのだろうか．決してそうではない．このプロセスで重要なことは，安全に理学療法が遂行できるよう，どのような指示・依頼内容なのか的確に把握することにある．

　この時点で医師と理学療法士のコミュニケーションが十分でなかった場合，どのような弊害が予想されるだろう．もし理学療法を展開するうえで病気や障害に関する施行上の注意点が理学療法士に伝わっていなければ，これから展開する理学療法の中で大事故をひき起こしてしまう可能性があるのではないだろうか．

　仮に足を骨折した対象者の荷重練習を考えてみよう．骨折後の骨の修復はさまざまな因子により大きく左右される．栄養状態などが悪く骨の修復が思わしくない場合，荷重を開始する時期が遅れることもある．しかし，これに関して医師と理学療法士の意思疎通が行われていなければ，再骨折させてしまうことにもなりかねない．したがって，この時点では対象者の氏名や年齢などの基礎情報はもちろんのこと，診断名や既往歴，合併症，感染症の有無，今後の方針，理学療法を展開するうえでの注意点などの情報を医師と共有する必要がある．

【CBL1】感染症患者に対して理学療法を行う場合の処方箋の意義を考えてみよう．

プロセス2．情報収集

　理学療法士は医師からの処方箋をもとに対象者と会うことになるが，すぐに会うわけではない．対象者と会う前に対象者に関するさまざまな情報を収集しなければならない．対象者の中には認知症などを有する方もいる．このような場合，本人からの情報だけでは正確な情報が得られないことがある．そのため，認知症の有無はもちろんのこと，その人がどの程度の理解力があるかも重要な情報となる．

　仮に認知症を有する対象者が足を骨折して今日から荷重練習を開始すると仮定しよう．十分な理解が得られないことを知らずに認知症がない人と同様に荷重練習を開始した場合，再骨折などの事故をひき起こす危険性はないだろうか．また，病棟内で頻回に転倒をしているなどの情報が事前に得られれば，理学療法を実施する際の事故を回避することにもつながるだろう．したがって，理学療法士は処方箋を受け取った後に病棟などに行き，これらの情報をもつ病棟の看護師や介護スタッフから上述したような対象者の理解力などはもちろんであるが，病棟での様子や生活全般に関する情報を収集しなければならない．

プロセス3．評価・統合解釈

　次に理学療法士は上述のようにして収集した情報をもとに対象者と会い，理学療法士の専門的視点からさまざまな評価・診断を行い，対象者の日常生活の自立を阻害している因子を特定しなければならない．また，これまでとは異なり，このプロセスでは理学療法士が専門的視点からみた問題点に関する情報を他の専門職に伝達する必要がある．どのような原因により現在の日常生活動作が阻害されているのか，また改善する可能性はあるのか，あるいは改善するのにどの程度の時間を要するのかなどのさまざまな情報を発信する必要がある．これらの情報は医師，看護師，介護スタッフに向けて発信され，補装具の作製や，病棟での看護や介護に反映されることとなる．また，われわれの発信する情

報は退院後に在宅で生活を送る準備を進める際の情報などにもなりうることから，社会福祉士などにも情報を発信する必要がある．このように理学療法士の専門的視点から得られた情報は多くの職種に発信し共有しなければならない．
【CBL 2】社会福祉士にはどのような必要性から情報を発信するのだろうか．具体的に考えてみよう．

プロセス 4．アプローチ

　理学療法士の専門的視点による評価や診断をもとに，日常生活が自立できるようアプローチを展開することとなる．しかしながら，理学療法士が対象者と関われる時間には限界がある．長くても 1 時間程度であり，1 日の残りの 23 時間は直接的には関われない時間である．しかし，理学療法士と同じ視点に立って，病棟スタッフが看護や介護に当たってくれたらどうであろう．その効果は何倍にも増加しないだろうか．専門的に理学療法士にしかできないことは別として，ベッド上で起きている時間を増やしたり，排泄や入浴の際に介助レベルで歩ける方であれば介助歩行で移動を行ってもらえれば，対象者のもつ体力は飛躍的に改善するだろう．しかし，具体的なベッド上での起こし方や介助歩行に関するやり方がわからなければ，このようなことを実施するのは難しい．したがって，理学療法士はその対象者に合った具体的な介助方法などの情報を病棟スタッフに発信する必要がある．

　これらのプロセスをみてもわかるように，理学療法をするに当たり理学療法士は他の職種からも多くの情報を得なければならない．また，多職種を含めた包括的なアプローチを可能とするためにわれわれが得た情報を多職種に発信する必要がある．このようにリハビリテーションは単独職種だけで完結するものではなく，多職種との連携を通じたチームアプローチが必要となる．

2　各職種の意見調整ならびにチームアプローチの利点と欠点

　では，このような情報はどのようにしてやり取りがなされるのであろうか．各職種の専門的視点からの情報のやり取りや意見調整を行う会議のことをケースカンファレンス case conference という．これは対象者の抱える問題を解決するための戦略的会議であり，チームとしての意思を決定する重要な会議である．したがって，このケースカンファレンスが円滑に機能しなければ，多方面からの治療や援助を行うことは困難となる．病棟などによっても異なるが，一般的には週に 1 回程度開催される．しかしながら，情報のやり取りや意見調整を行う場はケースカンファレンスだけではない．すべての職種が一堂に会すには時間的調整が困難な場合もあれば，対象者の急な変化に伴って即座の対応が必要となるような場合もある．このような場合，各職種の時間的調整を図ってケースカンファレンスを開催していたのでは，時間的ロスが大きく対象者の変化に対応しきれなくなる．そのため，電話などを通じて各部門間での情報のやり取りや意見調整を図る場合もある．また，プロセス 1 でも記載したように処方箋も 1 つの情報媒体である．さらに，連絡票などの紙面を用いて情報のやり取りを行うこともある．その他，必要とする情報をもつ各部署に出向き，他職種から直接情報を得たり，カルテなどの書類から情報を得る場合もある．

　このようなチームアプローチの利点としては，①多方面からの情報をもとにした対応や，②一貫したアプローチを可能とする点があげられる．しかしながら，①多方面からの情報が得られるために情報の集約や意思決定に時間を要することや，②未決定に終わりうること，③あるいは責任の所在が不明確になりやすいことなどの欠点もある．そのため，理想的なチームアプローチを可能とするには，①各専門職種が協調性をもち，②共通する目標に向かって，③協働しなが

ら作業を進めていく姿勢が重要になる．

2 リハビリテーションチームにおける関連職種への理解

上述したプロセスで紹介した職種はリハビリテーションチームを構成するメンバーの一部にすぎない．ここでは，それらを含めたリハビリテーションチームを構成するメンバーを紹介するとともに，どのような教育課程を経てそのような専門職になれるのか，またはそこから見えてくる理学療法士との関連性について解説する．

1 リハビリテーションチームにおける関連職種

主なリハビリテーションチームの構成メンバーについて紹介しよう（**図1**）．各職種の養成形態や入学資格，ならびに修業年限などについては**表1**に示す通りである．

1．医師

医療および保健指導を司る．その中でもリハビリテーション専門医は，リハビリテーションチームのチームリーダーとして働き，対象者のリハビリテーションに関する包括的治療計画の責任者となりチームをまとめる．

2．看護師

傷病や褥瘡に対する療養上の世話または診療の補助を行う．看護を手段として，機能的制限の予防，心身機能の回復や維持に協力する．

3．理学療法士

医師の指示のもとに，身体に障害のある者に対して運動療法，物理療法，ADL指導などを行う．また，介護者に対して介護指導，健康増進や疾病予防を目的とした指導なども行う．

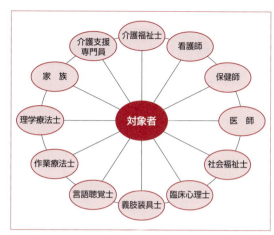

図1　リハビリテーションチームの構成メンバー

4．作業療法士

医師の指示のもとに，身体または精神に障害のある者に対して，主として応用的動作能力あるいは社会的適応能力の回復を図るために，手芸や工作，その他の作業活動を用いて治療・指導・援助を行う．

5．言語聴覚士

厚生労働大臣の免許を受け，言語聴覚士の名称を用いて，音声機能，言語機能または聴覚に障害のある者について，その機能維持向上を行う．また，医師の指示のもとに，嚥下練習や人工内耳の調整なども行う．

6．義肢装具士

医師の指示のもとに，義肢および装具の装着部位の採型ならびに義肢および装具の製作や身体への適合を行う．

7．臨床心理士

個人やグループを対象としてのカウンセリングを通じて，対象者の心理的特性の把握と判定，全人格に作用している身体的・心理的影響因子の判定や排除を行う．

表1　各職種の養成形態や入学資格などについて

職　種	免許付与者	養成機関			修業年限
		指定権者	養成形態	入学資格	
医師	厚生労働大臣	文部科学大臣	大　学	高校卒	6
保健師	厚生労働大臣	文部科学大臣	大　学	高校卒	4
		文部科学大臣	短期大学専攻科	短大卒で看護師国家試験受験有資格	1
		厚生労働大臣	専修・各種学校	看護師国家試験受験有資格	1
看護師	厚生労働大臣	文部科学大臣	大　学	高校卒	4
			短期大学3年過程	高校卒	3
			短期大学2年過程	准看護師業務経験3年以上または高校卒の准看護師	2
			高等学校専攻科	高校卒の准看護師	2
			専修・各種学校 3年過程	高校卒	3
			専修・各種学校 2年過程	准看護師業務経験3年以上または高校卒の准看護師	2
		厚生労働大臣	専修・各種学校 3年過程	高校卒	3
			専修・各種学校 2年過程	准看護師業務経験3年以上または高校卒の准看護師	2
理学療法士	厚生労働大臣	文部科学大臣	短期大学・(大学)	高校卒	3(4)
			盲学校高等部専攻科		
		厚生労働大臣	専修・各種学校		
作業療法士	厚生労働大臣	文部科学大臣	短期大学・(大学)	高校卒	3(4)
		厚生労働大臣	専修・各種学校		
言語聴覚士	厚生労働大臣	厚生労働大臣・文部科学大臣	指定養成所等(3年以上)	高校卒	
		厚生労働大臣・文部科学大臣	指定養成所等(3年以上)	大学等1年以上か高専等4年以上(指定科目)	
		厚生労働大臣・文部科学大臣	指定養成所等(1年以上)	大学等2年以上か高専等5年以上(指定科目)	
		文部科学大臣	一般大学卒(指定科目)	高校卒	4
		厚生労働大臣	外国の養成所卒, 外国の言語聴覚士免許取得		
		厚生労働大臣	指定養成所(法施行前履修者, 修得中法試行後履修者)		
		厚生労働大臣	講習会(平15.3.31まで)	病院等で現に業とし, 経験5年以上	5
社会福祉士	厚生労働大臣	文部科学大臣	福祉系大学(指定科目)	高校卒	4
			福祉系短大(指定科目)・実務1年	高校卒	3
			福祉系短大(指定科目)・実務2年	高校卒	2
		厚生労働大臣	各種福祉士等経験		5
			短期養成施設	福祉系大学(基礎科目)卒等	0.5
			一般養成施設	一般大学卒業	1
義肢装具士	厚生労働大臣	厚生労働大臣	専修・各種学校	高校卒	3
介護支援専門員	厚生労働大臣	厚生労働大臣	国家試験	実務経験5年以上	
介護福祉士	厚生労働大臣	厚生労働大臣	養成施設(国家試験免除)	高校卒	2
			養成施設(国家試験免除)	福祉系大学その他施設等	1
			国家試験	実務経験3年以上	
臨床心理士	財団法人日本臨床心理士資格認定協会	厚生労働大臣・文部科学大臣	新1種指定校	各大学院受験資格に準ずる	2
			旧1種指定校(修了後1年以上の心理臨床経験)		3
			新2種指定校(修了後1年以上の心理臨床経験)		3
			旧2種指定校(修了後2年以上の心理臨床経験)		4
			専門職大学院		2
			医師免許取得者(修得後2年以上の心理臨床経験)		

8. 社会福祉士

専門的知識および技術をもって，身体や精神に障害がある者や，環境上の理由により日常生活を営むのに支障がある者の福祉に関する相談に応じて，助言，指導，その他の援助を行う．

9. 保健師

保健師の名称を用いて保健指導に従事することを業とする．個人や集団に対して健康保持増進の指導，疾病予防の指導，健康相談，健康教育など地域保健活動を行う．定期的に家庭を訪問し，医療の相談や介助，介護などの指導を通じて対象者と家族を支援する．

10. 介護支援専門員（ケアマネジャー）

要支援ならびに要介護者などからの相談に応じ，居宅や施設サービスを利用できるよう利用者とサービス事業所との調整を行う．

11. 介護福祉士

専門的知識および技術をもって，身体上または精神上の障害があることにより日常生活を営むのに支障がある者の入浴，排泄，食事やその他の介護ならびに介護指導を行う．

このようにリハビリテーションチームはさまざまな職種により構成され，多方面からサービスが提供されている．より高度で専門化されたサービスを提供するには医師だけでは不十分な点もあり，さまざまな専門性をもつプロフェッショナルが協働して包括的に援助または治療を行うことがより重要である．また，忘れてならないのは家族の存在である．対象者の key person である家族の理解や協力がなければ円滑なサービス提供は困難となる．そのため，広義には家族もリハビリテーションチームを構成する重要な構成メンバーの一人といえよう．

【CBL3】73歳のAさんは脳卒中後右片麻痺で，回復期リハビリテーション病棟に入院中である．現在，自宅復帰に向けた退院調整中である．Aさんが自宅で円滑に生活できるようにするために，この項で述べた各職種がどのように役割を果たすべきか，考えてみよう．

復習のための確認問題

Basic
1. リハビリテーションに関連する各職種とその役割について説明してみよう．

Standard
1. リハビリテーションにおけるチームアプローチの利点と欠点を説明してみよう．

Advance
FURTHER READING にあげた本を読み，①どのようにすれば他職種とのコミュニケーションが良好にとれるのか，②コミュニケーションを良好にとるために必要とされる態度とはどのような態度なのかを考えてみよう．

CLOSER-LOOK BOX

医師になるためには6年の修業が必要である．しかし，保険診療医になるためには医師国家試験合格後に研修医としてさらに2年間の修業が必要である．また，薬剤師はこれまで4年間の修業であったが，現在では6年間の修業が必要となった．このような変化はさらに高度な医療を提供するための方策である．理学療法士においては協会を中心とする生涯学習制度が実施されている．これは，より質の高い理学療法サービスが展開できるよう，理学療法士の知識ならびに技術の向上を図るためのものである．理学療法士国家資格取得後に協会が認定する研修会を規定時間数受講し，専門領域に所属した後にある一定の功績が認められた者には協会から専門理学療法士の称号が与えられる．しかし，現在の診療報酬において専門理学療法士とその他の理学療法士で差異はない．ただ，一定の知識や技術ならびに功績を有する者にのみ認められる称号であることから，医師の研修医制度や薬

剤師における修業年限の拡大に類似する制度とも考えられる．

FURTHER READING

1. 諏訪茂樹：援助者のためのコミュニケーションと人間関係, 第2版, 健帛社, 1999

　援助者として必要とされるコミュニケーションのとり方や人間関係に関する技術や知識について書かれている．基本的な態度や具体的な方法を交えて紹介されていることから参考となる書である．

2. 箕輪良行, 佐藤純一：医療現場のコミュニケーション, 医学書院, 1999

　本書は医療現場で働く医師のための書である．しかし，理学療法士にとっても応用できる内容も多く参考となる書であろう．

3. 国分康孝：チームワークの心理学, 講談社現代新書, 1996

　本書は読者に問いかけるように書かれており，重要なポイントは要所ごとに記されている．チームワークの原理を理解するには必読である．

（杉原敏道）

6. 管理・運営とリスクマネジメント

学習目標

- 医療事故について説明できる.
- 一般的な医療事故防止の方法を説明できる.
- 理学療法施行時に起こりやすい事故について説明できる.
- 理学療法における事故防止について説明できる.

予習のためのエッセンス

　医療技術は高度化し，複雑になっています．高度な専門性を活かしている中でも人は間違いを起こします．医療事故とは医療に関わる場所で発生する人身事故であり，患者が廊下で転倒した場合などのほか，医療従事者が被害者である場合なども含まれます．医療職が行う行為はわずかな間違いであっても，対象者の障害につながることがあります．そこで理学療法士としての知識とともにリスクマネジメント（医療安全管理）についても理解している必要があります．重大な事故を防ぐには，軽微な事故を防ぐ必要があり，軽微な事故は，ヒヤリとするような事象を防いでいれば発生しないものです．

　理学療法の場面では転落や転倒のほか，コミュニケーションの不足による伝達ミスも起こりやすいです．人は誰でもミスを起こすものであるという前提に立ち，なぜその事象が起こったのか分析することが重要です．失敗をしても被害を最小限にとどめる努力，事故が起きても被害が出ないようにすること，失敗が起こらないように未然に防止することが必要です．

　また，医療に携わる者として，感染症について学んでおくことは安全管理を考えるうえで欠かすことのできない重要な事項です．直接患者に触る機会の多い理学療法士は患者や自分への病原体の感染を予防するとともに，周辺の環境への汚染を防止するため，手指の衛生管理も重要です．

　そのうえで医療安全を守るため医療施設全体で取り組む必要があります．

内容理解の問い

1. 医療事故とは何か説明ができますか？
2. 理学療法施行時に起こりやすい事故とその対策について説明ができますか？

1 なぜ,「管理・運営とリスクマネジメント」が必要とされるのか

1 医療の高度化・複雑化

医療技術や医療機器の高度化・複雑化により,医療は専門化している.理学療法においても職域は医療のみならず生活の場へと拡大し,理学療法士の数も増加している.技術や知識が高度化すると個人で行えることは少なくなり,多様な種職の医療や介護の従事者との協同が必要となる.必要とされるすべての領域において最先端の知識や技術を個人として習得することはほとんど不可能である.

2 組織と体系 (system)

そこでそれぞれの専門家による分業と統合のシステム,「組織」が必要とされる.組織とは,2人以上の人々の,意識的に調整された諸活動,諸力の体系 system と定義される.組織を構成する要素は人間そのものではなく,人間が提供する活動や力である.そのため,組織が成立するには,個人から組織に必要とされる活動を引き出すことが必要となる.また,組織を構成する諸活動は体系として互いに相互作用をもつ.また,組織を構成する諸活動は「意識的に」調整されている[1].

3 管理・運営とリスクマネジメント

高度化した技術,人的資源の増加,複雑化したシステムを良い状態に保つには「管理」が必要であり,組織として「運営」していくことが重要である.各施設では医療の質の管理の重要性も増し,より良い医療サービスを提供することが求められている.そのために,まず必要とされることが「リスクマネジメント」である.「リスクマネジメント」の本来の意味は,企業活動に伴うさまざまな危険を最小限に抑える管理運営方法であるが,医療においてもリスクマネジメントが求められている.

2 医療事故とは

1 医療事故とは

医療事故に関連した用語は,2002(平成14)年厚生労働省の医療安全対策検討会議で整理が行われた.この中で「リスクマネジメント」は従来産業界で用いられた経営管理手法であるが,医療におけるリスクマネジメントは「医療安全管理」と同義語として用いられることとなった.

「医療事故」とは「医療に関わる場所で医療の全過程において発生する人身事故死一切を包括し,医療従事者が被害者である場合や廊下で転倒した場合なども含む」とされた.一方,「医療過誤」とは「医療事故の発生の原因に,医療機関・医療従事者に過失があるもの」とされた.「アクシデント」とは医療事故に相当する用語として用いられ,「事故」と同義である.「インシデント」とは「日常診療の場で誤った医療行為などが患者に実施される前に発見されたもの,あるいは,誤った医療行為などが実施されたが,結果として患者に影響を及ぼすに至らなかったもの」とされた.

この「アクシデント」と「インシデント」の関係を説明したものに「ハインリッヒの法則」がある (図1).ハインリッヒの法則とは,本来は労働災害における経験則の一つであり,1つの重大事故の背景には29の軽微な事故があり,その背景には300の異常な事象が存在するというものである.重大な事故を防ぐには,軽微な事故を防ぐことが必要であり,軽微な事故は,ヒヤリとするような事象を防いでいれば発生しないというものである.

2 医療においてなぜ事故が起こるか

医療職が行う行為はわずかな間違いであっても，対象者（患者，利用者）の傷害に直結する．対象者にとって危険と考えられる行為であっても，必要とされる場合は医療行為としてなされることもある．例えば，歩行が不安定な患者への理学療法士による歩行練習もこれに当たる．対象者が疾病や障害をもった患者であるため，患者の病態の変化やニーズへの対応によっては，より危険な状態や状況に陥りやすい．危険な状況はともすれば重大な結果（事故）に結びついてしまう．医療行為には，このような特性があることを十分に認識しておく必要がある．

3 医療安全が求められる背景

1990年代，消毒薬を誤って点滴した事故や患者の取り違え事故などが多発した．これらの事故を転機に，日本でも医療安全について積極的な対策がとられるようになった．2001（平成13）年，厚生労働省は医療安全対策検討会議を設置し，医療安全対策ネットワーク整備事業（ヒヤリ・ハット事例収集事業）が開始された．その後も患者本位の医療を推進するため，「インフォームド・コンセント」や「セカンドオピニオン」制度などが社会に浸透していった．このように，制度上では医療安全対策が進んできているが，実情は異なり，その後も重大な事故が続いている．このような流れを受け，2015（平成27）年，第三者機関として医療事故調査・支援センターが設立されることとなった．

4 理学療法施行時の事故

理学療法施行中に起こった事故は，土田ら[2]の平成24年度の120施設における調査によれば，転倒・転落62施設，情報の伝達エラー，擦過傷がそれぞれ12施設，患者の急変，輸液ライ

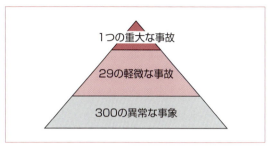

図1　ハインリッヒの法則

ンの抜去がそれぞれ6施設，離室単独行動，医療機器トラブルがそれぞれ5施設，物理療法機器による熱傷2施設である．理学療法の場面では転落・転倒，情報の伝達（コミュニケーション）に関連するもの，機器のトラブルに関係する事故が起こっている．

【CBL 1】12歳のA君はサッカーの試合中に右膝を痛めた．整形外科から温熱療法の指示が出たため，B理学療法士はmicrowaveを選択し実施しようとした．実施する直前に上司からmicrowaveは使用しないよう注意を受けた．なぜだろうか．

3 医療事故を起こさない，起こっても被害を最小限に抑えるには

1 医療職としての責務

医療職の一員として，基本的な倫理観をもつ必要がある．もちろん医療安全に関する知識や技術の習得も重要である．医療システムのあり方が医療の質や安全に影響を与えることや，コミュニケーションの不足により深刻な事態につながることを理解したうえで，チームの一員として医療安全活動に積極的に取り組むことが重要である．

2 事故防止の考え方

医療事故は起こらないものであるという精神

論だけでは医療事故はなくならない．人は間違える生き物である．また，自分だけは大丈夫と思い込んでいる人もいる．事故は時間とともに忘れ去られ，状況も絶えず変化している．医療事故を防ぐには，過誤や失敗をしても被害を最小限にとどめる努力が必要であり，事故が起きても被害が出ないようにすること，過誤や失敗が起こらないように未然に防止することが必要である[3]．

3 なぜ事故が起きたか分析する

医療事故の防止にはインシデント（ヒヤリハット）の情報共有が重要である．この報告を参考にして，いかに次の事象を未然に防ぐことに利用できるかがポイントとなる．個々のインシデントには複数の要因が関わっている．疲労やストレス，コミュニケーションの不足，作業の中断，知識・技術の不足などが失敗を起こすことがある．そのため，過誤や失敗の事例を分析し，その原因を追究し，対策を講じなければならない．人にのみ原因を求めるのであれば，事象そのものの分析とはならない．人は誰でもミスを起こすものであるという前提に立ち，なぜその事象が起こったのか，システム，施設・設備，人の配置などについて検討し考えることが必要である．そのための分析の手法として，「危険予知トレーニング Kiken Yochi Training（KYT）」や「根本原因分析手法 root cause analysis（RCA）」など，いくつかの方法が提案されている[3]．

4 事故防止の方法

事故を防止するには手順を記憶にとどめるだけでは不十分である．手順を模式図化する，注意書きを記載するなど，情報を「見える化」することが必要である．声出し確認や指さし確認，複数での確認など，確認方法の工夫も重要となる．作業手順についても単純化する，共通化できるものは共通化するなど，プロセスを見直し単純化することも必要である．また，一般的な手順とすることやチェックリストを用いるなどの手法をとることも考慮する必要がある．

5 理学療法施行時の事故防止

1．転落・転倒の事故防止

転倒・転落の事故は理学療法場面で最も生じることの多い事故（事象）である．理学療法業務中，例えば移乗，移動動作の練習など治療行為そのものが事象の発生につながる危険性がある．また，病棟やトイレでの転倒発生状況の傾向をつかむことも必要となる．そこで，事前に危険を予測するために，転倒・転落アセスメントスコア（表1）などの評価を行い，また，転倒・転落リスクに対する対応（表2）を考慮するなどの方法をとることが求められる[4]．

【CBL2】75歳のCさんは大腿骨頸部骨折後の症例である．老人保健施設に入所している．最近，施設内で転倒した．転倒・転落アセスメントスコアは5点である．どのように転倒を防止すべきか考えよう．

2．情報伝達の事故防止

情報の伝達がうまくいかないと患者の取り違えや治療部位の間違い，治療手技の間違いが起こることがある．これを防ぐには，正しい行為がなされているのか常に確認する必要がある．口頭，書面での確認とともに，患者との情報共有としてのインフォームド・コンセントや他のメンバーと情報を共有することも重要である．正確な情報伝達を行うとともに，記憶力の限界を知ることが必要である．そのうえで，疲労，空腹，不健康，睡眠不足により事故が起こりやすいことにも注意が必要である．上位者の行為により失敗の影響が患者に及びそうになったとき，その指示系統の上位者に対しても率直に意見を述べられる環境を整えなければならない．

表1 転倒・転落アセスメントスコア

項目		得点
1	転倒したことがある（入院前または入院後）	3点
2	歩行に介助または補助具が必要である	2点
3	判断力が低下している（記憶・理解・注意力低下・せん妄・不穏）	2点
4	日常生活に影響する視力障害がある	1点
5	頻尿・尿失禁がある．または排尿動作に介助が必要である	1点
6	薬（睡眠薬・精神安定剤・降圧・利尿薬）を服用している	1点
	合計得点	点
7～10点：よく起こす，4～6点：起こしやすい，0～3点：起こす可能性がある		

（前田真治：リハビリテーション医療における安全管理・推進のためのガイドライン．Jpn J Rehabil Med 44(7)：388, 2007 より引用）

表2 転倒・転落リスクに対する対応

①危険度Ⅰ（0～3点：転倒・転落を起こす可能性がある）
・端座位時の台の高さを足が床につく高さに設定する．
・特に車椅子のブレーキ不良の有無を点検する．
・注意を促す声かけを多くする．

②危険度Ⅱ（4～6点：転倒・転落を起こしやすい）
・患者の行動から目を離さない．
・患者のニーズが危険行動と関連しないかを見出すようにする．
・1つの動作を患者が身につけてから次の動作を指導する．
・患者の見落としや不注意を過度に指摘しない．

③危険度Ⅲ（7～10点：転倒・転落をよく起こす）
・できる限りマンツーマンで対応する．あるいは常に傍らにいる．
・特に障害物などの環境危険因子を排除する．
・安全ベルトやヘッドギアを使用する（家族の了解のもとに）．

（前田真治：リハビリテーション医療における安全管理・推進のためのガイドライン．Jpn J Rehabil Med 44(7)：388, 2007 より引用）

3. 感染予防

感染症は絶えず変化し，新興感染症や再興感染症は忘れた頃にその猛威を振るう．感染予防はすべての医療従事者にとって常に優先される事項である．WHOは医療関連感染症（院内感染）について，「問題の感染症以外の理由で入院した患者が病院内で感染した感染症もしくは入院した時点で問題の感染症について病状も病原体の潜伏も認められなかった患者に病院またはその他の医療施設で発生した感染症」と定義している[5]．今日では多くの細菌が薬剤に耐性をもち，メチシリン耐性黄色ブドウ球菌 methicillin-resistant *Staphylococcus aureus*（MRSA）やバンコマイシン耐性腸球菌 vancomycin-resistant enterococcus（VRE）とよばれるような多剤耐性菌が院内で検出されることもある．われわれが感染伝播の原因にならないことが重要である．医療に携わる者にとって感染症について学んでおくことは，安全管理を考えるうえで忘れてはならない重要事項である．感染予防対策としては微生物の基本的性質を学び，その知識を理学療法場面に生かさなければならない．そのためには，まずは手指・器械の汚染予防が必須となる．

感染を予防するには，「標準予防策 standard precaution」をとる必要がある．これは，感染病原体の有無にかかわらず，あらゆる医療現場においては，すべての血液，その他の体液，分泌物，排泄物（汗は除く）には伝播しうる感染性病原体が含まれているという原則に基づき対策を講じるというものである．具体的には手指消毒，想定される曝露状況に応じて手袋，マスク，ゴーグル，フェイスシールドなどを使用し，適切に対処することである．感染性病原体に汚染された可能性のある周辺機器，あるいは環境に対しては，病原体に応じた適切な処置が求められる．また，呼吸衛生としての咳エチケットが必要となる．入院時点では，感染の有無が不明の場合が多いが，その時点での臨床症状と組み合わせて想定される病原因子を考え，予防策を講じることが必要である．そのうえで検査結果が出ればそれに応じた対応へと修正することが大切である[5]．

どのような状況においても常に感染するリスクがあることを忘れずに環境を整えなければならない．見た目からきれいにすること，機械や器具は適切な方法で滅菌，消毒すること，使い捨て器具の再利用をしないことが重要である．

これ以上に重要となる事項は手指の衛生である．誰もが手，指の清潔に気をつけているが，直接患者に触る機会の多い理学療法士は患者に触れる前，また触れた後には必ず手指の消毒が必要である．患者の周辺環境に触れた後や体液に触れた可能性のあるときにも手指消毒は必要である．手指の衛生管理は，患者や自分への病原体の感染を予防するとともに，周辺の環境への汚染を防止することにつながるため重要である．

【CBL 3】学生がこれから体験する臨床実習における感染予防について，具体的な対策を話し合おう．

4 組織としての安全管理

1 WHO 患者安全カリキュラムガイド：多職種版

医療におけるリスクマネジメント（医療安全管理）で，常に危険な事象を起こさず，良い状態で組織を働かせることができるか，が求められている．医療安全は日本に限ったことではなく，2011 年「WHO 患者安全カリキュラムガイド：多職種版」[5]が発表されたことからも明らかである．

これは医療専門職を目指す学生向けに作成されたもので，教育，訓練の機会を通じ，患者安全に関する知識を構築するために考えられた指針である．患者中心の考え方を基本に，総合的な患者安全教育プログラムとなっている．そのトピックは，以下の 11 項目から構成されている．

①患者安全とは．
②患者安全におけるヒューマンファクターズの重要性．
③システムとその複雑さが患者管理にもたらす影響を理解する．
④有能なチームの一員であること．
⑤エラーに学び，害を防止する．
⑥臨床におけるリスクの理解とマネジメント．
⑦品質改善の手法を用いて医療を改善する．
⑧患者や介護者と協同する．
⑨感染の予防と管理．
⑩患者安全と侵襲的処置．
⑪投薬の安全性を改善する．

常に理学療法業務における医療安全を理解するためには教育と訓練が必要である．個人としての安全管理ができることが基本であるが，医療安全を守るためには，医療施設全体で取り組む必要がある．

2 ISO 9001

医療や介護を取り巻く環境は厳しくなり，病院や福祉施設では質の向上が求められている．ISO（International Organization for Standardization）とは国際標準化機構の略称であり，ISO 9001 は品質を保証する国際基準である．病院や福祉施設の医療事故，リスクマネジメントを含んだ質を評価するシステムとして活用する施設も出てきている[6]．

3 医療における安全文化に対する調査—安全文化調査事務局

医療安全を推進していくためには組織として取り組まなければならない．それには，組織の安全文化を測定し，改善点を明確にすることが必要である．日本においても米国保健省の下部組織である，AHRQ（Agency for Healthcare Research and Quality）の作成したアンケート調査を日本語版にして，病院の医療安全文化やその経時的変化の調査を行っている[7]．

復習のための確認問題

Basic
1. 医療事故とは何か説明しよう．
2. 理学療法場面で起こりやすい医療事故について説明しよう．

Standard
1. 医療事故を防ぐために必要な対策は何か説明してみよう．

2. 感染予防に必要なことは何か説明してみよう．
3. 転倒・転落を防ぐために必要なことは何か説明してみよう．
4. 車椅子からの移乗場面で起こる可能性のある事象を，学生同士で説明し合ってみよう．

Advance

訪問理学療法で必要とされるリスクマネジメントにはどのようなものがあるか，医療施設で行う理学療法との違いについて学生同士で話し合ってみよう．

CLOSER-LOOK BOX

理学療法は医療施設で行われることが多かったが，在宅医療，介護保険の整備に伴って訪問でも行われようになった．患者宅で行われる場合，利用者の生活支援に関わることが重要であるが，それとともにその健康を見守る役割も担う．そこで必要とされる管理，運営，リスクマネジメントは，医療施設で行われる場合よりもより広い視点，より高度な知識，技術を必要とされる．患者の体調の異変について観察する能力や，緊急時の対応〔一次救命処置 basic life support（BLS）〕も必要である．

FURTHER READING

1. 東京医科大学医学教育学・医療安全管理学：WHO 患者安全カリキュラムガイド：多職種版，2011

　本書は医療系教育機関による患者安全教育のための効果的な能力開発の支援を目的とした包括の指針として，WHO が世界へ向けて出した「WHO Patient Safety Curriculum Guide：Multi-professional Edition 2011」の日本語版である．パート A は指導者向け指針であり，パート B はカリキュラム指針のトピックスとなっている．医療安全について広く学ぶことができる．

2. 聖マリアンナ医科大学病院リハビリテーション部理学療法科：理学療法リスク管理マニュアル，第3版，三輪書店，2011

　本書は理学療法における疾患別のリスク管理のマニュアル本である．さまざまな疾患病期におけるリスク管理について述べられており，基礎的な知識を得られるものとなっている．

3. 石黒友康，大森　豊（監）：在宅・訪問リハビリテーションリスク管理実践テキスト，改訂第2版，診断と治療社，2012

　本書は在宅・訪問リハビリテーションなど在宅医療で必要とされるリスク管理について説明されている．今後の在宅治療に向けて参考となる文献である．

文　献

1) 桑田耕太郎，田尾雅夫：組織論，補訂版，有斐閣，p3-12, 19-26, 2010
2) 土田泰大，嶋田誠司，後藤雅典ほか：秋田県のリハビリテーション現場における事故とリスクマネジメントの実態調査．秋田理学療法 22（1）：39-45, 2014
3) 飯田修平（編）：医療安全管理テキスト，第3版，日本規格協会，p11-13, 19-26, 2015
4) 前田真治：リハビリテーション医療における安全管理・推進のためのガイドライン．Jpn J Rehabil Med 44（7）：384-390, 2007
5) 東京医科大学医学教育学・医療安全管理学：WHO 患者安全カリキュラムガイド：多職種版，2011
6) 松田紘一郎：病医院・福祉施設の医療・介護事故防止—ISO 9001 による対応 Q&A 100，日本医療企画，p12-17, 2001
7) 安全文化調査事務局，http://www.mdbj.co.jp/medsafe/index.html（accessed 2015.6.16）

〔辻村尚子〕

7. 理学療法士の組織

学習目標

- わが国における理学療法士の職能・学術研究団体である日本理学療法士協会の組織と主な活動・役割について説明できる.
- 世界レベルにおける理学療法士の職能団体である世界理学療法連盟の主な活動・役割について説明できる.

予習のためのエッセンス

わが国では，理学療法士の国家資格を有する会員で構成されている学術・職能団体として日本理学療法士協会 Japanese Physical Therapy Association (JPTA) および各都道府県理学療法士会（士会）があります．また，世界レベルでは，世界理学療法連盟 World Confederation for Physical Therapy (WCPT) があります．

1人の理学療法士としては，職場としての病院や施設という組織に属し，その組織のもつ目標に向かって理学療法士としての役割を果たしていくことが求められます．そして，学術・職能団体においては，各士会に所属し，その一会員として地域に暮らす自己の対象者の健康に寄与することを通じて，士会の目的である都道府県民の医療・保健・福祉の向上に努めることが求められます．ひいては国民の健康に寄与する目的をもつJPTAの活動が向上するよう努める必要があります．本章では，理学療法士が所属するこれらの組織の目的や役割について解説します．

内容理解の問い

1. 理学療法士が所属する組織について説明できますか？
2. 日本理学療法士協会，各都道府県理学療法士会の目的が説明できますか？

1 わが国における理学療法士の職能・学術研究団体

1 理学療法士の組織

理学療法士が所属する組織には，最も身近なものとして勤務する病院・施設がある．またわが国では，理学療法士の国家資格を有する会員で構成されている組織として，日本理学療法士協会 Japanese Physical Therapy Association (JPTA) がある．そして，この協会を支える組織として47都道府県の理学療法士会（士会）があり，士会は，北海道，東北，関東甲信越，東海北陸，近畿，中国，四国，九州の8ブロックに分かれている．

2 日本理学療法士協会

日本理学療法士協会（JPTA）は「理学療法士の人格，倫理及び学術技能を研鑽し，わが国の理学療法の普及向上を図り，以って国民の医療・保健・福祉の増進に寄与することを目的とする」学術および職能団体である（定款の第3条より）．本協会は1966年に第1回理学療法士国家試験に合格した，有資格者110名により結成された．登録学術研究団体を経て，2005年には日本学術会議協力学術研究団体の承認を得ている．2012年には公益社団法人となった．

本協会の会員数は91,064名（2015年1月）であり，保健・医療・福祉のさまざまな分野で活動している．理学療法士免許取得者に対する会員比率（組織率）は76.3％（2014年6月）である．本協会はその目的を達成するため，次の事業を展開している（定款の第4条より）．

①国民の健康と福祉の増進ならびに障害と疾病の予防に資する事業．
②理学療法における学術および科学技術の振興に資する事業．
③国際協力および貢献に資する事業．
④教育機関に協力し，健康ならびに教育の向上に資する事業．
⑤理学療法に関する刊行物の発行および調査研究事業．
⑥理学療法士の社会的地位の向上と相互福祉に関する事業．
⑦その他，この法人の目的を達成するために必要な事業．

また，重点課題として以下のことに取り組んでいる．①都道府県理学療法士会とともに地域包括ケアシステムの構築への参画と支援，②少子高齢社会に対応するさまざまな予防理学療法の確立・標準化，③産休や育児休暇，子育てをしながらの就業あるいは女性理学療法士が生涯にわたって働き続けられる職場環境の整備や社会システム，研修制度の構築など，ひいては理学療法士全体の労働環境の整備にも広がる重要な課題[1]．

本協会がもつ目的を細部にわたり果たすために，各業務執行委員会と日本理学療法士学会が配置され，それぞれの役割が分担されてる[2]．

3 日本理学療法士学会

JPTAは，職能団体としての機能と学術団体としての機能を有する．学術団体としての機能を果たすのが日本理学療法士学会である．

日本理学療法士学会は科学的根拠に基づく理学療法 evidence-based physical therapy（EBPT）の確立を目的に，現在提供されている理学療法の効果の検証および新しい理学療法の研究を行っている．学会活動としては，年に1回の理学療法学術大会（全国・ブロック）および全国学術研修大会を開催している．また，2013年より12の分科学会と5つの部門が設立され，専門領域に特化した研究活動や研修活動が行われている．12の分科学会には，日本運動器理学療法学会，日本基礎理学療法学会，日本呼吸理学療法学会，日本支援工学理学療法学会，日本小児理

学療法学会，日本神経理学療法学会，日本心血管理学療法学会，日本スポーツ理学療法学会，日本地域理学療法学会，日本糖尿病理学療法学会，日本予防理学療法学会，日本理学療法教育学会がある．

日本理学療法士学会は学会の開催のみならず，学術雑誌「理学療法学」(8回/年)，英文誌(1回/年)の発行，ガイドラインの策定なども行っている．

【CBL】理学療法士のAさんはJPTAの会員であるが，Bさんは非会員である．それぞれのメリットとデメリットについて話し合おう．

4 都道府県理学療法士会

JPTAの約9万人を超える会員が密な連携を行うことは困難である．また，各地域においてその抱える問題は異なる．その問題に対処するために，各都道府県にはJPTAの下部組織である都道府県理学療法士会(士会)が組織されている．JPTAの目的が，理学療法士の人格，倫理および学術技能を研鑽し，わが国の理学療法の普及向上を図るとともに国民の医療・保健・福祉の増進に寄与することにあるのであれば，各士会の目的は，理学療法士の人格・倫理・学術技能を研鑽し，理学療法の普及向上を図るとともに都道府県民の医療・保健・福祉の増進に寄与することにあろう．各士会では，JPTAと同様な組織がつくられ，学会や研修会，地域貢献が実施されている．また会員数の多い士会では，士会の中で地区組織を設けよりきめの細かい組織運営を実施しているところもある．このように，協会組織よりもきめ細かな活動が可能となっている．

5 日本理学療法士連盟

2003年に日本理学療法士連盟が設立され，2004年に政治団体として発足した．

本連盟は，国民の健康と福祉の充実に結びつくJPTAの政策提言活動の実現を目指した政治活動と，それを理解し支援してくれる代表(議員)を支援する後援会活動を行う．すなわち，本連盟は，国民の健康と福祉の充実を目的に日本の理学療法士の意見，活動を公言し，それを制度として具体化することを目標にしている．そして現在，以下の内容について実現できるように取り組んでいる[3]．

①理学療法士の職能確立のため，理学療法士教育制度の改革．
②予防分野における理学療法士の活動の推進．
③特定保健指導などへの理学療法士参入の推進．
④診療・介護報酬分野などにおける理学療法士固有の技術，専門性の尊重，評価の推進．
⑤在宅医療ならびに在宅介護における理学療法サービスの供給拠点としての訪問リハビリステーションの推進．

具体的な活動としては以下があげられる．①広報活動として，政治活動を啓発するリーフレットや連盟機関誌を随時発行している．連盟機関誌には，全国規模での連盟の活動の報告，各都道府県支部の情報や医療介護関連の記事のほか，読者の投稿もある．②研修会では，社会情勢と社会制度に関する研修，政治活動の啓発などを行っている．③理学療法士連盟の政策立案を理解し，実現のために活動している議員を支援する．④総会は年1回開催され，連盟活動に関する報告・協議が行われる．また，各都道府県にはそれぞれ支部があり，各支部ごとの総会ではより具体的な問題に関する報告・協議が行われる．

また，JPTAと本連盟の会長は定期的に意見交換をしており，政策実現に向けて協力し合っている．

2 世界における理学療法士の団体

1 世界理学療法連盟

1951年にイギリスとアメリカの理学療法士協会が中心となり，デンマークのコペンハーゲンで設立された非政府な世界レベルの職能団体として世界理学療法連盟 World Confederation for Physical Therapy（WCPT）が設立された．わが国は1974年に加盟した．理学療法学に関する研究および関連諸活動の推進・調整および研究発展への寄与を目的として，4年に1回本連盟の総会・学会が開催されている．

本連盟の目標は，①高い水準の理学療法教育や臨床実践の奨励，②理学療法士のコミュニケーションと情報交換の促進，③科学研究の奨励，④各国における理学療法士組織の発展の奨励，⑤理学療法を国際的に説明，表現，代表する，⑥国際および国内の機関や組織との協力，⑦健康に影響する社会的・政治的問題に対して意見する，⑧本連盟の利益を促進するために必要と思われるすべての活動に従事する，の8項目であり，究極の目標は全世界の健康に寄与することにある．

本連盟の加盟国は106ヵ国で，総会員数は約35万人以上となっている．地域区分は，北アメリカ-カリビアン地区，南アメリカ地区，ヨーロッパ地区，アジア-西太平洋地区，アフリカ地区の5地区に分かれている．日本はアジア-西太平洋地区に属している．

1999年には第13回本連盟の総会・学会が横浜で開催された．

2 アジア理学療法連盟

アジア理学療法連盟 Asian Confederation for Physical Therapy（ACPT）は，WCPTの1地区であるアジア-西太平洋地区ができる以前に，台湾，タイ，韓国，インドネシア，マレーシア，フィリピン，日本の7ヵ国で構成され，東アジア独自の活動を行っている．1980年に台北で設立総会が開催され，1981年に大会の総会と学会がタイのバンコクで開催された．本連盟の目的は，加盟国の相互理解と協力，情報交換，研究および研究技術の促進である．ACPTでは原則3年に1回学会を開催し，日本では1988年第3回と2008年第10回を開催している．

復習のための確認問題

Basic
1. 理学療法士免許取得後，あなたが所属する組織（施設）について説明してみよう．

Standard
1. 理学療法士免許取得後，あなたが所属する都道府県理学療法士会，日本理学療法士協会の目的や役割，活動などについて説明してみよう．
2. 日本理学療法士連盟について，その目的と役割，活動について説明してみよう．

Advance
理学療法士として，あなたが所属する日本理学療法士協会，都道府県理学療法士会という組織があなたに何を求め，あなたが組織のために何をすべきか考えてみよう．

CLOSER-LOOK BOX

理学療法士は，総合ヘルスプロモーションの専門職としての位置づけが期待されている職種であり，理学療法士の業務は，医療機関におけるリハビリテーション医療の中核をなす．さらには，施設や訪問リハビリテーションといった事業所から在宅における生活機能低下改善・予防への支援活動業務，加えて健康維持・増進，疾病・介護予防などの専門職としての支援業務や，再生医療など高度な医療技術革新における理学療法業務へと進んできている．このように，現在の理学療法士は，幅広い領域でその役割が求められている．

FURTHER READING

1. 日本理学療法士協会（編）：理学療法白書 2014―たくさんの「一歩」と歩んで 50 年―，2015

　わが国の理学療法士の実態調査における状況および動向，現状の課題や将来展望について書かれている．

2. 日本理学療法士協会ホームページ，http://www.japanpt.or.jp/（accessed 2015.7.10）

　理学療法士に関連した情報が数多く載せられている．理学療法士に関する情報を知るためにはまず，協会ホームページにアクセスしてみることをお勧めする．

3. 日本理学療法士連盟ホームページ，http://www.pt-renmei.jp/（accessed 2015.7.10）

　日本理学療法士連盟について，その沿革や組織，活動など数多くの情報が載せられている．

4. 世界理学療法連盟ホームページ，http://www.wcpt.org/（accessed 2015.7.10）

　世界理学療法連盟の基本方針の宣言や見解などを含む各国への活動指針や，資料・報告など多くの情報，および世界理学療法連盟のサブグループ，各国の理学療法士会のホームページへのアクセスも可能であり，世界の理学療法に関する情報を知るためには，まず世界理学療法連盟のホームページにアクセスしてみることをお勧めする．

文　献

1) 日本理学療法士協会（編）：理学療法白書 2014―たくさんの「一歩」と歩んで 50 年―，2015
2) 日本理学療法士協会ホームページ，http://www.japanpt.or.jp/
3) 日本理学療法士連盟ホームページ，http://pt-renmei.jp/

（武政誠一）

8. 理学療法士の養成課程

学習目標

- 理学療法養成課程で学習すべきことが説明できる．
- 学内において学習する内容および方法が説明できる．
- 臨床実習において学習する内容および方法が説明できる．

予習のためのエッセンス

　理学療法士の使命は，対象者の抱える問題を解決することにあります．この問題解決過程は，①問題理解，②プランニング，③実行，④モニタリングという4つのフェイズを循環させます（第1部4参照）．では，これらの過程を実施できるようになるにはどのような能力が必要でしょうか．診断のための「知識」や，検査や治療を実施するための「技能」はもちろんのこと，専門職としての「態度」や，「価値観」を含む「プロフェッショナリズム」を養い，包括的な実践能力を獲得しなければなりません．

　理学療法士の養成課程では，卒業時の到達目標を「理学療法の基本的な知識と技能を修得するとともに自ら学ぶ力を育てる」と定められ，大別すると3つの領域について学習します．

① 「基礎領域」：科学的・論理的思考の基盤，専門職としての倫理．
② 「専門基礎領域」：人体の構造と機能，疾病の成り立ちと回復過程．
③ 「専門領域」：理学療法の基礎理論，系統別理学療法，臨床実習．

　また，「自ら学ぶ力」として学習方法を「学ぶ」ことも養成課程では重要です．理学療法士は，生涯にわたって「知識」や「技能」を高める必要があり，常に問題意識をもち自己管理・監督的に学習できる能力を身につけなければなりません．このことは，実践能力をさらに高め，理学療法を発展させるための基盤となります．

内容理解の問い

1. 理学療法士になるには，どのような能力が必要か説明できますか？
2. 理学療法士養成課程の3つの領域とその内容を説明できますか？

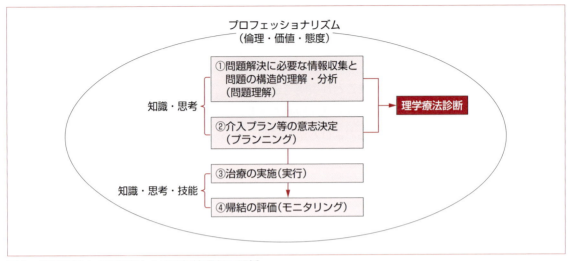

図1 理学療法士の実践能力と問題解決過程の関係

1 理学療法士の養成課程

1 理学療法士に必要な能力

　理学療法士の使命は，対象者の抱える問題を解決することにある．解決手段として理学療法を提供するには，安全や効率，効果という観点で実践的な能力を身につけていなければならない．その実践的な能力は，「知識」，「思考」，「技能」，「プロフェッショナリズム」という4つの能力によって表される．理学療法の過程（第1部第4章参照）にあてはめると，理学療法診断としての解釈や意思決定までは「知識」と「思考」，介入プランを実行し，帰結を評価する場面では「知識」，「思考」，「技能」を用いることになる．「プロフェッショナリズム」は，対象者に不利益とならないよう，自己を振り返り研鑽を積み良質な理学療法を提供することを心がけ，社会的信頼を損ねないよう高い倫理観をもって理学療法士としての責務を果たすことである．このことは，理学療法過程を進めるための原動力であり，「知識」，「思考」，「技能」の獲得の礎となるものである（図1）．これらの実践的な能力の獲得に必要な4つの能力を，理学療法士の養成課程で学ぶことになる．

2 理学療法養成課程の概要

　わが国で理学療法士になるには，国から指定を受けた養成施設で3年以上学び，その養成校の卒業をもって国家試験受験資格が与えられ，国家試験に合格することで免許が与えられ，理学療法士となる．この免許制度の中で，養成施設として認可を得るための学習内容が法令で定められており，大学・専修学校などの学校種は違えども，最低限学ぶべき内容は同じである[1]．わが国で定められている養成課程での教育内容を表1に示す．

【CBL1】35歳男性，左脛骨骨折にて4週間ギプス固定し，両松葉杖による免荷歩行にて会社に通勤していた．本日のX線検査の結果，骨癒合は良好なためギプスカットし，部分荷重歩行の練習を開始した．4週間ギプス固定していたため，膝・足関節の関節可動域制限と筋力低下が著明で，理学療法として関節可動域運動と筋力増強運動を行っている．

　あなたが上記のような理学療法を患者に提供するには，どのような国家資格が必要で，養成施設で何

年以上学ばねばならないか？

3 学習内容と目的

わが国の法令で定められた学習内容を基本として，現在では日本理学療法士協会により提唱された「モデル・コア・カリキュラム」を加味し，運用している養成施設が多い[2]（表2）．日本理学療法士協会では卒業時の到達目標を「理学療法の基本的な知識と技能を修得するとともに自ら学ぶ力を育てる」と定めており，モデル・コア・カリキュラムを構成する科目や学習内容は，卒業時の目標到達を可能とするようにデザインされている．ここでは具体的な学習内容とその目的や理学療法遂行上どのように役立つかについて概説する．

1. 基礎領域
a. 科学的思考の基礎または人間と生活

理学療法を実施するには多様な医学的データを解釈しなければならず，科学的・論理的思考の基盤となる知識や思考技能，また語学力が必要である．また，倫理的な問題や人間の尊厳に関わる職種でもあるため，それらの理解も必要となる．

具体的な科目名としては，倫理学・社会学・情報科学・統計学・英語などがあげられる．

2. 専門基礎領域
a. 人体の構造と機能および心身の発達

理学療法士は，患者のADL的問題の解決を使命としている．その問題の解決にあたっては，まず正常な人体の構造や機能に関する知識を修得しなければならない．また，人間のすべてのライフステージに関わるため，心や身体機能の発達過程についての修得も必須である．

科目としては，解剖（構造）学，生理（機能）学，人間発達学などがこの領域にあたる．人体の構造と機能は不可分な関係にあるため，近年では

表1 法令で定められた理学療法士養成課程の教育内容

	教育内容	単位数
基礎分野	科学的思考の基盤 人間と生活	14
専門基礎分野	人体の構造と機能および心身の発達	12
	疾病と障害の成り立ちおよび回復過程の促進	12
	保健医療福祉とリハビリテーションの理念	2
専門分野	基礎理学療法学	6
	理学療法評価学	5
	理学療法治療学	20
	地域理学療法学	4
	臨床実習	18
	合計	93

「骨関節系の構造と機能」といった科目に編成され，つながりをもって学習できるような工夫がなされている．

b. 疾病と障害の成り立ちおよび回復過程の促進

ADL的問題を突き詰めれば，初因となるべき問題は健康を損なった状態（疾病・外傷）となるであろう．ゆえに，その状態（病態）と回復する過程を理解し，関連する医学的な治療を知り，理学療法診断や治療に役立てる．この領域では，伝統的な医学領域を中心に科目が構成されていることが多く，整形外科学・内科学・小児科学などがあてはまる．しかし，医学的な領域はとても幅広く，内容が多岐にわたるため，「人体の構造と機能」の領域同様，理学療法に関連の深い疾病と障害を「神経・筋系障害と臨床医学」のように，包括的に学習する科目をモデル・コア・カリキュラムでは推奨している．

c. 保健医療福祉とリハビリテーションの理念

理学療法士の業務は，病院に代表される「医療分野」での業務が中心となる．しかし，理学療法の対象はADL的な問題のため，予防的な側面をもつ「保健分野」，社会生活という観点から相互扶助や共助を基本とした「福祉分野」まで幅広く役割を担うことが期待されている．これら

表2 理学療法教育モデル・コア・カリキュラム科目一覧

科目名	単位数 講義	単位数 実習・演習	備考
基礎領域 〈計12単位〉			
「科学的思考の基礎」,「人間と生活」の内容を含む科目から選択			
専門基礎領域〈計23単位〉			
人体の構造と機能および心身の発達 〈小計12単位〉			
骨関節系の構造と機能	2	1	"構造"とは解剖学の中で理学療法と関連の深い領域,"機能"とは生理学の中で理学療法と関連の深い領域を指す.
神経系の構造と機能	2	1	
内臓諸器官の構造と機能	2	1	
運動学	2	0	実習は専門領域の科目で行う.
人間発達学	1	0	
疾病と障害の成り立ちおよび回復過程の促進 〈小計8単位〉			
医学概論	1	0	
臨床心理学	1	0	
精神障害と臨床医学	1	0	
骨関節障害と臨床医学	1	0	
神経・筋系の障害と臨床医学	1	0	
小児発達障害と臨床医学	1	0	
内部障害と臨床医学	1	0	
老年期障害と臨床医学	1	0	
保健医療福祉とリハビリテーションの理念 〈小計3単位〉			
保健医療福祉論	1	0	
リハビリテーション概論	2	0	
専門領域 〈計30単位(臨床実習18単位を除く)〉			
理学療法の基礎 〈小計12単位〉			
基礎理学療法学	2	2	理学療法総論と運動学実習を含む.
理学療法基礎評価学	1	2	疾患を問わず共通に行われる評価について学ぶ.
理学療法基礎治療学	2	3	疾患を問わず共通に行われる運動療法および物理療法,生活支援機器(PO,W/C等)について学ぶ.
系統別理学療法 〈小計15単位〉			
骨関節障害理学療法学	3	2	医療領域における理学療法の評価から治療までを総合的に学ぶ.神経障害は発達障害を含む.
神経障害理学療法学	3	2	
内部障害理学療法学	3	2	
地域理学療法 〈小計3単位〉			
地域理学療法学	3	0	
自由裁量時間 〈3年制課程:10単位,4年制課程:41単位〉			

(理学療法士協会教育ガイドライン部(編):理学療法卒前教育モデル・コア・カリキュラム.理学療法教育ガイドライン,p28, 2010(会員閲覧用ページ)より引用)

の分野の方向性は,自治体を中心とした組織で公的に定められていることが多く,その関連諸機関や制度を知る必要がある.リハビリテーションを軸とし,保健医療福祉を学ぶ「リハビリテーション概論」や,各分野での制度を学ぶ「保健医療福祉論」などがこの領域の科目となる.

3. 専門領域
a. 理学療法の基礎

この領域は,理学療法士の基本的な業務である評価や治療について,その枠組みから体系的に学習する.理学療法の基礎理論から,検査・測定,介入手段である「運動療法」,「物理療法」,

「ADLアプローチ」について疾患を問わず学習する．代表的な科目としては，「基礎理学療法学」，「運動療法技術論」，「生活環境論」などがこの領域にあたる．

b. 系統別理学療法

ここでは代表的な障害や疾患を軸に，評価から治療までを総合的に学習する．多くの場合，座学のみならず，モデル症例を用いてグループ学習などにより知識や考えを深め，シミュレーション的に治療技術までを学ぶ方法が効果的とされる．

代表的な障害別理学療法の科目として，「骨関節障害理学療法学」，「神経障害理学療法学」，「内部障害理学療法学」がある．

c. 地域理学療法

この領域では，保健・福祉分野や訪問リハビリテーションに代表される在宅での理学療法について総合的に学習する．対象者の居住している「地域」での社会生活が対象となるため，専門基礎領域で学ぶ「保健・医療・福祉」に関する知識が重要となる．ここでも系統別理学療法と同様，座学のみならずモデル症例を用いて学習することが有効とされる．

d. 臨床実習

理学療法の養成課程では，法令で臨床実習を行うことが義務づけられている．卒業までに最低約18週間（18単位）の臨床実習が，病院・診療所・老人保健施設などで実施される．ここでは，学習段階に応じた，臨床現場での目標が設定され，一定の要件を備えた実習施設の理学療法士を指導者として，部分的に評価や治療に関わり，実践的な能力を身につけることを基本としている．臨床実習では患者や多職種とも関わるため，学内で学習した知識・技能のみならず，コミュニケーション能力や計画的に学習や業務を進める能力など社会的スキルも要求される．

【CBL2】 CBL1の症例に対し，理学療法を行うにはどのような学習をすればよいか？　あなたが所属する養成課程のカリキュラムで，「専門基礎科目」，「専門科目」に配置されている科目名を具体的にあげなさい．

2　理学療法士になるための学びの技法

1　学習方法の概略

日本理学療法士協会では，卒業時の到達目標を「理学療法の基本的な知識と技能を修得するとともに自ら学ぶ力を育てる」と定めている．学ぶべき内容は多岐にわたり相当の深度も求められるため，学生自身が効果的・効率的な学習方法を獲得することが必要になる．

理学療法士の使命は対象者の問題を解決することであり，一連の問題解決過程で意思決定や解釈のための「知識」，「技能」，「思考」を身につけなければならない．これらのことを効果的に学習するには，①到達目標を確認し，②自身の到達度と目標の差を知り，③差を埋めるための学習方略を講じ，④そして学習を実施する．また，学習者の心構えとして，単に講義に出席し試験に合格することや，科目を履修することを目的とせず，理学療法士に必要な実践的能力を「修得」することに重きをおいて学習すべきである．

2　専門基礎科目領域の学習方法

この領域で学習する内容は，人体の構造と機能，疾病の成り立ちと回復過程であり，理学療法実施のための基礎になる．人体の構造については知識として「知っている」こと，機能や疾病の成り立ちについてはその仕組みを「理解する」ことが目標となる．

「人体構造」での効率的な学習方法としては，「知っている」事柄として定着させるため，ドリルに代表される繰り返し確認作業ができる方法が適している．学内で用意されている単元ごと

の確認テストや，国家試験の過去問題を用い，自身の到達度を確認し不足している内容について繰り返し学習を行う．

人体の機能では，疾病や障害を理解するために，人体の正常な仕組みについて包括的に「理解」しなければならない．例えば，のどが渇き，目の前の飲み物をとるという行為を例にすると，"のどが渇く（感覚・受容器系）→何か飲もうと思う（神経系）→前にある飲み物に手を伸ばす（運動・効果器系）"と表現することができる．このように，学習すべき機能をまずは単純に図やチャートで表現し，理解度に応じ必要な説明を加え進める．表現したものを用い，他者にその事柄を口頭で説明をすることで自身の「理解」を確認することができる．人体の構造のように，決して「覚える」ことを中心とした学習をしてはならない．

3 専門科目の学習方法

この領域で学ぶ内容は，理学療法の基礎的な理論と技能と，それらを応用的に用いるための方法や技能である．机上での学習は前述の専門基礎科目と同様であり，ここでは「技能」を獲得するための学習方法を概説する．

基本的な理学療法の技能を「知っている」ことが，必ずしも「できる」ことにはつながらない．理学療法の基本的な技能である「膝屈曲の関節可動域測定」を例にあげると，自身のポジションや手の位置，固定の方法など教科書には書いていない個別の条件をふまえて，対象者に配慮しながら測定しなければならない．つまり基本軸が大腿骨で移動軸が腓骨と「知って」いるだけでは「測定できる」ことにはならない．これら基本的な技能を学習する方法としては，①獲得すべき技能の方法（基準や条件）を知っている，②実施手順を流れで表現する，③シミュレーションを行う，④実施，⑤モニタリングと修正，という手順で行うのが望ましい．

応用的な系統別理学療法では，症例が有する問題を論理的かつ構造的に解釈し，根拠ある介入策を講じ，それらを実施するまでの一連の過程を総合的に学習する．学習方法としては症例基盤型の学習方法がとられることが多いが，基本的技能の学習方法に加え，介入プランなど効果的な方法が多岐にわたるため，ディスカッションや文献検索など幅広い学習方法が求められる．

4 臨床実習での学習方法

臨床実習の目的は大きく2つに分けられる．一つは学年・学習進行に伴い，早期体験を重視したもの，もう一つは卒業年次に配置された総合的な実践実習である．旧来は卒業時に即戦力としての能力を獲得させるため，対象者を学生が担当し治療実践までを行っていたが，資格要件などの問題により，現在では理学療法の一部を体験・実施するという診療参加型実習が主流になりつつある．ここでは，「総合的な学習」を目的とした臨床実習について，その学習法や注意点を概説する．

臨床実習は学内学習の内容をさらに発展させるため，実践・総合的な形式で学習する．実際に理学療法が行われている現場，すなわち病院が学習の場となるため，学内での「学生」という立場から，「リハビリテーション科」の一員という心構えをまずもたなければならない．対象者は理学療法を受けに来ているのであって，決して学生の勉強のために病院にいるのではない．実習先の病院で実習に必要な学習はもちろんのこと，自身の指導にあたる理学療法士の業務にも興味をもち，可能な限りその業務を手伝うことも重要な学習である．ここで得られた「経験」が学内学習で得た学習成果を精密化または汎化させ自身に定着させるので，「実践的な能力」として理学療法が提供できるようになる．また，理学療法は理学療法士1人で行うものではなく，

同僚・多職種と協働・協業しなければ完遂しない．最終学年の臨床実習は，就業への準備期にもあたるので，協調的コミュニケーションを図り，人間関係を形成できるように行動する．

また，臨床実習ではリアリティのある文脈的に意味づけされた経験が多くでき，「プロフェッショナリズム」を醸成するうえで重要な役割を果たす．「プロフェッショナリズム」は自己を振り返り，研鑽を積み良質な理学療法を提供することを心がけ，社会的信頼を損ねないよう高い倫理観をもって理学療法士としての責務を果たすことである．このことは，一朝一夕に身につくものではない．日常から問題意識や人体に高い関心をもち，専門職としての倫理・価値観を高め，自身の態度や行動が他者にどのように映っているかを振り返ることが大切である．

復習のための確認問題

Basic
1. 自身の在籍する課程の「基礎領域」，「専門基礎領域」，「専門領域」にあたる科目を確認しよう．
2. 各領域に配置された科目の内容を説明しよう．

Standard
1. 各科目の学習内容が理学療法を実施するうえでなぜ必要か説明しよう．
2. 講義科目と演習（実技）科目の学習方法を確認しよう．
3. 理学療法士のプロフェッショナリズムには，どのような倫理観・価値観・態度が必要か話し合おう．

Advance
1. 学習方法を個人でまとめ，理解度や思考を表出する方法と，誰（何）からフィードバックを受けるか話し合おう．
2. 理学療法士のプロフェッショナリズムを高めるには，どうすればよいか話し合おう．

CLOSER-LOOK BOX

学習過程も学習者の一つの問題解決過程ととらえることができ，その認知的過程では自分自身の認知的活動を制御する機能がある．このことをメタ認知といい，学習課題の成否を左右するといっても過言ではない．メタ認知には知識的要素と活動的要素があり，知識の使い方や目標や計画，方略をモニターし修正することである．ジグソーパズルを作成しながら，「同じ色を集めよう」，「一辺が直線のピースを集めよう」，「もう少しでできそうだ」と感じることがメタ認知にあたる．このように課題遂行には，自身を客観視することやモニタリングできることが望ましく，学習の際には特に目標・計画・方略を自身で見直していただきたい．

FURTHER READING

1. 長野敬，牛木辰夫（監）：増補新訂版　サイエンスビュー　生物総合資料，実教出版，2015

　本書は人体の機能・構造を学習するにあたり，その前提となる内容を復習することができ，さらに専門基礎科目を学習するための導入にも用いることができる．

2. 有馬慶美：理学療法臨床診断学への志向―ARIMAの問題解決モデル―，文光堂，2010

　本書は学生の苦手な，理学療法における意思決定までの思考の整理法を学び，さらに学習成果を得るための思考を可視化する方法を学ぶことができる．

文　献
1) 厚生労働省：理学療法士作業療法士法　理学療法士作業療法士学校養成施設指定規則・指導要領
2) 日本理学療法士協会教育ガイドライン部（編）：理学療法教育ガイドライン，2010（会員閲覧用ページ）

（平林弦大）

9. 理学療法の研究領域と研究方法

学習目標

- 理学療法の研究領域，研究デザインの分類，研究を進める過程，EBPT における研究の位置づけを説明できる．

予習のためのエッセンス

　理学療法士は理学療法の専門家です．専門家とは，特定の学問・事柄を専門に研究・担当して，それに精通している者です．つまり，理学療法に関する学問を専門に研究する者が理学療法士となります．

　専門家には，研究を実践する者と，その研究成果を読む者といった立場があります．したがって，研究を実践するかしないかはともかく，専門家という立場上，研究デザインや研究方法を知識として備えることは必須です．

　理学療法で扱う研究の大枠を述べれば，研究のための実験的環境を整備してデータをとる実験的研究，臨床現場で患者などを対象としてデータをとる臨床研究，研究者が対象者の状態を観察してデータをとる調査研究があります．エビデンスレベルによる研究デザインとしては，レベルが最も高いランダム化比較試験によるメタアナリシスやシステマティックレビューによる論文から，レベルが最も低い総説まであります．

　理学療法の研究を進めるための基本的な手順は，以下の通りです．

① 研究テーマを決める："通説"に研究テーマがあることに気づきます．そうした臨床での疑問（クリニカルクエスチョン）から研究課題（リサーチクエスチョン）に変える作業が必要です．

② 文献検索をする：クリニカルクエスチョンに関連する研究論文を検索します．

③ リサーチクエスチョンにする：クリニカルクエスチョンを PECO（PICO ともいう）という基準に従って定式化します．

④ 研究計画書の作成とパイロットスタディ：研究計画書は，研究のための，いわば"ナビゲーション"です．特に研究目的と研究方法については，可能な限り具体的に詳しく記載しておきます．その後，数名を仮の対象者として，研究計画書の研究方法通りの手順で一連のデータを測定・取得してみます．

⑤ 本研究を始める：研究の実践中に，予期せぬ問題が発生して制限されることもあります．多少の条件変更は致し方ありませんが，それでも本来の研究目的を達成できることは保持できなければなりません．研究テーマもろとも変更することのないように，必ず事前に経験豊富なメンターの指導を仰いでおくべきです．

⑥ データ解析・統計解析：取得したデータは適切に解析すべきです．場合によっては専門家の意見を求めることもあります．統計的解析についても同様に，慎重に進める必要があります．

内容理解の問い

1. 研究デザインの分類ができますか？　また，研究の進め方の要点を述べることができますか？

1 理学療法における研究の位置づけ

1 専門家としての理学療法士

理学療法士は理学療法の専門家である．専門家とは，特定の学問・事柄を専門に研究・担当して，それに精通している者である．つまり，理学療法に関する学問を専門に研究する者が理学療法士となる．研究とは，ある特定の物事について深く考察し，実験や観察，調査といった手段を通して，事実や真理などを明らかにすることである．

専門家には，研究を実践する者と，その研究成果を読む者といった立場がある．研究を実践する者こそ，研究デザインや研究方法を習得すべきであることは確かであるが，専門家として同じ専門家の研究成果を正しく読解できる能力も必要となる．

研究を実践するかしないかはともかく，専門家という立場上，研究デザインや研究方法を知識として備えることは必須である．

2 研究方法に関する知識の必要性

理学療法では，日常的に関節可動域 range of motion（ROM）運動や筋力増強運動を行う機会が多く，養成校の授業でも関節機能の基本的評価，運動療法の一部として必ず学ぶ科目である．

ROM 測定や ROM 運動を行うにあたり，どれくらいの回数で，またどれくらいの強さで行うべきか，ということは意識しているだろうか．

ROM 測定については，例えばゴニオメータを適切に当てるために知識や技術も必要である．しかし ROM 測定は，何回繰り返して測定すべきであろうか．膝関節屈曲 ROM 測定の検者内信頼性は，級内相関係数 intraclass correlation coefficient（ICC）で 0.97〜0.99 程度であると報告されている[1]．ICC は 1 に近づくほど再現性が高いことを意味する．一般的に ICC は 0.7 以上あれば信頼性が高いといわれるので，膝関節屈曲 ROM の測定は 1 回測定すれば十分と考える．

膝関節屈曲の最終域感（エンドフィール）の検者内信頼性は，変形性膝関節症を対象としたとき κ 係数で 0.48〜0.76 である[1]．κ 係数も ICC と同様に 1 に近づくほど再現性が高いことを意味し，0.7 以上あれば信頼性が高いといわれる．しかし，この報告では最低で 0.48 なので，1 回の確認では不十分な結果となっている．

ROM 測定は検査する者がエンドフィールを感じとって「ここまで曲がる」と判断し，測定するはずである．測定回数は 1 回で十分信頼できるということであったが，エンドフィールは 1 回の確認では不十分というならば，これらは矛盾していることになる．

ここで，「いったい，どちらの研究報告が正しいのだろうか？」と思うだろう．こうした研究報告間の矛盾は多々あり珍しいことではない．専門家として，いかに研究報告を読解し，適切に判断できるかが重要であることは理解できるだろう．「私は経験豊富で技術をもっているから，1 回測定でよい．研究報告の結果なんて，あてにならない」と言う人もいるかもしれないが，専門家と銘を打っている以上，そのような心構えで測定されたのであっては信用問題に関わってくる．

3 理学療法における研究の意義

理学療法の技術は，経験の積み重ねが先行して確立したものが多い．"経験の積み重ね"としての技術を客観的にとらえることができるか，その技術の効果を客観的に表せるかという手続きを行い，普遍性を高めることができれば，一定の知識と技術を有した専門家の間で共有できる．

客観的に測定可能な技術から得られた知見を題材とした研究結果に対して，正誤を推定できる能力をもてば，より適切な技術を提供できる

ようになる．ひいては根拠に基づく理学療法 evidence based physical therapy（EBPT）の実践につながる基盤ともなる．こうした意味で，理学療法における研究の意義は重要である．

もちろん，EBPTを実践できることが最終目標なのではなく，専門家として研究を意識した理学療法を提供することが目標となる．

【CBL 1】Aさんは理学療法士となり病院に勤めている．現在，脳卒中の患者を担当している．一般的に行うべき理学療法を患者に提供しているため，理学療法士としての役目は果たしていると満足している．専門職としての理学療法士Aさんに不足しているのは何だろうか？

2 理学療法の研究領域

1 理学療法の研究領域

日本理学療法士協会では，日本理学療法士学会を設立し，さらに理学療法で扱う疾患や障害に応じて，12の分科学会を設けている．理学療法の研究領域も，これら分科学会の区分に応じて分類されることが多い．

表1に，12の分科学会の対象となる領域[2]を参考に，疾患や障害，予防，理学療法支援に至るまでの研究対象と考えられる主要な領域をあげた．

従来は，内科，整形外科，外科，小児科といった診療科別の疾患を意識とした研究テーマが一般的であったが，近年では表1に示すように，運動器障害，呼吸器障害といったような障害別に主眼をおいた研究テーマが増えてきている．

2 研究の種類

理学療法の研究において用いられる研究の種類は広範囲に及ぶ．それは，表1に示した領域を考えると一目瞭然である．

研究の種類は，次節で述べる研究デザインに従って分類すればよいが，ここではデータをとる作業の内容による種類の説明をする．

研究の種類の分類には，定まった方法がない．理学療法で扱う研究の大枠を述べれば，①研究のための実験的環境を整備してデータをとる実験的研究，②臨床現場で患者などを対象としてデータをとる臨床研究，③研究者が対象者の状態を観察してデータをとる調査研究がある．調査研究には，口頭による質問やアンケート用紙に記入してもらってデータをとるアンケート調査もある．ただし，これらの明確な区分けは，定まっていないのが現状である．

基礎領域では，厳密に環境を統制してラットなどの特殊な対象を用いた研究もある．筋電図，心電図，血液値などの生理学的なデータを扱って，かなり基礎医学に傾いた領域の研究もある．

また，健常者を対象として，理学療法評価や治療の分析を行う研究もある．この分析のためには，三次元動作解析装置や等運動性筋力測定器などの精度の高い機器を用いることもあれば，臨床で活用するゴニオメータやメジャー，ストップウォッチなどの比較的安価な用具を用いて測定したデータを用いることもある．

臨床で疾患を有する人を対象とした研究でも，健常者を対象とした場合と大きな違いはない．しかし，疾患を有する者であるために，研究参加への制約が大きくなる場合も少なくないだろう．時間や場所の制約の都合で，常に高精度な機器を用いて測定する，というわけにはいかない．

スポーツ領域や予防領域，地域理学療法領域では，病院に通院または入院していない対象を扱う場合が多くなる．人数の多い大集団を対象とした研究では，基礎研究のように厳密な環境の統制は困難となる．また，調査研究を主とした公衆衛生学的な研究や，医療政策に関わる研究もある．理学療法の研究領域・種類は医療系の中でも，特に多種多様であり，それだけに広い知識が必要となる．

表1 研究対象となる各領域の分類

運動器領域	運動器疾患や末梢神経疾患の障害に対する研究
基礎領域	解剖・組織学，生理学，生化学，病理学，細胞生物学，分子生物学，遺伝子工学，運動生理学などに関する理学療法学領域の基礎研究
	運動学，運動力学，生体工学に関する理学療法学領域の基礎研究
	神経科学，認知科学，心理学に関する理学療法学領域の基礎研究
	理学療法評価学に関する基礎研究
呼吸器領域	呼吸器疾患（慢性閉塞性肺疾患，肺癌，間質性肺炎，気管支喘息，肺結核後遺症など）に対する研究
	運動負荷試験，人工呼吸管理，酸素療法，在宅呼吸器ケアに対する研究　　　など
支援工学領域	装具療法，補装具・義肢適合支援，パーツ開発に関する研究
	車椅子，自助具，介護用具等福祉用具の適応支援およびロボティクスの導入や機器開発に関する研究　　　など
小児領域	発達障害ならびに運動器，呼吸，循環，代謝疾患を有する小児の評価と治療に対する研究
	特別支援学校・学級を含む学校教育における理学療法の役割と効果に対する研究
	地域での母子保健，行政での取り組みに対する研究
	小児の健康増進，障害予防に資する調査・研究　　　など
神経領域	脳卒中（頭部外傷，脳腫瘍による脳損傷を含む），発達障害（神経障害による），脊髄損傷，神経筋疾患に対する研究　　　など
心血管領域	心疾患，心大血管疾患の一次・二次・三次予防，心血管疾患患者の生命予後やQOL，生活機能障害，補助循環装置関連に対する研究　　　など
スポーツ領域	スポーツ分野，身心の健全な育成に関わる学校保健，障がい者のスポーツ活動における理学療法における研究　など
地域理学療法領域	老年学，在宅支援，保健を基盤とする領域．生活環境整備，制度に対する研究　　　など
糖尿病領域	糖尿病または合併症やそれに伴う身体機能ならびに生活機能障害，脂質代謝異常，肥満症，慢性腎臓病などに対する運動療法と疾患管理指導に対する研究　　　など
予防領域	健康増進，ヘルスプロモーション，介護予防，転倒予防，虚弱高齢者の管理，再発予防に資する運動習慣，行動変容に対する研究　　　など
教育領域	臨床教育，職業教育，学生教育に対する研究　　　など

3 研究デザインの分類

表2に一連の研究デザインの名称を示す．

1 研究デザインの大分類

記述的研究とは，単に現状データの記述のみに止まる研究である．地域で開催する健康教室に参加する者の日常生活動作 activities of daily living（ADL）を調査して，何％が自立しているかを述べるような調査報告がある．

観察的研究とは，記述的研究と同じように，単に現状データの記述のみに止まる研究であるが，2つ以上の群に分けて比較する点で異なる．

実験的研究（介入研究）とは，対象者に対して実際に治療などの人為的な介入・治療を行い，変化や治療効果をみる研究である．臨床で治療などの効果を確かめる臨床試験も実験的研究である．

2 時間要因による分類

時間要因による分類は，縦断研究と横断研究に分けられる．このうち，縦断研究は後ろ向き研究と前向き研究に分けられる．後ろ向き研究（図1a）は，研究開始の時点で疾病の有無などで対象者を2つ以上の群に分け，過去にさかのぼって原因と考えられる要因の有無や状態を調べて関連性をみる方法である．前向き研究（図1b）は，後ろ向き研究とは逆に，まず原因と思われる要因の有無や状態によって対象者を2つ

表2 研究デザインの分類と特徴

研究デザインの分類		時間要因による分類			対象の割り付けによる分類		介入
		縦断研究		横断研究			
大分類	小分類	前向き	後ろ向き		比較	ランダム化	
記述的研究[†] descriptive study	症例研究または症例報告 case study	△	△	○	なし		なし
	ケースシリーズ研究 case series study	△	△	○	なし		なし
分析的研究 analytical study	観察的研究 observational study — 横断研究 cross-sectional study			○	あり	特になし	なし
	観察的研究 observational study — ケースコントロール研究 case control study	△	○		あり	特になし	なし
	観察的研究 observational study — コホート研究 cohort study	○	△		あり	特になし	なし
	実験的研究 experimental study （介入研究 intervention study） — ランダム化比較試験 randomized controlled trial	○			あり	あり	あり
	実験的研究 — 準ランダム化比較試験 controlled clinical trial	○			あり	準ランダム化	あり
	実験的研究 — クロスオーバー比較試験 crossover trials	○			あり	準ランダム化	あり
	実験的研究 — 前後比較試験 before-after trials	○			なし		あり
	実験的研究 — 対照のない研究 study with no controls	○			なし		あり

[†] 観察的研究に含めるときもある．

以上の群に分けてから，時間を追って将来に渡り追跡して疾病が起こるか起こらないかなどの因果関係を調べる方法である．横断研究（図1c）は，疾病の有無や状態によって対象を2つ以上に群分けし，同時期における関連すると思われる要因の有無や状態を調べて関連性を検討する方法である．上述した前向き研究と後ろ向き研究は時間を経過したデータを扱う研究であるため，因果関係を仮定して行う研究デザインであり，横断研究は，変数同士の単なる直線関係を検討する研究デザインとなる．

3 割り付けによる分類

ケースシリーズ研究（症例集積研究）は，疾病を有する症例を対象として，それに対する影響要因の有無や状態を調べて関連を述べるものである．対照群との比較はしない．

ケースコントロール研究は，症例群（ケース）と対照群（コントロール）に分けてから，原因と思われる要因の有無や状態の差を比較する研究である．原因と思われる要因として過去のデータを頼りにする場合は，後ろ向き研究として考えることもできる．

コホート研究は，あらかじめ疾病の原因と思われる要因の有無で2群に分ける．その後，一定期間対象を追って，疾患発症の有無への影響を調べる研究デザインである．コホート研究は，前向き研究の代名詞ともなっている．

なお，疾患別に分けて考える例をあげたが，疾患ではなくても，転倒経験のあり・なし群に分けたり，ADLの自立・非自立群に分けても，同様の研究デザインとなる．

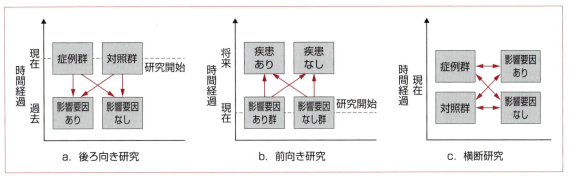

図1 時間要因による研究デザインの分類

表3 エビデンスのレベルと研究デザイン

レベル	分類	対照群との比較	ランダム割り付け	研究デザイン例
Ⅰa	メタアナリシス，システマティックレビュー	○	○	複数のランダム化比較試験（RCT）
Ⅰb	1つ以上のランダム化比較試験（RCT）	○	○	ランダム化比較試験（RCT）
Ⅱa	1つ以上の準ランダム化比較試験（CCT）	○	△	準ランダム化比較試験（CCT）
Ⅱb	少なくとも1つのよくデザインされた準実験的研究	○	×	コホート研究 ケースコントロール研究
Ⅲ	比較試験や相関研究，ケースコントロール研究など，よくデザインされた非実験的記述的研究	×	×	ケースシリーズ研究 症例報告
Ⅳ	専門家委員会や権威者の意見	×	×	総説など

以上の分類は AHCPR〔米国医療政策研究局（現：AHRQ）〕による．

4 エビデンスレベルと研究デザイン

エビデンスレベルによる研究デザインは**表3**のように段階づけられることが多い．エビデンスレベルが最も高いのはメタアナリシスやシステマティックレビュー（系統的総説）による論文であり，最もエビデンスレベルが低いのは総説（または叙述的総説）である．

メタアナリシスとは，複数のランダム化比較試験（RCT）による研究結果に対して統計的手法を用いて定量的に統合する手法そのものである．

システマティックレビューとは，系統的な段階を踏んで進められ[3]，メタアナリシスの手法を利用して述べられる系統的総説論文である．

システマティックレビューを，データベース化して提供しているのがコクランライブラリやPEDro[4]である．特にコクランライブラリに掲載されているシステマティックレビューはコクランレビューともよばれる．

RCTはメタアナリシスとシステマティックレビューのもととなる研究デザインであり，研究デザインの中では最もエビデンスレベルが高い．これは実験的研究かつ前向き研究のデザインである．RCTは，対象を対照群と介入群にランダム割り付けして経過を追い，介入の効果を判定するのが特徴となる．ランダム割り付けのためには，コンピューター乱数などの性質の良い乱数を用いて，割り付け作業を第三者に依頼する必要がある．

RCTの最大の長所は，結果に影響するバイアスのうち，交絡が最小化される点である．しかし，選択バイアスは他の研究デザイン以上に存在することが欠点である．

準ランダム化比較試験（CCT）は，ランダム化

を意識して対象を対照群と介入群に割り付ける実験的研究かつ前向き研究デザインである．しかし，割り付け方法としてはコイン投げを利用したり，くじ引きで決めたり，対照と介入を交互に割り当てるなどの，RCTほど厳密ではないランダム化に準じた方法となる．この方法だと，RCTと比較して背景因子の統制が十分とはいえず，交絡が入りやすい欠点をもつ．

レベルⅡb以下の研究デザインは，ランダム割り付けを行わないため，極端にエビデンスレベルが低くなる．レベルがⅡ以下の研究デザインに関しては，優劣をつけることが難しく，ほぼ同レベルと考える傾向になってきている．ただし，エビデンスレベルの低い研究デザインが，必ずしも悪いということはなく，それぞれ利点・欠点があるため，何が正しく何が誤りかを把握できる能力も必要となる．

【CBL2】Aさんは自身が担当している2人の脳卒中の患者の回復程度の違いが気になっている．発症時期も麻痺の程度も同じくらいなのだが，あきらかに1人の患者の方がADL的には回復が早い．この現象を理解するために，あなたならどのような研究デザインで疑問を解決するか？

4 研究の進め方

研究を行うためには，それなりの人手や時間，費用が必要になるため，「とりあえずデータをとってから考えよう」と進めると，目的が果たせなかったときの損害が大きい．

あらかじめ，研究テーマを明文化し，手順を具体的に記載した研究計画書を作成しておくことが必要である．もっとも，きちんと計画を立てて用意周到に進めても，目的が果たせないことは珍しくない．しかし，研究計画が具体的かつ明確になっていれば，何が，どこが悪かったかというチェックができる．それによって，次のステップに進むことも容易になる．

次節では，理学療法の研究を進めるための基本的な手順について順を追って解説する．

1 研究テーマを決める

1. クリニカルクエスチョンを考える

研究テーマを決めることは非常に難しい，というのは，多くの人が感じていることであろう．研究テーマの源についてハリーら[5]は，①文献を読み込む，②常に新しいアイデアに敏感であること，③想像力を豊かに保つこと，④メンターの選択をあげている．"常に新しいアイデアに敏感であること"の一つとして，"通説を疑ってみる姿勢"をあげている．理学療法における"通説"は，案外明らかとなっていないものが多い．例えば，ROM運動の効果を得るためには，どのような条件を設定すべきか，経験的にはいろいろと述べられていようが，明確な知見は得られていない．また，筋力増強運動についても同様である．

理学療法の実際場面で頻繁に用いられる動作分析については，三次元動作解析装置を用いた分析は客観的で信頼性も高いだろうが，実際の観察による動作分析との一致性や，治療応用については不十分であると言わざるをえない．

このようにして考えると，実に身の回りにはたくさんの研究テーマがあることに気づく．あとは「ROM運動は，どのような条件を設定すべきか？」といった臨床での疑問（クリニカルクエスチョン）を，研究課題（リサーチクエスチョン）にするだけである．

2. 文献検索をする

クリニカルクエスチョンをリサーチクエスチョンにする前に，クリニカルクエスチョンに関連する研究論文を検索する．もしかしたら，同じ研究が発表されている可能性があるからである．

文献を探す方法はいろいろとあるが，手っ取

り早いのは CiNii のサイト[6]や，医中誌 web[7]である．もちろん，PubMed[8]も探してみる．PubMed は英語であるがゆえに敬遠されがちであるが，簡単な単語を入れて検索してみるという作業を行うだけでも経験するとよい．いくつかの邦訳 web サイトが提供されているので，訳しながら見ると，興味が高まると思われる．

　文献検索は，できる範囲で探すというのが基本である．できるなら世界中を探すのが理想であるが，完璧に検索できる人は存在しないだろう．ただし，少なくとも万人に公開されている論文データベースは検索すべきである．

【CBL3】左人工膝関節全置換術の術後1週間経過した変形性膝関節置換術の症例（60歳女性）に対して，左膝 ROM 運動を行うとする．ROM 運動はどの程度の，①強さ，②回数，で行ったらよいか？　文献検索をして，意見をまとめてみよう．

3．リサーチクエスチョンにする

　臨床での疑問を PECO（PICO ともいう）という基準に従って定式化する（**表4**）．これは根拠に基づく医療 evidence-based medicine（EBM）の最初のステップ（疑問の定式化）であるが，研究テーマ決定のために行っておくとよいだろう．**表4**には例をあげているが，さらに具体的な対象者の属性（年齢層や重症度など，アウトカムに影響すると思われる要因の統制）や，介入の強さ，頻度，期間などを細かく決めていくようにする．

　ある程度の型ができれば，具体的な研究計画書を作成する．

【CBL4】CBL3 で検索した文献の見解をもとにして，膝 ROM 運動の効果的な方法について考案し，PECO に要約してみよう．

2　研究開始前の準備

1．研究計画書の作成

　研究計画書には，定まった書式はない．介入研究による研究を行うときは倫理委員会の審査

表4　PECO（PICO）による疑問の定式化

		例
P（Patients）	どんな患者（対象者）に	脳卒中患者に対して
E（Exposure）または I（Intervension）	何をすると	非麻痺側の膝伸展筋力増強運動を行うと
C（Comparison）	何と比べて	行わなかった者と比べて
O（Outcome）	どうなるか	歩行速度が向上する

表5　研究計画書の項目例

①研究目的（仮説）
②研究方法・研究デザインのタイプ
③研究期間
④症例数とその設定根拠
⑤対象者の組入基準・除外基準
⑥アウトカム（結果）の指標，評価項目
⑦原因（曝露）の指標，評価項目
⑧結果に影響する交絡要因に対する配慮
⑨研究の中止基準
⑩被験者に対する利益・不利益：補償・賠償の規定

を受ける必要があり，そのとき所定の書式は存在するだろう．

　研究計画書は，研究のための，いわば"ナビゲーション"であり，研究の途中で方向性を見失わないように，事前に作成しておくべきである．一例を**表5**にあげた．もちろん必ずしもこの通りに記載する必要はないが，特に研究目的と研究方法については，可能な限り具体的に詳しく記載しておく．そうしておくことで，後に学会抄録や論文を執筆する際に，本来の研究目的や仮説，データ記録の方法に混乱がなくなる．

【CBL5】CBL4 で作成した PECO について，具体的な研究計画を立ててみよう．**表5**の①，②，⑤〜⑧について，簡単に文章化してみよう．

2．パイロットスタディ

　数名を仮の対象者とし，研究計画書の研究方法通りの手順で一連のデータを測定・取得してみる．そのときに計画は実現可能か，手順の修正は必要かを検討する．予定通りに進みそうだと思ったら，再度，少しまとまった対象者を集

めて研究を実行してみる．ある程度のデータを集めて問題がないようであれば，本研究に移行する．

3 本研究を始める

研究の実行は，研究計画書の規定に則って，忠実に進めるべきであるが，予期せぬ問題が発生して制限されることもある．予定していた対象施設から断られたとか，対象者の予定が合わなくなった，条件に合う対象者が集まらない，などである．

多少の条件変更は致し方ないが，それでも本来の研究目的を達成できることは保持できなければならない．都合が悪くなって，研究テーマもろとも変更ということのないように，必ず事前に研究計画の段階で経験豊富なメンターの指導を仰いでおくべきである．

測定中も予期せぬ問題が発生することがある．事故につながるような問題は起こしてはならないが，機器の故障や消耗品の不足・欠品などの失敗は起こることもある．これもまた，研究を実践するうえでの経験となるので，次回は未然に防げるようにあらかじめ対策を講じておく．

4 データ解析・統計解析

取得したデータの解析は適切に解析すべきであるから，取り返しのつかないことにならないように，場合によっては専門家の意見を求めることもある．統計的解析については，解析中の段階であれば何度でもやり直しがきくが，学会抄録や論文投稿後の修正は不可能であり，不安を抱いたまま安易に自己判断して進めると取り返しのつかないこともある．これも，メンターによる指導，確認を怠らずに進めた方がよい．

5 EBPTにおける研究の位置づけ

ここでは，理学療法と研究の結びつきを述べてから，簡単な研究デザイン，研究の進め方を解説してきた．ここで述べた内容がすべてではなく，研究もまた理学療法と同様に，多種多様かつケースバイケースである．上手くいくときといかないときがあり，積み重ねによる経験も必要である．

EBPTの実践のためには，臨床疫学的研究デザインの把握と，統計的解析に関する知識が必須となるが，養成校教育で十分に成し遂げられていないのが現状である．臨床現場で必要とされているものであるから，むしろ理学療法士免許取得後に勉強する必要があると思えなくもない．しかし，事前にその基盤を知識として備えておくに越したことはない．

EBPTにおける研究の活用は基本的なことであり，それを知らずして，EBPTを実践できることはありえない．経験に委ねた職人技は貴重であるが，専門家として客観的に表し共有する努力も必要である．また，専門家としては当然ながら，一般人に対しても研究成果を理解できる形で説明する能力は備えるべきことを自覚しなければならない．

復習のための確認問題

Basic
1. 理学療法士が研究を必要とする理由をあげてみよう．
2. 研究の手順を説明してみよう．

Standard
1. 時間要因による研究デザインの分類を説明してみよう．
2. エビデンスレベルによる研究デザインを説明してみよう．

Advance
1. クラスのメンバーを対象にして，ランダム割り付

けを体験してみよう．割り付けの乱数はExcelなどを活用してみる．
2．少人数のグループとなり，「筋力増強運動」を研究テーマにして，PECOによる要約をしてみよう．

CLOSER-LOOK BOX

RCTでランダム割り付けする意図は，介入群と対照群との比較において，介入する要因以外の要因を可能な限り均一化できるからである．ランダム割り付けの効果を維持するためには，介入中も対象者がどの群に属しているか，対象者も治療者も知らないというダブルブラインドが必要となる．

しかし，理学療法の研究では対象者や治療者が，どちらの群に属するか知らないということは珍しく，ダブルブラインドは難しいといわれる．そのため，あえてブラインドせず，プラセボ効果も含めて効果があるかどうかを調べるprospective randomized open blinded end-point (PROBE) studyという方法がある．この研究では，介入後の効果を判定する結果の評価者だけが割り付けを知らない状態である．

FURTHER READING

1．スティーブンB. ハリーほか：医学的研究のデザイン─研究の質を高める疫学的アプローチ─(木原雅子ほか訳)，第3版，メディカル・サイエンス・インターナショナル，2009

研究テーマの考え方から，研究デザイン，研究実施の手順まで，研究に関わる広い範囲の内容が説明されている．

2．名郷直樹：ステップアップEBM実践ワークブック─10級から始めて師範代をめざす─，南江堂，2009

実際の研究論文例をもとにして，読み方を中心に書かれ，それをどう実践するか，EBMへの活用手順を述べてある．

文　献

1) Cleland J：膝関節．エビデンスに基づく整形外科徒手検査法(柳澤健，赤坂清和監訳)，エルゼビア・ジャパン，p272-320，2007
2) 日本理学療法士学会：各分科学会および各部門について，http://www.japanpt.or.jp/upload/jspt/obj/files/about/sub_society_category_registering00.pdf (accessed 2015.08.10)
3) Dawson-Saunders B, Trapp RG：医学統計データを読む─医学・医療に必要な統計学活用法─(森田茂穂監訳)，メディカル・サイエンス・インターナショナル，1994
4) 理学療法のエビデンスデータベース(日本語) PEDro, http://www.pedro.org.au/japanese/ (accessed 2015.08.10)
5) スティーブンB. ハリー：医学的研究のデザイン─研究の質を高める疫学的アプローチ─(木原雅子ほか訳)，第3版，メディカル・サイエンス・インターナショナル，p18-19，2009
6) 国立情報学研究所：CiNii Articles─日本の論文をさがす，http://ci.nii.ac.jp/ (accessed 2015.08.10)
7) 医学中央雑誌刊行会：医中誌web, http://www.jamas.or.jp/ (accessed 2015.08.10)
8) NCBI：PubMed, http://www.ncbi.nlm.nih.gov/pubmed (accessed 2015.08.10)

(対馬栄輝)

10. EBPT とリーズニング

学習目標

- EBM と EBP，EBPT の共通点と違いを指摘できる．
- エビデンスに基づく（evidence-based）ことの意義を，そうでなかった場合と比べて述べられる．
- EBPT の実践手順を，一連の行動様式として，順序立てて箇条書きにできる．
- クリニカルリーズニングの定義と特長を，簡潔にわかりやすく表現できる．

予習のためのエッセンス

エビデンスに基づく理学療法 evidence-based physical therapy（EBPT）は行動様式により体系化されています．それに対してクリニカルリーズニング clinical reasoning は，思考のプロセス（思考過程）が体系化されたものです．

EBPT はエビデンス（根拠）に基づく医療 evidence-based medicine（EBM）の普及という時代の流れの中で，理学療法分野でのエビデンスに基づく実践 evidence-based practice（EBP）の促進のために，日本理学療法士協会により提唱されています．

クリニカルリーズニングは，理学療法の世界では，理学療法士と患者が共働して，あるいは患者を中心に据えて共同的に進める推論のモデルとして，主に徒手理学療法の分野で啓発的に紹介されたことをきっかけに知られるようになりました．

EBPT とクリニカルリーズニングのどちらも，目の前の患者の問題や疑問点に関する臨床の意思決定に関わることであり，患者の帰結 outcome に寄与するという点で共通するものがあります．

内容理解の問い

1. EBPT とクリニカルリーズニングの違いは何でしょうか？ 簡潔に説明してみましょう．
2. EBPT とクリニカルリーズニングは誰の役に立つのでしょうか？ それぞれの長所は何でしょうか？ 想像して述べましょう．

1 「エビデンスに基づく」と「リーズニング」の意味

1 語源

「～に基づく」という意味の「～based」は，エビデンスに基づくevidence basedのように2語で複合形容詞となり，その後に続く名詞の特性や性質を表す．複合形容詞において分詞の前にはハイフン（-）をつけるという文法上の規則を重視する場合はevidence-basedとなる．タイトルなどで分詞を強調したい場合はEvidence BasedもしくはEvidence-Basedと表記されることもあるが，ハイフンの次にくる分詞は小文字で始めるのが通常のため，Evidence-basedとの表記の方が一般的である．発音は「エビデンスベイストゥ」とエとベにアクセントがおかれる．

リーズニング reasoningのreasonは，「the reason why」のwhyの先行詞となるように「なぜ？」という問いかけに対する理由であり，「論理的に考える」，「推論する」という動詞でもある．それに関連する名詞として，「推論」という意味のリーズニングがある．発音は「リーズニング」と最初の母音にアクセントがおかれる．

2 EBPTとクリニカルリーズニング

エビデンスに基づく理学療法 evidence-based physical therapy（EBPT）は，エビデンスに基づくことで理学療法にすぐれた性質をもたせる一連の行動様式を体系化したものである（**表1**）．理学療法の代わりに医療 medicineとしたものがエビデンスに基づく医療 evidence-based medicine（EBM），実践 practiceとしたものがエビデンスに基づく実践 evidence-based practice（EBP）であるが，本質的には同じものといえる．EBMが医師の患者に向き合う行動の変容を求めているように，EBPTは理学療法士の患者に対する行動の変容を求めている．

表1 EBPTとクリニカルリーズニングの比較

	エビデンスに基づく理学療法（EBPT）	クリニカルリーズニング
類義語	EBM, EBP, 他	―
一言でいうと	一連の行動様式	思考のプロセス（思考過程）
特長	理学療法にすぐれた性質をもたせる	理学療法士に「賢い」行動を促す

EBM：エビデンスに基づく医療，EBP：エビデンスに基づく実践．

EBMの普及という時代の流れの中で，理学療法分野でのEBPの促進のために，EBPTは理学療法の現場の特徴を加味したものとして公益社団法人日本理学療法士協会により提唱されている．ちなみに，世界理学療法連盟 World Confederation of Physical Therapy（WCPT）は，初期の頃からEBPのよび方を使っている．理学療法を physiotherapyとして，evidence-based physiotherapyというよび方を使っている外国の研究者もいるため，EBPTについて調べるときは同義語に注意する必要がある．

クリニカル clinicalは，clinicに「al」という接尾語がついて「clinicに関する」という形容詞になっている．国際的な医学雑誌 The Lancetの記事[1]によれば，Clinicの語源はギリシア語のklinik（ベッド）である．クリニカルは現代の医学用語として「臨床（で行われる医療）に関する」という意味をもつようになった．つまり，クリニカルリーズニング clinical reasoningとは，「臨床に関する推論」であり，臨床活動を行う者に熟考するための枠組みを提供し，「『賢い』行動 wise actionを促してくれる」[2]ものである．

2 EBPTの定義と一連の行動様式

1 定義

EBMという用語の誕生は1991年にまでさかのぼる．定義としては，「最善の研究エビデンス

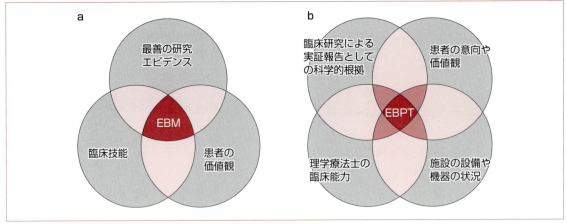

図1 EBMとEBPTそれぞれに統合された構成要素の比較

表2 「エビデンスをつかう」プロセスとしてのEBPTの実践手順[a]

ステップ	行動目標
1	患者の臨床問題や疑問点の抽出と定式化（PICOの設定）
2	PICOに基づいた患者の臨床問題や疑問点に関する情報の検索
3	得られた情報の批判的吟味（critical appraisal）
4	得られた情報の患者への適用の検討
5	適用結果の評価

[a] 公益社団法人日本理学療法士協会．EBPTチュートリアル．PICO（どんな患者に，どんな介入があると，何と比較して，どんな結果になるのか）という4つの要素に分けて明確にし，定式化するフォーマット．

を臨床技能と患者の価値観に統合したもの」[3]という定義が，EBMの構成要素を理解しやすい（図1a）．「Minds診療ガイドライン作成の手引き2014」の用語集においては，EBMは「最善の根拠を基に，臨床家の技能および患者の価値観や希望を考え合わせて，より良い医療を目指す実践体系のこと」[4]と定義されている．

EBPTとは「個々の患者に関する臨床問題や疑問点に対して，(1)臨床研究による実証報告としての科学的根拠，(2)理学療法士の臨床能力，(3)施設の設備や機器の状況，(4)患者の意向や価値観を統合した最適な臨床判断を行うことによって，質の高い理学療法を実践するための一連の行動様式」[5]のことである（図1b）．項目(3)がEBMにはないものであり，理学療法の現場を加味したものと考えられる．

2 実践手順

EBMもEBPもEBPTも，行動目標（EBPTでいうところの一連の行動様式）は，いくらかのニュアンスの違いがあるが，本質的には変わらないと考える．ここでは，EBPTの実践手順を例として示す（表2）．

3 PICOの設定から情報の検索へ（ステップ1と2）

PICOは，患者の臨床問題や疑問点を整理する枠組みである．P，I，C，Oはそれぞれ次のような意味を表す[6]．

- P＝Patients（患者），Problem（問題），Population（対象者）
- I＝Intervention（介入）
- C＝Comparisons（比較対象），Controls，Comparators（対照）
- O＝Outcomes（アウトカム）

Interventionの代わりにExposureを用い，PECOとする場合もある．PICOやPECOは，読んだ論文を簡潔に要約する際にも応用できるので，学生のうちにマスターしておくことを勧める．

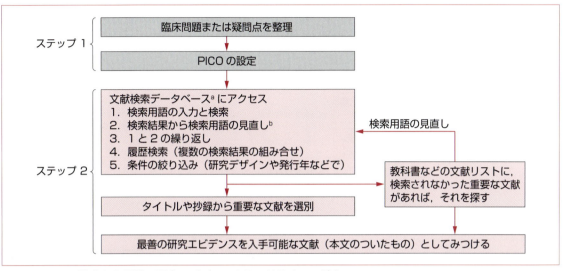

図2　PICOの設定から最善の研究エビデンスをみつけるまでの流れ
[a] 医中誌Web（国内で発行された医学系の文献をカバー）は学校で契約していて図書館などで利用できる場合がある．国際的なものでは，PubMedやPEDroなどが無料で利用できる．
[b] シソーラス用語（あらかじめ定められたキーワード）と一致した場合（検索式で/THと表示），同義語を含めて効率よく検索してくれるため，検索用語は基本的な用語とするのがよい．

　PICOを設定したら，EBMのステップ1からステップ2へ進む（図2）．
　ステップ2は，手段としては「情報の検索」だが，目標としては「最善の入手可能なエビデンスをみつける」ことである．検索は文献検索データベースにアクセスして行う．国内で発行された医学系の文献を検索して入手するには契約が必要なことが多いため，学校の図書館で，検索の仕方について教えてもらうとよい．国際的なものでは，PubMedや理学療法に関する文献のデータベースPEDro[7]が無料で利用できる．英語の文献は，無料でダウンロードできることもよくある．
　検索用語に関しては，基本的な用語は既定のキーワード（シソーラス用語）に自動変換して検索され同義語を含めた検索が可能となるという利点を踏まえて決めるとよい．例えば，PICOのPで「肩亜脱臼のある脳卒中片麻痺患者」とした場合，「肩亜脱臼」「脳卒中片麻痺」で（間にスペースを入れて）検索した場合より，「肩」「亜脱臼」「脳卒中」「片麻痺」のそれぞれで検索し，履歴検索でそれらの結果を組み合わせて検索した場合の方がはるかに多くの文献を検索できる．
　PICOの設定に慣れないためCが思いつかなかった場合は，条件の絞り込みの段階で研究デザインを絞り込むのでよいかもしれない．エビデンスとして利用する価値があるのは原著論文のため，学会抄録（会議録）などは最初の絞り込みの時点で除外するのも一つの方法である．原著論文の体裁をとっていても，掲載された学術雑誌には格付けがあるため，学校の教員などに意見を求めるのがよい．同時に，単行本や雑誌に掲載されている総説（レビュー）・解説の記事の文献リストを参考に，検索されなかった文献を探したり，キーワードから検索用語を見直したりして検索の精度を上げるようにするのもよい．ただし，文献検索データベースに掲載されないようなもの（卒業論文集や紀要などに掲載されたもの）は除外すべきである．
　検索結果の一覧で，タイトルや抄録から自分が探していることに関連していて重要な文献を選別し，文献（本文のついたもの）を入手できるかを確かめる．学校で電子ジャーナルを契約し

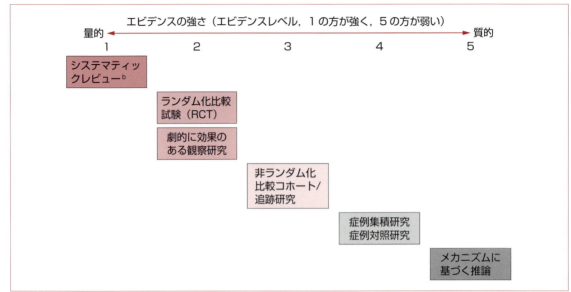

図3 「この介入は役に立つのか？（治療利益）」という質問に対するエビデンスレベル[a]
[a] OCEBMエビデンスレベル作業部会，「The Oxford 2011 Levels of Evidence」を参考．
[b] RCTもしくはn-of-1（単一事例）試験のシステマティックレビュー．

ている場合は，ダウンロードして入手することが可能な場合もある．また，学校の図書館を通して国内の図書館のネットワークで文献をコピーしたものを取り寄せることが可能な場合もあるので，あきらめないことも肝心である．

4 吟味し，実践し，評価する（ステップ3〜5まで）

批判的吟味とは，得られたエビデンスの質（強さ）と有用性を厳しい尺度で評価することである．エビデンスの強さは，エビデンスレベルとして，診療ガイドラインでは必ず評価しているため，それを参考にするとよい．エビデンスレベルの考え方も国際的に進歩していることから，従来の尺度（例としてⅠa，Ⅰb，Ⅱa，Ⅱb，Ⅲ，Ⅳ）から新しい尺度（例として1，2，3，4，5）に改訂を機に変更したガイドライン（脳卒中治療ガイドライン2015など）もあるため，常に最新の情報に関心をもっているとよい．

介入効果の研究には，患者や健常者を対象に実施する一次研究と，すでに発表された論文のデータを対象に実施する二次研究がある．二次研究には，システマティックレビューやメタアナリシスが含まれ，一次試験にはランダム化比較試験 randomized controlled trial（RCT）などがある．RCTのシステマティックレビューはエビデンスレベルが高く（強く）評価される（図3）．

効果の大きさや確実性を理解するには，統計学の知識が必要になる．統計学で学ぶ知識を応用することは，エビデンスを批判的に吟味する能力を養うことにもつながる．論文では通常，方法の最後の方にその研究の統計解析に何をどう用いたかが書かれているので，まずそれを読んでから結果の表に目を通すとよい．

ステップ3までは机上の行動目標であるが，ステップ4は患者への適用を検討することであり，場合によっては従来の治療法を思い切って変更するという結論に至るかもしれない．エビデンスレベルが高く推奨される介入方法を実践する臨床能力があるか，患者の意向や価値観とすり合わせて考えることが，EBMが「統合したもの」であるゆえんである．それ以外に，理学療

法士が個人として主体的に対処でき，職場内の理解が得られる変更の内容か，推奨される介入方法を実践することが従来と同じ時間でできるのか，それともより多くの時間を必要とするのかなど，EBPTで構成要素として追加された施設の設備や機器の状況以外にも「実践する」，「変更する」あるいは「中止する」という決断には必ず葛藤を伴うであろう．

　無事に実践できた場合，ステップ5が必要になる．適用結果を評価するということは，ステップ1～4までの経過を振り返り自己評価することを含み，何よりも適用結果の評価により，実践したことが患者の役に立ったのかどうか，それは従来の治療法を続けていたら得られたかもしれない効果の大きさに比較して，本当に良かったのかを妥当性validityと信頼性reliabilityのある評価指標で評価するということである．

【CBL1】学校の教員に症例を提示してもらい，その症例に対してEBPTの5つのステップを体験しよう．

3 理学療法におけるクリニカルリーズニング

1 定義と概念モデル

　クリニカルリーズニングの定義としては，「セラピストが患者およびその家族，医療に携わるチームのメンバーと共同し，臨床データやクライアントが選択したことがらと専門的な判断と知識に基づき，意義，到達目標，医療の方策を構築するプロセス」[8]が代表的である．WCPT[9]でもこの定義が引用されている．このように，主に徒手理学療法の分野で啓発的に紹介されたことをきっかけにクリニカルリーズニングという言葉が知られるようになったという経緯がある．

　思考のプロセスを表す概念モデルとしては，患者を中心に据えたクリニカルリーズニング・モデル[8]が代表的な例としてあげられる．セラピスト側の知識，認知，メタ認知（認知していることを認知すること）の3つが，患者とその他の人たちとの共同作業の結果について，セラピストがいかに考えをめぐらしたのかを審査する中心的要素とされている．また，そのモデルではセラピストの推論の過程と患者の考えと理解の過程が双方向の矢印で結ばれていて，推論過程におけるセラピストと患者の共同的な性質を表している．

2 活用の広がり

　WCPTの用語集では，クリニカルリーズニングは「Clinical reasoning/clinical decision making」という見出しで，臨床意思決定と同義語として扱われている．その意味で，クリニカルリーズニングに問題解決の方法，手順を表現したアルゴリズムを期待する人もいるかもしれない．しかし，患者の心身の健康状態は多様であり，理学療法士が収集するデータの中には必ず不確実性が含まれ，それに瞬時に対処できるような直観的思考が理学療法士には求められている．

　クリニカルリーズニングには，その活用を通じて，思考のプロセス（思考過程）を言葉で表し，内省して学習することで，行動変容をもたらすという特長があると考えられる．学生には，まず臨床実習で，自分の思考のプロセスについて臨床実習指導者に共有してもらうための論理の「窓」としてクリニカルリーズニングの枠組みを活用してもらいたい．

復習のための確認問題

Basic
1. EBMとEBPTを図に描いて比較して説明しよう．
2. クリニカルリーズニングの定義を述べよう．

Standard
1. EBPTの実践手順を箇条書きにしよう．
2. クリニカルリーズニング・モデルにおける，思考プロセスを審査する中心的要素について述べよう．

Advance
1. 文献を1つ読んでPICOで要約してみよう．

2. エビデンスレベルが高く推奨される介入方法について，患者の意向や価値観に合うかどうかを確かめるためにはどのような説明と質問をしたらよいだろう？　友人を相手に模擬的に会話してみよう．

CLOSER-LOOK BOX

「理学療法診療ガイドライン第1版（2011）」は日本理学療法士協会の「日本理学療法士学会（JSPT）」のホームページで公開されている[10]．

診療ガイドラインとは，本来，医療者と患者が特定の臨床状況での適切な診療の意思決定を行うことを助けるという社会的目的をもつものである．また，治療法は日進月歩で進化し新たな研究エビデンスが蓄積されていくことから，一般にその「寿命は5年程度と考えられており適切な改訂の期間は2～5年とされている」（Minds 診療ガイドライン作成の手引き2014, p79）．学生には，将来理学療法士となったときには公益社団法人日本理学療法士協会の会員として理学療法診療ガイドラインを発展させる活動に参加してもらいたい．

FURTHER READING

1. 日本理学療法士協会：EBPT チュートリアル，http://jspt.japanpt.or.jp/ebpt/index.html（accessed 2015.08.11）

EBPT を臨床に役立てるため学術誌部が作成しホームページ上で公開しているチュートリアル．

2. Mark A. Jones, Darren A. Rivett（編著），藤縄理，亀尾徹（監訳）：マニュアルセラピーに対するクリニカルリーズニングのすべて，協同医書出版社，2010

クリニカルリーズニングを中心に据えた徒手療法のあり方を紹介した一冊．

3. 福井次矢，山口直人（監）：Minds 診療ガイドライン作成の手引き2014, 医学書院，2014

厚生労働省委託事業により Minds（マインズ）ガイドラインセンターのホームページ上で公開されている[11]．

診療ガイドラインは医療者と患者による適切な診療の意思決定を助けるためのコミュニケーション・ツールである．

4. 内山靖（編著）：エビデンスに基づく理学療法—活用と臨床思考過程の実践—．医歯薬出版，2008

理学療法過程の中でいかにエビデンスに基づく介入の実践をすべきかをわかりやすく解説．

5. 対馬栄輝：医療系研究論文の読み方・まとめ方—論文の PECO から正しい統計的判断まで—，東京図書，2010

臨床問題や疑問点を整理する枠組み（PECO）を紹介し，論文を読み解くのに必要な統計学の知識をわかりやすく解説している．

文　献

1) Lawrence C：Keywords in the history of medicine Clinic. Lancet 363（9419）：1483, 2004
2) Mark A. Jones, Darren A. Rivett（編著），藤縄理，亀尾徹（監訳）：マニュアルセラピーに対するクリニカルリーズニングのすべて，協同医書出版社，p3, 2010
3) Sackett DL, et al：Evidence-based medicine：how to practice and teach EBM, 2nd ed, Churchill Livingstone, p1, 2000
4) 福井次矢，山口直人（監）：Minds 診療ガイドライン作成の手引き2014, 医学書院，p119-120, 2014
5) 日本理学療法士協会：EBPT チュートリアル，http://jspt.japanpt.or.jp/ebpt/index.html（accessed 2015.08.11）
6) 福井次矢，山口直人（監）：Minds 診療ガイドライン作成の手引き2014, 医学書院，p119, 2014
7) 理学療法のエビデンスデータベース（日本語）PEDro, http://www.pedro.org.au/japanese/（accessed 2015.08.11）
8) Mark A. Jones, Darren A. Rivett（編著），藤縄理，亀尾徹（監訳）：マニュアルセラピーに対するクリニカルリーズニングのすべて，協同医書出版社，p3-4, 2010
9) World Confederation for Physical Therapy：clinical reasoning/clinical decision making, http://www.wcpt.org/node/47716（accessed 2015.08.11）
10) 日本理学療法士協会：理学療法診療ガイドライン第1版（2011）．http://jspt.japanpt.or.jp/guideline/（accessed 2015.6.15）
11) 厚生労働省：Minds（マインズ）ガイドラインセンター．http://minds4.jcqhc.or.jp/minds/guideline/handbook 2014.html（accessed 2015.08.11）

（古西　勇）

第2部

理学療法の介入体系

1. 運動療法【演習】

学習目標

- 運動療法の定義や目的が説明できる．
- 「機能・構造障害」で運動療法を分類し，代表的な種目の名称が列挙できる．
- 関節可動域運動の目的が説明でき，基本手技を実施できる．
- 筋力増強運動の目的が説明でき，基本手技を実施できる．

予習のためのエッセンス

運動療法とは，骨関節系や神経系，呼吸・循環器などの内部系の機能低下を原因とする運動障害に対して運動そのものを用いて治療することです．運動療法は，対象者の身体機能の維持，改善，障害の予防，リスクの軽減を行うことにより活動制限や参加制約に対処することを目的としています．

運動療法には，力源による分類，対象となる身体系統や生活機能障害による分類など，種々の分類があります．それらを包括的にまとめると運動療法には次のような種目があります．関節可動域制限に対する運動療法，筋力や持久力低下に対する運動療法，中枢あるいは末梢神経障害による運動麻痺に対する運動療法，感覚や高次脳機能障害に対する運動療法，協調性やバランス・姿勢調節障害に対する運動療法，痛みに対する運動療法，発達障害に対する運動療法，呼吸・循環・代謝障害に対する運動療法などです．

ここでは，一部の運動療法について紹介します．関節の可動性低下に対する運動療法を一般的に関節可動域運動 range of motion exercise といいます．関節可動域運動は力源により自動運動，自動介助運動，他動運動に分類されます．一方，可動域制限の原因別による分類もあり，軟部組織の短縮に対する伸張法，副運動不全や疼痛に対する関節モビライゼーション，筋緊張に対する PNF ホールドリラックスなどがあげられます．

筋力低下に対する運動療法を筋力増強運動 muscle strengthening exercise といいます．筋力増強の原則としては「過負荷の法則 overload principle」がよく知られています．筋力増強運動は筋長により求心性運動，等尺性運動，遠心性運動に分類されます．また運動の何の要素を一定にするかにより等尺性運動，等張性運動，等速性運動に分類することもできます．具体的な方法には等尺性運動を用いた Hettinger の方法，漸増の法則を用いた DeLorme の方法，実際の動作に近い運動を用いた閉鎖性運動連鎖による方法などがあります．また，筋力でも瞬発力を強化したのか，あるいは持久力なのかによっても筋力増強運動の方法は異なります．

内容理解の問い

1. 運動療法の定義を説明してみましょう．
2. 運動療法の主な種目をあげてみましょう．
3. 関節可動域運動の種類をあげてみましょう．
4. 筋力増強運動の種類をあげてみましょう．

1 運動療法の基礎

1 運動の定義

　地球上では常に重力の影響を受けるため，姿勢の保持や動作は重力に抗した抗重力活動として行われる．姿勢は頭部，体幹，四肢の位置関係を意味する構えと，背臥位，座位など重力と身体の位置関係を表す体位で構成される[1]．同じ支持基底面内で関節角度が変化し肢節が移動し構えが変化する場合を運動といい，支持基底面から重心が逸脱すると姿勢を変化させ新たな支持基底面を構築する．これを動作と定義している．また姿勢は動作の開始および終了肢位であり，重心線が支持基底面内にあれば姿勢は保持される．運動療法における運動は上記の運動，動作，姿勢保持のための筋収縮に加え，循環，呼吸，代謝に関わる身体活動を含む．

2 運動療法の定義

　広義の運動療法には，健康維持やスポーツのパフォーマンス向上，内臓脂肪症候群や運動器症候群の予防を目的として行われる運動までが含まれる．一方，理学療法士などの専門家が運動機能の異常に対する治療や予防を目的として行う運動のうち，医学的な評価・介入を経て，医療保険や介護保険，身体障害者福祉法などの制度に基づいて行われるものを狭義の運動療法ととらえる．

　理学療法士が行う運動療法は1965年に制定された「理学療法士及び作業療法士法」で，「理学療法とは，身体に障害のある者に対し，主としてその基本的動作能力の回復を図るため，治療体操その他の運動を行なわせ」と規定され，筋骨格系，神経系に代表される運動器や循環器，呼吸器に代表される内臓の機能低下を原因とする運動障害に対し運動そのものを用いて治療することと定義されている．

3 運動療法の目的

　運動療法の目的は，身体の運動，姿勢，活動を用いて対象者の身体機能の改善，強化を行い，障害を予防し，リスクを軽減することにより全人的な健康と幸福を図ることである．国際生活機能分類（ICF）の視点では，対象者の心身機能・身体構造，活動，参加に介入し，健康状態の向上を図ることといえる．

4 運動療法の分類

　運動療法は以下のような観点から分類される．

1．運動の力源による分類
　①自動運動：対象者自身の筋収縮を力源として肢節の運動を行うことである．
　②自動介助運動：対象者自身の力源に滑車運動や他者などの対象者以外の力源を加えて行う運動である．
　③他動運動：他者の筋出力のみを用いて関節に対する骨運動，関節包内運動や筋に対する伸張運動などを行うことである．

2．対象障害による分類
　一般的には，①関節可動域制限に対する運動療法，②筋力や持久力低下に対する運動療法，③中枢あるいは末梢神経障害による運動麻痺に対する運動療法，④感覚や高次脳機能障害に対する運動療法，⑤協調性やバランス・姿勢調節障害に対する運動療法，⑥痛みに対する運動療法，⑦発達障害に対する運動療法，⑧呼吸・循環・代謝障害に対する運動療法などに分類される．

3．対象疾患による分類
　理学療法士が運動療法を行う対象が，整形外

表1 国際生活機能分類（ICF）による分類[2]

心身機能・身体構造												活動と参加
関節可動域に対する運動療法	筋力増強			筋緊張に対する運動療法	姿勢・アライメントの調整	協調性の改善		神経生理学的アプローチ	運動能力と耐久性の向上		代謝機能の改善	痛み	歩行の獲得と機能向上
	MVC増強	筋持久力改善	巧緻性・スピードの改善			運動失調	バランス機能		全身持久力の改善	呼吸機能・循環の改善			
滑車運動	重錘負荷	低負荷高頻度運動	DYJOC運動	ストレッチ	ダイナミックスタビライゼーション	リズミックスタビライゼーション	ダイナミックスタビライゼーション	PNFアプローチ	有酸素運動	有酸素運動	有酸素運動	PNFアプローチ	歩行練習
モビライゼーション	漸増抵抗運動			リラクゼーション	体幹の伸張運動	重錘負荷		ブルンストローム法	トレッドミル	腹式呼吸		マイオセラピー	ステップ練習
ストレッチ	PNFアプローチ				Klapp体操	PNFアプローチ	バランスボール	ボバースアプローチ				モビライゼーション	応用歩行練習

科疾患，脳血管障害，脊髄損傷，脳性麻痺，切断，神経筋疾患など運動器に障害をきたす疾患から，呼吸器，循環器，代謝などの内部障害，癌へと拡大している．しばしば古典的理学療法に分類されるBöhler体操，Klapp体操，Frankel体操，Williams体操，Codman体操などの治療体操も運動療法に含まれる．

4. ICF項目での分類

「心身機能・身体構造」，「活動の制限」，「参加の制約」のうち，心身機能・身体構造に対する運動療法が中心となる（表1）．

2 基本的な運動療法を体験しよう

1 関節可動域運動 range of motion exercise（ROM-Ex.）

1. 関節可動域運動の基礎知識

a. 関節可動域制限と関節可動域運動の目的

関節可動性の低下を関節可動域制限といい，これには拘縮と強直がある．この可動域制限の原因は，①骨や軟骨などの異常，②靱帯や関節包などの軟部組織の伸張性低下，③当該関節の運動に関わる筋や腱，筋膜の異常，④関節周囲の皮膚の短縮や筋の肥大や浮腫による衝突などの物理的要因，⑤痛みなどである．関節可動域運動の目的は，これらの因子を除去，調節し，関節の可動性を改善または可動性低下を予防することである．

b. 関節可動域運動の種類

①自動的関節可動域運動 active ROM-Ex.，自動介助的関節可動域運動 active-assistive ROM-Ex.，他動的関節可動域運動 passive ROM-Ex.：種々の力源を用いて関節を動かすことにより，可動域の維持，拡大を図る方法である．

②伸張法 stretch：組織の走行やⅠb抑制などの知識を用いて，筋などの軟部組織を伸張する方法である．

③関節モビライゼーション joint mobilization：凹凸の法則に従って関節の副運動を引き出し，痛みや可動性の改善を図る方法である．

④PNFホールドリラックス PNF hold-relax：筋の緊張などによる可動域制限に対する方法である．最大収縮後の最大弛緩の知見を用いて，筋緊張をコントロールし可動性の改善を図る[3]．

2. 関節可動域運動の体験
① 準備
2人一組のペアをつくりゴニオメーターまたはメジャーを準備し，肩関節の外旋（第1肢位）と外転の基本軸，移動軸，可動域測定法を確認する．

② 方法
①ペアで座位において肩関節の外旋と外転の可動域を測定する．
②次の順序で可動域を測定しよう．
  a. 外旋と外転の最大可動域までゆっくり動かし角度を測定し，記録する．
  b. 5分ほど休憩を入れる．
  c. 次に内旋方向に等尺性抵抗運動を10秒間行う（図1）．
  d. その直後に，もう一度，外旋と外転の可動域を測定し，角度を記録する．

③ 振り返りと学び
次の項目についてペアで話し合い，考察してみよう．
①1回目の測定と等尺性抵抗運動後の測定で可動域に差が生じたのはなぜか．
②なぜ，アプローチしていない肩関節外転の可動域にも差を生じたのか．

2 筋力増強運動 muscle strengthening exercise

1. 筋力増強運動の基礎知識
a. 筋力とは
筋力の定義は強縮状態の最大随意収縮力 maximal voluntary contraction（MVC）であり，筋の体積（断面積×筋長）と参加する筋線維数（発火頻度）の積で表される．筋は強縮状態を継続すると収縮力が徐々に低下し疲労を起こす．便宜上MVCの60％以下を疲労とし，疲労を起こさず収縮力を継続する能力を筋持久力としている．

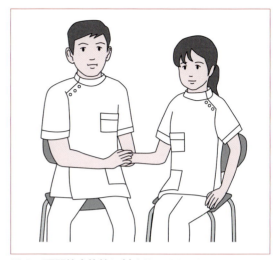

図1　肩関節内旋筋に対するhold-relax

b. 筋収縮の形態
1）関節運動による分類
等尺性収縮 isometric contraction とは，筋の長さが一定の収縮形態で，関節運動を伴わず最も瞬発力が発揮しやすい．等張性収縮 isotonic contraction とは，一定の張力で収縮しながら筋長が変化し関節運動を伴うものである．等速性収縮 isokinetic contraction とは，筋の収縮速度が一定で関節の角速度が一定となる収縮で再現性が高い．

2）筋の長さの変化による分類
求心性収縮 concentric contraction とは，筋が短縮しながら収縮力を発揮し肢節が近づく収縮である．遠心性収縮 eccentric contraction とは，筋が伸張しながら収縮力を発揮し肢節が遠ざかる収縮である．

3）荷重の有無による分類
閉鎖性運動連鎖 closed kinetic chain（CKC）とは，四肢の遠位端を床面，壁面などに固定し，関連する複数の筋を共同的，連鎖的に作用させ自重に抵抗して行う運動で，姿勢保持や動作の基本となる抗重力筋活動である．開放性運動連鎖 open kinetic chain（OKC）とは，固定されていない四肢の遠位端の運動で，上肢の動作や遊脚

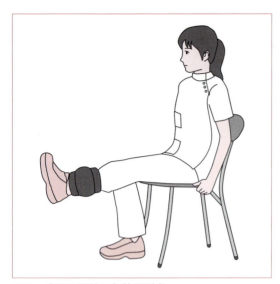

図2　大腿四頭筋の負荷量測定

期の下肢の運動に代表される.

c. 筋力増強運動の方法
ここでは主に MVC 増強について紹介する.

1) 筋力増強の原則[4]
a. 過負荷の原則：筋力増強は対象筋の運動強度, 運動の持続時間, 頻度が過負荷の状態で効果が出現する. 過負荷の基準は日常生活で発揮される筋力であり, 基準量の 60％以上の強度が必要とされる.

b. 特異性の原則：筋力増強は筋収縮の形態, 負荷量, 頻度, 持続期間, 肢位や動作の様式により, 増強される要素が異なる.

c. その他の原則：漸進性の原則では過負荷量の運動の継続で筋力が増強し, その結果負荷量の相対的割合は徐々に減少するため, 継続して負荷し筋力増強を行うには負荷量を漸増する必要がある. 超回復の原則は, 筋疲労や微細な筋損傷が引き起こされる負荷量では筋力は一時的に低下を示すが, 適切な休息と栄養補給を行うことで筋線維が肥大し断面積が増加し筋力は増強するというものである.

2) 具体的な筋力増強方法の紹介
Hettinger の方法は等尺性抵抗運動を用いたもので, 最大筋力に近い収縮を 6～10 秒, 等尺性に保持させる[5]. もちろん毎日行った方が効果は高い. DeLorme の方法は, 等張性抵抗運動を用いたもので, 1回反復最大負荷を 1RM とし, 10RM から漸増的に負荷量を上げていく方法である[6]. Hettinger や DeLorme の方法は開放性運動で行うことが一般的であるのに対して, 閉鎖性運動で行う方法は, 実際の日常生活活動（ADL）に近いに状況で筋力増強が行えるという点で優れている.

2. 筋力増強運動の体験
① 準備
2人一組のペアをつくり 1, 2, 3, 4, 5kg の重錘バンドを用意する.

② 方法
ペアの片方の学生が椅子に座り右膝を伸展させ力を入れる. もう片方の学生は重錘バンド（図2）を 1kg ずつ重さを増やしていき, 持続時間または反復回数を計測する. 筋に疲労あるいは軽い痛みを感じるまで頑張ろう.

①重錘バンドを徐々に増やし, 伸展保持ができる最大の重さを調べよう.

②最大の重さ, 最大の 50％の重さで何秒保持できるか測ろう.

③体重の 20％の重錘と 10％の重錘バンドを足関節に巻き, 膝関節屈曲伸展往復運動 90～0°, 0～90°を往復できる回数をそれぞれ調べよう.

④③の方法で, 0～90°の範囲をゆっくり伸展する場合と, 90～0°をゆっくり屈曲させた場合を比べてみよう.

③ 振り返りと学び
次の項目についてペアで話し合い考察しよう.

①伸展保持ができる最大の重さが体重の何％か計算し, その意味を考えよう.

②それぞれの負荷と持続時間や回数を比べて筋力増強の生理学的メカニズムを考え, 臨床での使い分け方を考えてみよう.

復習のための確認問題

Basic
1. 運動療法の定義を説明してみよう．
2. 運動療法の目的を説明してみよう．

Standard
1. 運動療法の種類を障害別にあげてみよう．
2. 関節可動域運動の種類をあげてみよう．
3. 筋力増強運動の種類をあげてみよう．

Advance
1. 教員に指示された関節に対して，指示された方法で関節可動域運動を行ってみよう．
2. 教員に指示された筋に対して，指示された方法で筋力増強運動を行ってみよう．

CLOSER-LOOK BOX

　一般に理学療法は毎日実施する方がそうでない場合と比較して効果は高いとされる．運動療法もまた同様のことがいえる．例えば関節可動域の改善や維持を考えた場合，自動運動がよいか他動運動がよいかと問われれば，対象者が自分で行える自動運動の方が上述した知見に沿っているであろう．その場合，リスクと効果のバランスを考慮したうえで対象者に適した方法を指導できることも理学療法士の重要な能力となる．

FURTHER READING

1. 市橋則明（編）：運動療法学　障害別アプローチの理論と実際，第2版，文光堂，2014

　運動療法の総論から障害別の具体的なアプローチまでを網羅した書籍で，学内教育はもちろん臨床実習においても使える重宝な一冊である．

2. Donald A. Neumann：カラー版筋骨格系のキネシオロジー（嶋田智明，有馬慶美監訳），原著第2版，医歯薬出版，2014

　運動療法の基礎となる運動学について書かれた世界的名著である．運動器の運動学に特化して，力学的な作用について学びたい学生には有用な書籍である．

文　献

1) 柳澤健（編）：運動療法学，改訂第2版，金原出版，p70，2011
2) 市橋則明：運動学の基礎知識．運動療法学，第2版，文光堂，p4-5，2014
3) 石川朗（編）：理学療法テキスト　運動療法学，中山書店，p27-28，2014
4) 池添冬芽：老化と運動機能．運動療法学，第2版，文光堂，p175-176，2014
5) 市橋則明：運動学の基礎知識．運動療法学，第2版，文光堂，p23，2014
6) 市橋則明：運動学の基礎知識．運動療法学，第2版，文光堂，p21，2014

（里内靖和）

2. 物理療法【演習】

学習目標

- 物理療法の定義について説明できる．
- 物理療法の分類について説明できる．
- 物理療法の効果（生理学的作用）を説明できる．
- 物理療法の適応と禁忌について説明できる．

予習のためのエッセンス

物理療法は「物理的なエネルギーを外部から人体に応用し，疼痛の寛解，循環の改善，リラクセーションの目的で使用する治療法」と定義されています．したがって，物理療法は用いる物理エネルギーから温熱療法，水治療法，光線療法，電気治療，マッサージに分類されます．温熱療法にはホットパックや極超短波などがあり，水治療法には渦流浴などが，また電気療法には経皮的電気神経刺激などがあります．

物理療法は，国際生活機能分類 International Classification of Functioning, Disability and Health（ICF）の「構造と機能」における問題を解決する機能を有しています．主な効果としては，炎症の改善，疼痛緩和，軟部組織伸張性の向上などがあげられます．

物理療法には治療効果がある一方で薬剤のように副作用もあります．例えば，温熱療法では血行を改善する効果を有するため出血傾向を高めます．したがって，外傷など出血のある部位には温熱療法は用いることができません．このように用いることができない場合を禁忌といいます．その禁忌事項は種目によって異なります．

物理療法を患者に実施する際には，その物理的作用や効果，適応と禁忌をしっかり理解していることが安全で効果的な使用につながります．

また，物理療法の種目によってその操作方法も異なります．それぞれの機器のしっかりとした準備や操作技術を身につけなければなりません．

物理療法は，リハビリテーションにおける治療手段として重要な役割を担っており，適切な時期や使用方法により，物理療法単独での効果はもちろん，他の治療方法（運動療法など）の効果を高めることができます．例えば，ホットパックは関節可動域運動を行う前に使用する場合があります．これはホットパックが有する疼痛緩和や軟部組織伸張性の向上といった効果を運動療法による効果と相乗的に作用させることをねらいとしています．

以上のように学内教育においては，物理療法の種目，それぞれの効果や禁忌事項の知識，適切な適応の仕方や操作技術を学んでいかなければなりません．

内容理解の問い

1. 物理療法とはどのような治療法（定義）か説明してみましょう．
2. 物理療法にはどのような療法があるか説明してみましょう．
3. 在学中に物理療法の何について学ばなければならないか説明してみましょう．

1 物理療法とは

1 物理療法の定義

日本理学療法士協会では，物理療法を「物理的なエネルギー（熱，水，光，電気，徒手）を外部から人体に応用し，疼痛の寛解，循環の改善，リラクセーションの目的で使用する治療法をいい，温熱療法，水治療法，光線療法，電気治療，マッサージに分類される」と定義している．物理療法の特徴は運動療法と比較し他動的な治療法であるといえる．理学療法は法的に主として患者の基本的動作能力の回復が目的であるということを考えたとき，それぞれの治療法を組み合わせることで治療効果を高めることができると思われる．

2 物理療法の分類

本章では物理療法を表1のように分類し，各種物理療法を概説する．

1. 温熱療法

温熱作用を生体に用いる物理療法を温熱療法 thermotherapy という．温熱療法にはホットパックやパラフィン，赤外線，超短波，極超短波，超音波などがある．赤外線は光を熱に変換させ，超短波や極超短波は電磁波を熱に変換し生体に用いる．超音波は生体内で振動し熱を産生する．

2. 寒冷療法

冷却した物質を生体に接触，噴霧する物理療法を寒冷療法 cryotherapy という．寒冷療法にはアイスパック，クリッカー，コールドスプレー，氷嚢などがある．

表1　物理療法の分類

分類	名称
温熱療法	ホットパック，パラフィン，赤外線，超短波，極超短波，超音波
寒冷療法	アイスパック，クリッカー，コールドスプレー，氷嚢
水治療法	プール療法，ハバードタンク，渦流浴
電気刺激療法	TES，TENS，FES
光線療法	赤外線，紫外線，レーザー
機械的刺激療法	頸椎牽引，腰椎牽引，CPM

3. 水治療法

水の特性である静水圧や浮力などを生体に用いる物理療法を水治療法 hydrotherapy という．わが国では温泉が古くから治療に用いられてきた．現代では水の特性に加え薬剤と炭酸ガスを併用し薬理学的作用を用いることも多い．プールやハバードタンク，渦流浴などがある．

4. 電気刺激療法

神経・筋に電気刺激を与え治療に用いる物理療法を電気刺激療法 electrical stimulation therapy という．直流通電や交流通電，パルス通電を生体に応用する．治療的電気刺激 therapeutic electrical stimulation（TES），経皮的電気神経刺激 transcutaneous electrical nerve stimulation（TENS），機能的電気刺激 functional electrical stimulation（FES）などに分類される．

5. 光線療法

赤外線，紫外線，レーザーを用いる物理療法を光線療法 phototherapy という．赤外線は生体への温熱作用もあるため温熱療法に分類されることも多い．本章では赤外線を温熱療法，光線療法どちらにも分類している．

6. 機械的刺激療法

力学的装置を用いる物理療法を総称して機械的刺激療法 mechanotherapy という．頸椎牽引，腰椎牽引，四肢の関節運動を行う持続的他動運

表2 症状と禁忌となる物理療法

症状	禁忌となる物理療法
急性期症状	寒冷療法以外すべて
悪性腫瘍	温熱療法，水治療法，光線療法
出血傾向	温熱療法，水治療法，電気刺激療法，光線療法
循環障害	温熱療法，水治療法，光線療法，電気刺激療法
感覚障害	温熱療法，寒冷療法，水治療法，光線療法
小児の骨端部	超短波，極超短波，超音波
妊婦	温熱療法，光線療法，機械的刺激療法
臓器(眼球，心臓，精巣や卵巣周囲など)	温熱療法
皮膚感染部，開放創	ホットパック，パラフィン，水治療法
体内金属部	超短波，極超短波
ペースメーカー	超短波，極超短波，超音波，レーザー，電気刺激療法
心疾患	温熱療法(全身適用の場合)，水治療法，電気刺激療法
全身衰弱	温熱療法(全身適用の場合)，寒冷療法

動 continuous passive motion(CPM)がある．牽引は頸部や腰部にベルトを装着し機械的に牽引する．CPM は主に人工膝関節全置換術を行った場合に急性期から亜急性期にかけて使用されることが多い．

3 物理療法の効果

1．炎症の改善

組織が疾患や外傷などにより損傷を受けると，組織は治癒の過程をたどる．組織治癒の第1期は炎症反応である．第2期には組織増殖が起こり，最終的に組織成熟(成熟期)がなされ治癒過程は終了する．物理療法は炎症反応を変化させることにより組織治癒を促すことが可能である．つまり，炎症による疼痛や廃用に対するリスクを減少でき，運動療法などと合わせた積極的な介入が可能となる．

温熱療法は熱による循環作用と化学反応により炎症反応を変化させ，機械的刺激療法は体液を流動させることにより炎症反応を変化させる．

しかし，物理療法を不適切に生体に使用するとかえって炎症反応を悪化させてしまうため使用者は対象者の問題点の把握と各種物理療法の特性をしっかりと理解する必要がある．

2．疼痛緩和

物理療法を用いることで疼痛の脊髄レベルでの神経伝達に変化を与え，また，疼痛受容器にも変化を与えることで疼痛を制御することが可能である．温熱療法などは神経伝導率を変化させ，神経伝達物質の放出量を変化させる．

物理療法を使用する疼痛への介入は対象者の疼痛が消失されるまで継続し，疼痛消失と同時に終了することが一般的である．

3．軟部組織伸展性の向上

疾患や外傷などによる長期の不動や固定は軟部組織の短縮をもたらす．軟部組織にはコラーゲンが含まれており，このコラーゲンが短縮することで関節可動域の制限が生じる．

物理療法はこのコラーゲンの伸展性に変化を与え伸展性を向上させる．コラーゲンには温度依存性という特徴があるため臨床上温熱療法が多く使用される．

4 物理療法の禁忌

物理療法には対象となる症状によって禁忌となるものがある．禁忌には相対的禁忌と絶対的禁忌があるが，大部分は相対的禁忌である．表2に物理療法の一般的な禁忌を示す．

2 物理療法を体験してみよう

1 ホットパックを体験してみよう

ホットパックは表在熱を利用する温熱療法の代表的な治療法であり，医療施設，福祉施設に

おいて使用頻度の高い物理療法である．ホットパックは熱伝導（乾熱・湿熱）を身体に作用させることで成立する．

① **準備**
- 2人一組のペアをつくり，理学療法士役（PT役），患者役（Pt役）を決める．
- あらかじめハイドロコレーター（図1）とパック（図2），ビニール袋，バスタオルを準備しておく．タイマーなども準備しておくとなお良い．また患部を露出する必要があるため，室温（21〜23℃）などの環境面への対応も行っておく．
- パックを入れたハイドロコレーターの水温は約80℃まで加熱させておく．
- ハイドロコレーターの近くにビニール袋，バスタオルなどを準備しておくとスムーズに実施することができる（図3）．

② **方法**

腰部へのホットパックの実施．
- Pt役は治療台に腹臥位になり待機する．
- PT役は患部の状態を十分に調べ，問題がないことを確認する．ハイドロコレーターからパックを取り出し余分な水分を除去してからタオルで6〜8枚重ねになるように包む（図4）．このとき患部に直接接触するパックの反対側の面をビニール袋で覆うことで熱伝導率を高めることができる．乾熱法を用いる場合はパック全体をビニールシートで包めばよい．乾熱法を用いる場合には患部に直接パックを当てる必要はない．患者から熱すぎると訴えがある場合には余分にタオルを重ねるとよいだろう．
- タオルで包んだパックをしっかりと患部に固定する．パックを患部にあてる際は患部の下から徐々に圧迫をかけ患部全体に熱が広がるようにすると患者はリラクセーションを得られやすい．必要に応じてバンドなどで固定しておいてもよい（図5）．
- 5〜10分ごとに患部の状態（過剰な発赤，水疱形成など）を確認する．
- 20分経過したら患部を再度確認し，異常がなければパックを取り外し治療終了となる．

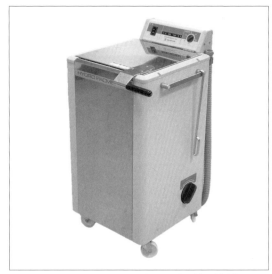

図1　ハイドロコレーター（オージー技研社製）

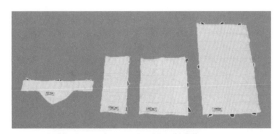

図2　各種パック（オージー技研社製）

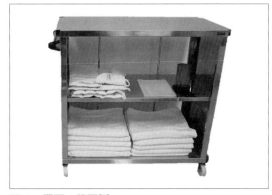

図3　機器の設置例

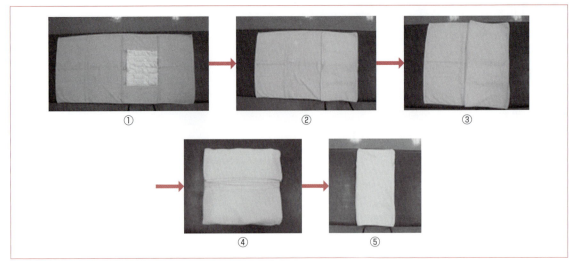

図4 タオルによるパックの包み方

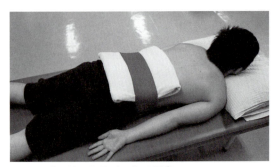

図5 バンドによるパックの固定

- 取り外したパックをハイドロコレーター内に戻し，使用したタオルは洗濯する．ビニール袋は次回使用時まで十分に乾かす．

③ 振り返りと学び
- PT役はPt役へのコミュニケーションを適切に行えていたか？
- 手順通りホットパックを実施することができていたか？
- Pt役へのリスク管理（患部の確認など）は適切であったか？

2 電気刺激療法を体験してみよう

　電気刺激療法の主な対象組織は神経・筋であり，電流を流すことで生じる生理的反応を治療に応用するものである．基本的な概念としては，電気刺激を治療として利用する方法と機能代償を目的として利用する方法に大別される．運動機能改善などの治療的な利用法は，TESと総称される．特に電気的除痛を目的として用いられるものはTENSとよばれる．一方，中枢神経系の障害によって失われた生体機能を代償し，再建することを目的とした利用法はFESとよばれる．

1．生体への作用・禁忌事項
　電気刺激により神経線維を脱分極させ筋収縮を誘発できる．筋収縮を誘発することで，筋代謝量が増加し筋への血行を増進させる．また，筋の収縮と弛緩によりポンプ作用として働き，静脈やリンパ還流を促す．一方，末梢神経の筋枝には感覚神経も含まれており，感覚神経の興奮が中枢神経系へ入力される．主にその反射的作用を利用する．その他，電気刺激には内因性疼痛抑制物質を放出させる，組織修復に関与する細胞を電気刺激部位に引き寄せるなどの作用もある．

　これら生理学的作用により期待できる主な効果は以下の通りである．
- 廃用性筋萎縮の防止
- 痙縮筋の抑制

- 鎮痛作用
- 末梢循環の改善
- 組織修復作用

　電気刺激療法の一般的な禁忌事項を以下に述べる．

- 心臓ペースメーカー装着者
- 不安定な不整脈
- 妊婦
- 創傷部位（創傷治癒目的でない場合）や皮膚疾患部位
- 筋収縮が禁忌の病態（静脈血栓など）
- 出血部位や未治療の出血性疾患
- 心疾患のある患者の胸部
- 痙攣発作のある患者
- 知覚脱失のある部位
- 悪性腫瘍の部位
- 眼や眼の近傍

2. 電気刺激療法の基本的事項

　電気刺激を行う場合に設定する刺激条件は刺激パラメーターとよばれる．刺激パラメーターには，電流波形の種類，周波数，パルス振幅，パルス持続時間などがある（図6）．現在治療に用いられている電流波形は矩形パルス電流がほとんどである．パルス振幅とは電流の刺激強度に関与し，電圧（ボルト：V）あるいは電流（アンペア：A）で示される．パルス振幅が大きいほど刺激効果が高いが，不快感や痛みを伴う．パルス持続時間（パルス幅）とはパルス電流の持続時間のことで，パルス振幅とともに電流の刺激強度に関与する．電流の刺激強度は〔パルス振幅×パルス持続時間〕で決定されるので，パルス持続時間が長くなれば刺激強度も強くなる．筋収縮を誘発するには，通常200～300μsec（0.2～0.3msec）が用いられる．周波数は1秒間に出力されるパルス数のことで，パルス持続時間とパルス間間隔で規定される．治療に用いられるのは1,000Hzまでの周波数の電流（低周波電流）が多い．筋の強縮を起こす周波数は，通常15～20Hz以上で

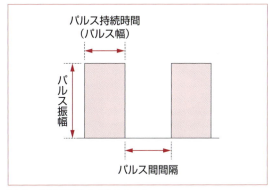

図6　電気刺激のパラメーター

ある．周波数を上げていくと筋収縮力も上昇するが，筋疲労が生じやすくなる．

　また，1回の治療時間内での刺激時間と休止時間を考慮しなければならない．刺激（通電）している時間をオン時間，刺激を休止している時間をオフ時間とし，オン時間とオフ時間の比がオンオフ比率である．オフ時間に対してオン時間が長すぎると筋疲労を生じてしまうため，オンオフ比率は1：1以上とし，オフ時間を長くするとよい．

3. TESの体験

　例として「脳卒中右片麻痺で下腿三頭筋の痙縮抑制を目的としたTES」と仮定して行う．TESで痙縮を抑制するメカニズムとしては，痙縮筋に電気刺激を行うことにより筋疲労を生じさせることや，Ib抑制（自己抑制）によるものが考えられている．また，痙縮筋の拮抗筋に電気刺激を行い，相反抑制により痙縮を抑制する方法もある．ここでは，下腿三頭筋の拮抗筋である前脛骨筋にTESを行う方法を体験してみよう．

① 準備

- 目的とする治療に適する機能を有した電気刺激治療器を選択する．
- 選択した機器の特性を十分に把握する．
- 電極コードと装置の接続状況や破損がないか確認する．
- 電極に粘着ゲルパッドを使用する場合は，接

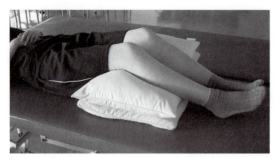

図7　ポジショニング

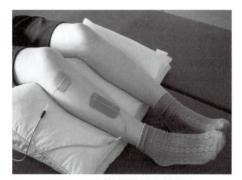

図8　電極の配置（前脛骨筋の刺激）

触面の粘着力を確認する．金属電極でスポンジを使用する場合は，温水に浸しておく．
- 治療に適したポジショニングのための，クッションや枕などを準備する．

② 方法
- PT役の学生はPt役の学生に，治療の目的・方法をわかりやすく説明し同意を得る．
- 治療を行う前に禁忌事項がないか必ず確認を行う．
- 治療部位に創傷や浮腫がないか皮膚状態を確認する．必要であれば皮膚の電気抵抗を下げるための処置を行う（アルコール綿で脱脂，ホットパックなどで皮膚温を上げ，適度に湿潤させるなど）．
- 不必要な筋緊張を起こさずリラックスして治療ができるようポジショニングを行う（図7）．
- 電極を設置する前に出力がゼロになっていることを確認する．
- 関導子（小さい電極）を前脛骨筋の運動点に配置し，筋の走行に沿って少し離れた部位に不関導子（大きい電極を）配置する（図8）．
- 刺激パラメーターの設定

> - 適応電流：一般的に矩形パルス電流が用いられる
> - 周波数：20～50 Hz
> - パルス持続時間：0.2～0.3 msec
> - 刺激強度：反応を確認しながら徐々に強度を上げていく．十分な筋収縮が得られ，痛みや不快感を伴わない程度に設定する
> - オンオフ比：1：2以上（オン時間5秒，オフ時間10秒）
> - 治療時間：15～30分

- 治療中は電極の接触状態や，筋収縮の状態に常に注意を払う．また，痛みや不快感などの異常がないかPt役に問いかけを行う．
- 治療を終了するときは，出力をゼロに戻してから電極を取り外す．
- 治療部位の皮膚状態や，Pt役に自覚的な異常がないか確認を行う．

③ 振り返りと学び
手順通りに治療が行えていたか？　刺激パラメーターの設定を理解し適切に行えていたか？　などペアで振り返りを行う．また，電気刺激療法にはどのような効果があるか？　TESで痙縮を抑制するメカニズムは？　などを確認し考察する．

復習のための確認問題

Basic
1. 物理療法の定義を確認しよう．
2. 物理療法が介入する問題点を確認しよう．

Standard
1. 各種物理療法には何があるか確認しよう．
2. 物理療法の効果を確認しよう．
3. 物理療法の禁忌を確認しよう．

Advance

CLOSER-LOOK BOXを読んで物理療法の分類について学生同士で整理してみよう．

CLOSER-LOOK BOX

物理療法の分類は書籍により異なっている．本書では超短波や極超短波を温熱療法に分類しているが，エネルギー変換療法として分類に加えている書籍もある．また，理学療法白書（1985年）ではマッサージを物理療法に分類しているが，本章では運動療法の範疇に入ると判断し**表1**からは除外している．物理療法の分類で混乱しないよう，いろいろな書籍を参考に知識を整理する必要がある．

FURTHER READING

1. 千住秀明（監），沖田実（編）：理学療法学テキストIX／物理療法，第2版，神陵文庫，2009

本書では物理療法の総論や物理療法の適応の多い病態について各種物理療法の解説を交えながら学ぶことができる．

2. 細田多穂（監），木村貞治，沖田実，Goh Ah Cheng（編）：シンプル理学療法学シリーズ／物理療法学テキスト，南江堂，2013

本書では各種物理療法のエビデンスが記載されており，物理療法の効果について詳細に学ぶことができる．

3. Michelle H. Cameron（編），渡部一郎（訳）：EBM物理療法，原著第3版，医歯薬出版，2010

物理療法に関する作用機序・適応，臨床適応上の処方や注意点などを具体的に解説しており，臨床ガイドラインとしての体系を整備した物理療法のバイブルである．

（石井　愛，海津貴裕）

3. 義肢装具【演習】

学習目標

- 義肢装具を用いたリハビリテーションにおけるチームアプローチの重要性を説明できる．
- 義肢装具を用いたリハビリテーションにおける理学療法士の役割を説明できる．
- 義肢および装具を用いた理学療法の概略を説明できる．

予習のためのエッセンス

　リハビリテーションにおいて義肢装具は，欠損した部位や失った機能を補い，より安全により早期に日常生活を獲得するために有効な手段です．

　装具とは，四肢や体幹の傷害された機能を補うために身体に装着する器具です．装着部位から体幹装具，上肢装具，下肢装具に分類されます．例えばコルセットは体幹装具の一つで，体幹の安定性を補い，腰痛の軽減のために用います．

　義肢とは，切断や離断で失った肢を補うための代替物です．用いる肢により義手と義足に分類されます．義足には大腿切断に用いる大腿義足，下腿切断に用いる下腿義足などがあります．

　義肢装具を用いた理学療法について学習する前に，どのような過程を経て義肢装具が作製されるかを知る必要があります．義肢装具作製過程は，①医師の診断，②診断に基づき義肢装具作製の必要性を検討，③作製する義肢装具の種類などの検討，④医師による処方，⑤義肢装具の採型，⑥義肢装具の仮合わせ，⑦義肢装具の完成，⑧義肢装具の調整という過程を経て行われます．義肢装具に関する診断や処方は医師が行いますが，理学療法士は，主として処方に関する対象者の評価，義肢や装具を使っての動作練習，日常生活活動 activities of daily living（ADL）指導・練習，義肢装具装着練習，完成後のフォローアップまで幅広く関与します．

内容理解の問い

1. 義肢装具の作製過程を説明できますか？
2. 義肢装具を用いたリハビリテーションにおける理学療法の介入の概略について説明できますか？

1 義肢装具を用いたリハビリテーションにおけるチームアプローチの重要性

1 チームアプローチの重要性

　義肢装具の処方は医師の業務であるが，実際の処方に関しては，多職種が関与する必要がある．対象者に関与する多職種が専門的な評価を実施し，それらの結果をもとに対象者について十分な議論をする必要がある．議論が不十分であれば，対象者にとって義肢装具は実用的でないものになる可能性があるからである．対象者の病態，残存機能，ニーズ，生活環境，経済状況などを熟慮したうえで，最終的に医師が処方することになる．また処方後も多職種が関与し，義肢装具が日常的に使用されるようチームで取り組んでいく必要がある（図1）．さらに多職種で情報を交換し，装具の適合を確認しておくことも大切であろう．

2 義肢装具を用いたリハビリテーションにおける理学療法士の役割

　理学療法士は，主として処方に関する対象者の評価，義肢や装具を使っての動作練習，ADL指導・練習，義肢装具装着練習，完成後のフォローアップまで幅広く関与することとなる．また日常生活復帰後も職業への復帰やスポーツへの参加などについても役割の一端を担うこととなる．

2 義肢装具の概略

1 装具の概要

　装具とは，疾患により生じた四肢や体幹の機能障害を軽減するために，補助する器具のことである．理学療法において装具の価値は高く，装具を用いることでADLの獲得のみならず生

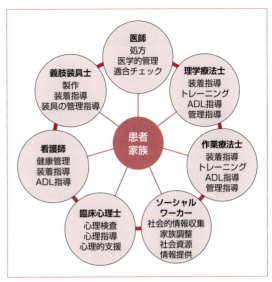

図1　リハビリテーションチームと役割

活の質 quality of life（QOL）の向上に一端を担う．

　装具は，局所固定，体重支持，変形の予防と矯正，局所運動のコントロールなどの目的に応じて作製される．また対象となる疾患には，脳血管疾患などの中枢神経疾患や骨折・靱帯損傷などの整形外科疾患などがあり，それぞれ目的に応じて作製される．

　装具には，その装着部位から体幹装具，上肢装具，下肢装具がある．

　装具には多くの分類方法があり，同一の装具でも，その分類方法によって名称は使い分けられている．

　装具は，装着部位・使用目的・材料などにより分類されている．装着部位から体幹装具・上肢装具・下肢装具，使用目的から固定用装具・矯正用装具・免荷装具・夜間装具，また材料から金属装具・プラスチック装具・軟性装具・硬性装具にそれぞれ分類されている．

　また近年では，米国整形外科学会 American Academy of Orthopedic Surgeons（AAOS）による分類が用いられるようになっている．

表1 断端管理の利点，欠点

	ソフトドレッシング	リジットドレッシング	セミリジットドレッシング
利点	・設備が不要である ・創の管理が容易	・創の治癒が良好 ・安定した成熟断端の早期獲得 ・断端痛・幻肢痛が少ない	・創の管理が容易，着脱が容易 ・創の治癒が良好 ・早期立位歩行可能 ・特別な技術は不要である
欠点	・弾性包帯を巻く技術が必要 ・断端痛・幻肢痛が強い ・不良姿位による拘縮を起こしやすい ・断端の浮腫や萎縮が起こりやすく早期に成熟断端を得難い	・ギプスソケットの正確な適合技術と経験が必要 ・断端の変化への対応が難しい ・断端の観察ができない ・温度・湿度の管理が難しく，細菌感染を起こしやすい	・ソケット内の温度，湿度のコントロール不能で感染を起こしやすい ・エアスプリントの強度に限界がある

2 義肢および切断の概略

1. 義肢とは

　義肢とは，切断によって失われた肢を補うために装着する代替物である．その役割は，対象者の外観や機能の代償，ADLの拡大，QOLの向上または精神的問題を軽減させるなどさまざまである．

2. 切断とは

　四肢の一部を切り離すことであり，特に関節で切り離すことを離断という．理学療法で取り扱うものでは，大腿で切離された大腿切断，下腿で切離された下腿切断が比較的多くを占める．

3. 断端の管理

　断端の管理は，術後の血腫や浮腫の予防，および創の早期治癒を図る目的がある．断端の管理方法として，術直後から断端をギプスで覆いソケットをつくるリジットドレッシング，断端部を弾性包帯で圧迫するソフトドレッシングがある．また近年では，手軽で確実な圧がかけられるシリコーンライナーを用いる方法や，エアスプリントなどを用いたセミリジットドレッシングなどがある．それぞれの方法には利点，欠点があり状況に応じて選択される（**表1**）．

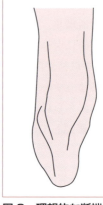

理想的な断端
・創が治癒している．
・丸みをおびた円錐形で安定している．
・適当な断端長がある．
・皮膚状態が良好．

図2　理想的な断端

3 義肢装具を用いたリハビリテーションにおける理学療法介入

1 装具を用いたリハビリテーションにおける理学療法介入

1. 装具を用いた理学療法介入時の検討事項

　装具を用いた理学療法の介入に際し，下記の項目を検討する必要がある．

> ①装具の目的，②導入時期，③使用期間，④対象者の利益・不利益，⑤使用頻度，⑥患者のニーズ，⑦患者の経済面および装具の費用，⑧装具導入後の生活．

　それぞれの項目について十分に検討し，実際に使える装具の作製に努めることが大切である．

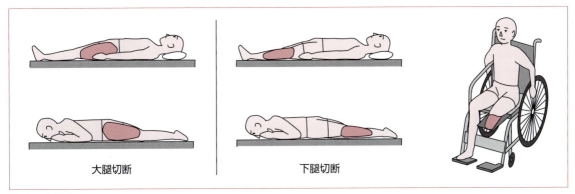

図3 良肢位
大腿切断では，股関節屈曲，外転，外旋肢位を下腿切断では膝関節屈曲肢位をとらないよう腹臥位をとらせる．また車椅子座位でも膝関節屈曲位にならないよう工夫する．

また装具の作製にあたり，対象者に使用の目的や意義などを十分説明し，同意を得るためにも上記の項目の検討は必要不可欠である．

2．装具を用いた理学療法の実際

装具を用いた理学療法では，装具処方のための評価の提供，装具のチェックアウト，残存機能の維持・向上，装具の装着練習，装具を用いた機能的トレーニング，ADL練習および指導を行う．また適宜装具の効果判定を行い，現状に合わせ装具の適性を判断する必要がある．

残存機能を維持・向上することにより，より高度な運動機能，ADL能力の獲得が図られる．また装具を装着しての荷重練習，立位バランス練習，歩行練習，ADL練習などを行う．装具は機能を助けるだけでなく，機能を得るために関節の動きを制限することもある．装具を装着した状態でのADL獲得はきわめて重要なので，さまざまな生活の場面を想定し練習する必要がある．

さらに状況に応じて介護者などキーパーソンへ装具の装着方法などの指導が必要な場合もある．いずれにせよ日常的に使える装具にすることが大切である．

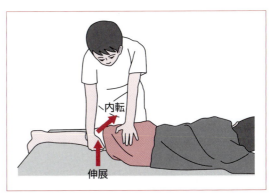

図4 大腿切断の関節可動域練習

2 切断のリハビリテーションにおける理学療法介入

切断のリハビリテーションにおける理学療法士の役割として，術前の機能維持，術後の断端の管理と成熟の促進，残存機能の維持・向上，義肢を装着してのADL動作の獲得，運動機能に合わせた義肢の調整などがある．以下，下肢の切断を例にした理学療法の介入について概説する．

1．断端の管理

断端管理における理学療法士の役割は，創治癒の阻害因子を排除し，早期に義肢装着に適した断端の形成にある（**図2**）．また看護師や家族と連携し，良肢位（**図3**）の指導を積極的に行い

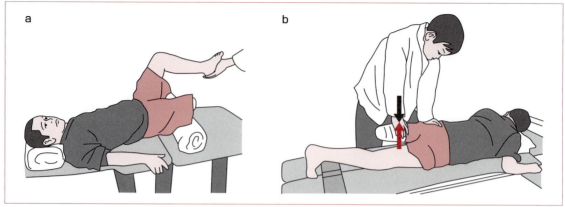

図5　切断者における筋力強化
a：自重によるブリッジ．
b：股関節の伸展：アイソメトリック．

股関節や膝関節の屈曲拘縮を予防する必要がある．

2. 関節可動域運動

切断側は筋力のバランスが崩れやすく，股関節屈曲，外転，外旋，膝関節屈曲拘縮をきたしやすい．これらの特徴をふまえて関節可動域の維持・拡大に努める．

特に大腿切断では，例として腹臥位にて股関節を伸展し，内転を加えて関節可動域の維持・拡大を行う（図4）．

3. 筋力増強運動

非切断側では，術前の筋力を把握し，下肢の支持性や松葉杖歩行などを考慮して上肢の支持性を向上させる必要がある．またバランス機能向上を目指し，股関節周囲筋の強化，足関節および足趾の筋力の強化を行う．

また切断側では，大腿切断の場合は特に股関節の伸展，内転筋の強化，下腿切断の場合は膝関節の伸展筋の強化を自重や徒手的な負荷を用いて行う（図5）．さらに支持性の向上をねらって，義足を装着しての筋力強化も重要である．

4. 義足を作製してからの理学療法

装着前の練習項目に追加し，仮義足を装着して以下のような項目に取り組む．

①装着練習義足を対象者自身で装着できるように指導し練習する．
②荷重練習，バランス練習，歩行練習
③ADL練習
④不整地歩行，階段昇降，その他：歩行能力やバランス能力の向上に伴い，不整地歩行や階段昇降，障害物またぎ，スロープ昇降，人込み歩行や公共交通機関の使用，自動車の運転などより想定しより生活のことを考慮した練習を行うことも必要である．
⑤QOL向上：義肢を装着し日常生活に復帰した後も対象者らしく生活していくために，さまざまな社会参加の提案や人とのつながりをつくることも大切であろう．

特に近年，技術の向上に伴い，スポーツ用の義足なども作製されており，対象者の競技への参加なども多くみられるようになってきた．理学療法士としてこのような情報をもっていることは大切である．

4 装具装着による関節の固定が動作に与える影響について体験してみよう

1 関節の固定が歩行に与える影響

1つの関節の固定は，運動時他の関節に影響を及ぼす．この影響は良いものだけとは限らない．装具を作製する際は，1つの関節を見るだけでなく運動に与える影響について十分考慮し，装具の機能を必要最小限に設定することが望ましい．ここでは，足関節の運動制限が，歩行に与える影響について体験して考えてみよう．

1. 歩行における足関節の機能

歩行時の足関節機能は，主として下肢接地時の衝撃の吸収，スムーズな重心の移動，蹴り出し時に推進力を生むことにある．下肢接地時足関節は，衝撃吸収のため接地後ゆっくりと底屈する．この衝撃の吸収は股関節，膝関節と共同して行われる．

2. 足関節を固定しての歩行体験
① 準備

4人一組となり，グループごとに足関節を固定するもの（プラスチック装具，ホワイトテープ，梱包用ラップなど），スマートフォンやデジタルカメラ（撮影用），あればスロー再生可能なアプリ．

② 方法

グループ中の2人の通常歩行をスマートフォンで撮影する．その後2人のうちの1人が足関節を底屈位固定（底屈30°以上），もう1人が足関節背屈位固定（最大背屈位）をする．それぞれの歩行を観察した後スマートフォンで動画を撮影する．

③ 振り返りと学び

足関節の固定により，どの関節に影響を及ぼすのかを各グループで観察者および歩行者の意見をもとに話し合い考察する．その後，撮影した動画で考察の内容を確認する．

2 膝関節を固定した対象者の階段昇降の指導

装具は目的により関節の固定を強いるものもある．また装具は日常的に使用されることが望ましく，装具を装着してのADLの獲得は重要である．

理学療法において装具を装着してのADLを獲得するためには，正しい方法を的確に指導する必要がある．ここでは，膝関節を伸展位で固定しての階段昇降を体験し，その指導方法について考えてみよう．

1. 階段昇降における膝関節の機能

階段昇降時，膝関節には重心移動のための可動性と身体を支えるための支持性が要求される．膝関節の可動性は，鉛直方向の重心移動をスムーズにしている．

2. 膝関節を固定しての階段昇降指導体験
① 準備

2人一組のペアをつくり，ペアごとに膝関節を固定するもの（リングロック式膝装具や長下肢装具，バンテージ，テーピング，梱包用ラップ），松葉杖2本を準備する．

② 方法

ペアの片方の学生が膝関節を伸展位で固定して，両松葉杖を使って階段昇降を行い，もう片方の学生は動作を観察する．ペアで階段昇降を行いやすい方法を話し合い，実際に体験して導き出した方法で，他のペアに階段昇降動作を指導する．

③ 振り返りと学び

それぞれのペアで考えた方法および指導法について，また実際に指導を受けての感想や意見を互いにフィードバックし，正しい動作およびよりよい指導方法について話し合おう．

表2 AASOで用いられる記号

上肢		体幹		下肢	
肩関節	Shoulder：S	頸椎	Cervical：C	股関節	Hip：H
肘関節	Elbow：E	胸椎	Thoraco：T	膝関節	Knee：K
手関節	Wrist：W	腰椎	Lumber：L	足関節	Ankle：A
手	Hand：H	仙椎	Sacral：S	足部	Foot：F
手指	Finger：F				

復習のための確認問題

Basic
1. 義肢装具に携わる職種と役割について図を書いて説明しよう．
2. 義肢装具のリハビリテーションにおける理学療法士の役割を説明しよう．

Standard
1. 使える装具を作製するために必要な検討事項について説明しよう．
2. 切断端の管理について，管理方法と理想的な断端について説明しよう．
3. 切断肢の可動域の特徴と良肢位について説明しよう．
4. 切断肢の筋力の特徴と筋力強化について説明しよう．

Advance
障害者スポーツについて種目や参加要件などを調べて情報を収集しよう．

CLOSER-LOOK BOX

AAOSの分類
装具が装着される身体部位の頭文字と装具を意味するOrthosisの「O」を並べる分類方法である（表2）．例として，肘装具はEO，短下肢装具はAFO，腰仙椎装具はLSOとなる．

FURTHER READING

1. 細田多穂（監）：シンプル理学療法学シリーズ 義肢装具学テキスト，改訂第2版，南江堂，2013

本書では，多くの装具の種類やチェックアウトについて学ぶことができる．また疾患別に記載された項目があり，より装具の適応を深く学習することができる．

2. 永冨史子（責任編集）：15レクチャーシリーズ理学療法テキスト 義肢学，中山書店，2011

本書では，切断の理学療法について段階を追って具体的な理学療法プログラムが，多くの写真やイラストを用いて記載されており，切断の理学療法の実際を学習することができる．

（富永賢介）

4. 日常生活活動【演習】
～理学療法士がとらえるべき日常生活活動とは～

学習目標

- ADL，QOL などの概念や範囲を説明できる．
- 代表的な ADL 評価法について説明ができる．
- 理学療法士と ADL の関連性について説明ができる．
- T 字杖の調節とそれを用いた歩行ができる．
- 一般的な片麻痺患者の床からの立ち上がり動作が模倣できる．

予習のためのエッセンス

日常生活活動 activities of daily living（ADL）とは，1 人の人間が自立して生活するために行う基本的な，しかも共通に毎日繰り返される一連の身体的動作群です．すなわち，家庭における身の回りの動作であり，食事，整容，起居，移動などを含みます．一方で炊事や洗濯などの応用動作は生活関連動作 activities parallel to daily living（APDL）といいます．

簡単に言い換えると，ADL は朝起きてから就寝までの間に誰もが行う活動であり，APDL は各人それぞれの役割や目的に基づいたさまざまな活動のことです．

一般的には，ADL 能力の向上によって活動範囲が拡大し，社会参加の増加などにより，生活の質 quality of life（QOL）は向上すると思われがちです．しかし，現実的には各人の QOL はそれほど単純なものではなく，ADL 能力が最大限であっても QOL における満足度が満たされるわけではありません．理学療法士による的確な ADL 能力の把握は対象者の QOL に大きく関与します．

対象者の ADL 状況をとらえるために ADL 評価を行います．本章では代表的な評価法としてバーセル指数 Barthel index（BI）と機能的自立度評価法 functional independence measure（FIM）を概説します．ADL 評価の目的は，運動機能が実際の生活の中でどのように影響し，能力低下をきたしているのかを明らかにすることです．

理学療法士は，単に ADL 動作ができない，介助を要するといったマイナスの判断だけではなく，"○○を用いればできる"，"どこを介助すれば動作が可能なのか"，といったプラスの側面で ADL 状況をとらえることで対象者の ADL 拡大につながります．

また，対象者の障害像を国際生活機能分類 International Classification of Functioning, Disability, and Health（ICF）でとらえることで，その家族や保健，医療，福祉に携わる多職種間での相互認識や共通の理解を深めることができます．

内容理解の問い

1. ADL，APDL，QOL について説明できますか？
2. ADL 評価の目的，代表的な ADL 評価法について説明できますか？

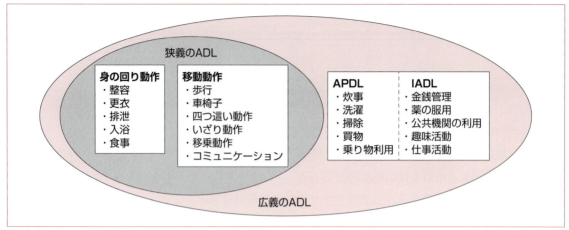

図1　ADLの範囲

1 ADLとは ～QOL向上の一つの要因である～

1 日常生活活動の概念・範囲

日本リハビリテーション医学会[1]は，日常生活活動 activities of daily living（ADL）の概念を，「ADLとは，1人の人間が独立して生活するために行う基本的なしかも各人ともに共通に毎日繰返される一連の身体的動作群をいう」と規定している．

各人が共通に毎日繰り返される一連の身の回り動作は，食事，整容，更衣，排泄，入浴などの各動作からなる．また，身の回り動作以外にも寝返りや起き上がりの起居動作，移乗，歩行などによる移動動作などもADLの範囲である．

さらにADLを広義の意味でとらえると，屋内外での応用的な生活活動を加えた手段的日常生活活動 instrumental ADL（IADL），そしてほとんど同義語的に使用されているものに生活関連動作 activities parallel to daily living（APDL）が含まれる（図1）．

ヒトの生活と密接に関わることを基本とする理学療法士において，狭義のADLと広義のADLをどのようにとらえ，対象者に関わっていくかが非常に重要となる．

2 QOLとは

quality of life（QOL）は，生活の質，生命の質などと訳され，人間の生活に深く関わる．ある人は高級車を所有していることで自身のQOLが高いと考えるかもしれない．また，「子どもが4人もいるから幸せだ」というように抽象的な満足もQOLといえよう．

リハビリテーション領域での目的は，ADLの最大限の自立ではなく，QOLを含めた生活全体の質の向上であるといえる．

臨床の場において，ADLが完全に自立されていなくても高いQOLが実現しうることがありうる．すなわち，対象者の人生そのものやとりまく環境や価値観，目的を満たすものであるか否かという観点からQOLに注目する必要がある．これらのことをふまえ，QOLの向上を理学療法の最終目標としてとらえることが重要である．

QOLには，いくつもの定義や考え方が存在する．その中で，上田はQOLの構造を客観的QOLと主観的QOLに分類している（図2）[2]．

客観的QOLとは現状の実態であり，さらに生命の質，生活の質，人生の質と分けている．生命の質では苦痛の有無や程度を表し，生活の質ではADL能力を表し，人生の質では仕事や趣味などを表している．また主観的QOLでは，客

観的QOLへの満足度に加えて，自尊心が満たされているかどうかなどを表している．

例えば，障害の程度が重症で介助量が多い対象者が自宅復帰を要望している場合を想定する．その家族が毎日の介助に献身的であり，家庭での生活を不自由なく営める場合，対象者の客観的QOLは低いものの，主観的QOLは高い状態といえる．このように，QOLをとらえる場合には客観的と主観的の両面をみていくことが重要である．

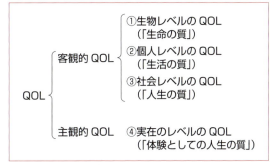

図2　QOLの構造
（上田敏：ADLとQOL―その基本的な考えかた．理学療法ジャーナル26（11）：736-741，1992より引用）

3 代表的なADL評価法

ADL評価は理学療法の過程において標準的に行われている評価である．ADL評価は質的評価と量的評価に分けられ，質的評価とは動作分析などの評価を指し，量的評価とは点数化する評価などを指す．

ADL評価法には多種多様なものがあるだけに，能力である「できるADL」を評価するのか，生活実態である「しているADL」を評価するのかを明確にすることが重要である．さらに，ADLの場面では安全性，動作遂行時間，安楽性などの実用性が問われ，その実用性は，年齢，性別，疾患など，さまざまな環境によって左右されることも念頭におくべきである．

現在のリハビリテーション医療で主に用いられている代表的な評価法は，「できるADL」を評価するバーセルインデックスBarthel index（BI）（表1），そして「しているADL」を評価する機能的自立度評価表functional independence measure（FIM）である．

BIは身辺動作を中心とした10項目で構成され，各動作の自立程度を評価する．BIは評価項目が簡素化されているため短時間での評価が可能であり，習熟者に評価法を教わらなくても評価が容易であり，検者間の信頼性も高い評価法であるといえる．

FIMは評価項目に身体機能面のみならずコ

表1　Batrhel index

	介助	自立
1. 食事（食物を切ってもらう場合は介助とみなす）	5	10
2. 車椅子からベッドへの移動およびその逆（ベッドでの起き上がりを含む）	5〜10	15
3. 整容（洗面，整髪，髭そり，歯磨き）	0	5
4. トイレへの出入り（衣服の始末，拭き，水流しを含む）	5	10
5. 洗体	0	5
6. 平地歩行（歩行不能の場合は車椅子操作） *歩行不能の場合のみ採点	10 0*	15 5*
7. 階段昇降	5	10
8. 更衣（靴ひも結び，留め具の使用を含む）	5	10
9. 排便コントロール	5	10
10. 排尿コントロール	5	10

（Mahoney FI, Barthel DW：Functional evaluation：the Barthel Index. Maryland State Medical Journal 14：56-61, 1965より引用）

ミュニケーションや社会的認知機能面についての評価項目も含まれているのが特徴である．介助量に応じて詳細な評価基準区分（7段階）で評価することで介護負担がわかり，対象者のADL変化や理学療法の効果などを的確に把握することができる．

4 ADLと理学療法

対象者と向かい合うことを基本とする理学療

法において，ADL障害は疾病に基づく障害の重症度によりさまざまである．またADLは運動療法，物理療法とともに理学療法の三大領域の一つであり，機能障害の治療に加え，いかなる方法や手段，あるいは代償運動を応用すればADL動作が可能になるかを判断することが重要である．

ADLは対象者にとっては訓練・治療の対象であると同時に，日々の生活で行わなければならない活動でもある．その中で理学療法士はADLとIADL，APDLを評価し，対象者の問題点は何かを抽出する．その問題点に対して，病状や時期などを考慮しながら適切なADL指導，治療を行う必要がある．

理学療法士に求められるADL指導とは，対象者が生活の中で行っている身辺動作やそれに関する関連動作がどのように遂行されているかを評価し，対象者の障害をふまえたうえで目標を設定し，その定めた目標を達成するために，さまざまな身の回り動作の工夫や補装具，自助具の活用，環境整備などを駆使し行うことである．

理学療法士による的確なADL指導が行われることでADL動作の実用性が増し，病棟や家庭でのADLに反映される．すなわち対象者の生活行動範囲が拡大し，最終的にはQOL向上にも深く関わってくるといえる．

5 国際生活機能分類とADL

国際生活機能分類 International Classification of Functioning, Disability, and Health (ICF) は2001年に世界保健機構 World Health Organization (WHO) によって発表された．ICFは疾病の結果または健康状態についての分類，および表記方法を示すものである．主な目的は，これらを扱う保健，医療，福祉に関わる家族などの対象者と多専門職の統一的な共通理解，共通言語とするところにある．

ICFでは健康状態，心身機能と身体構造，活動，参加という用語が用いられている．これは，障害者を障害というマイナス面だけでとらえるのではなく，健常な機能，能力など生活全体のプラスの側面にも重点をおいた概念である．

元来，ADLは障害により「制限を受ける」ということばかりに目がいきやすい状況にあったが，残存機能や環境により「○○は行える」というプラスのとらえ方が容易になったことはADLの問題を抽出する過程で重要なヒントを与えてくれる．「できないこと」ではなく「できること」へのプラスの思考は，理学療法士が行うADL指導において重要な視点であるといえる．

2 患者の動作を体験してみよう

1 T字杖を用いた歩行

人間は生物の中で2足歩行能力が最も高い．進化の背景には移動効率の向上，両手の自由が利く，長距離を見通すことができるなどがある．その能力を十分に活かすことで人間はQOLを高めてきた．

われわれ理学療法士が対象とすることの多い高齢者や身体障害者は，有する疾病や障害によって歩行困難となる者も少なくない．歩行は人間の主たる移動手段であり，歩行が不可能になることはQOLの低下に直結する可能性がある．つまり理学療法士が対象者の歩行能力を担保することができればQOLの低下の防止につながる．

歩行能力を補う手段の一つとして杖，松葉杖，歩行器などの歩行補助具がある．これらを使用する目的は，支持点の増加による支持基底面の拡大，荷重（体重）の免荷，心理的な支えなどで，最終的には歩行能力（速度，耐久性，バランス）の改善，転倒の予防につながる．

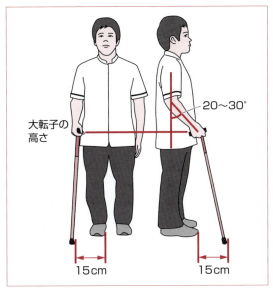

図3 杖の合わせ方

1. T字杖の合わせ方（適合判定）

履物を履き，原則的に立位で行う．

図3のように杖先を足尖部から前方へ15 cm，足部外側へ15 cmの位置に置き，グリップが大転子までの高さになるよう杖の長さを調整する．このとき，肘関節が約30°屈曲位となるようにする．

2. 一般的な杖歩行の様式（歩行パターン）

T字杖歩行にはいくつかのパターンがある（図4）．歩行パターンとしては，常時2点支持歩行，2点1点交互支持歩行がある．健側下肢の着地位置により揃え型，後型，前型がある（図5）．

3. T字杖歩行の体験

① 準備

2人一組のペアをつくり，ペアごとにT字杖を準備する．

『シンプル理学療法学シリーズ 日常生活活動学テキスト』[4]を参考にするとよい．

② 方法

一方の学生が「常時2点支持歩行」などと歩行パターンを告げる．もう一方の学生が指示され

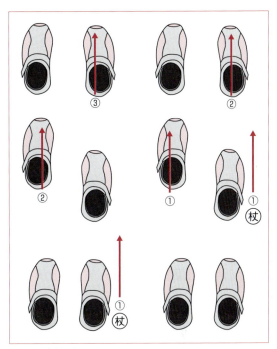

図4 歩行パターン
左から常時2点支持（揃え型），2点1点交互支持歩行（揃え型）．

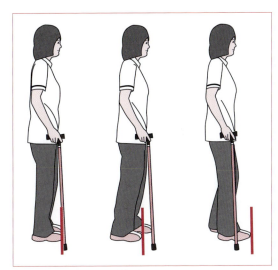

図5 健側下肢の接地位置
左から揃え型，後型，前型．

た歩行パターンを実践する．指示を告げた学生は，指示通りの歩行パターンが正しく行われているかどうかを評価する．

次に，一方の学生が歩行パターンを告げ，も

う一方の学生が指示された歩行パターンの歩行方法を歩行パターンを告げた学生に指導する．指示を告げ指導された学生は，歩行パターンが正しく指導されているかを評価する．

上記の方法で2人交互に実践する．
③ 振り返りと学び
以下についてペアで話し合い，その理由について考察する．
①どの歩行パターンが一番安定していたか？
②どのパターンが最も速く歩けたか？
③健側，患側のどちら側に杖を持つべきか？

2 片麻痺患者の床からの立ち上がり

片麻痺は，脳血管障害や外傷，腫瘍などの原因として脳が機能的あるいは器質的に侵された状態で出現する．脳が障害を受けると，障害側と反対の半身に運動や感覚の麻痺症状が起こる．麻痺の形態は特有であり，片側上下肢に筋緊張異常による弛緩性および痙性麻痺を呈する．これに加えて，立ち直り反応などの姿勢反射に障害を伴うことも多く，発症直後には座位や立位などの姿勢保持，寝返り，起き上がり，立ち上がり，歩行といった起居・移動動作，さらには食事，更衣，入浴，排泄といった身辺動作など多くのADLが困難となる．これらADL低下の程度は，脳損傷の部位や広がりなどによる機能障害の程度で決まる．

片麻痺患者の麻痺の程度は，病態により多様性をきわめる．そのため，基本動作練習の方法もさまざまである．近年，ベッドや椅子を用いた欧米の生活様式も増加してきているが，まだまだ高齢者の多くは床上での生活が主である．床上からの立ち上がりと椅子からの立ち上がりを比較すると，明らかに床上からの立ち上がりの方が難易度は高いが，退院後に床での生活が基本となる患者には特に必要な動作である．

床からの立ち上がり動作は基本動作の中でも難易度の高い動作であり，動作を獲得させることは容易なことではない．しかし動作を習得し，病前の生活の場に戻ることでADLは拡大し，患者の自立の幅を広げ，QOLの向上にもつながる．病前の生活様式に戻すことは患者の望むべきことで，いかに病前の生活に戻せるかが理学療法士の職務といえる．

1．左片麻痺患者の床からの立ち上がり
床からの立ち上がり動作にはいくつかの方法があるが，代表的な方法を次に示す（**図6**）．対象者の身体機能と動作を行う場所に応じて適切な方法を選択することが重要なポイントである．
①長座位から，非麻痺側下肢はあぐらをかくようにする．
②非麻痺側方向に身体を回旋させ，非麻痺側へ体重を移行する．
③非麻痺側の手部と膝で床を押しつけながら殿部を床から離し，非麻痺側の膝をついた姿勢をとる．
④非麻痺側の手部・非麻痺側の膝・麻痺側の足部で大きな三角形をつくり重心を安定させる．このとき，非麻痺側足関節を背屈し，つま先を立てておく．
⑤非麻痺側の手部で身体を保持しながら膝を伸展させ，さらに殿部を上げる．
⑥非麻痺側の手部を徐々に床から離し，途中で膝に移して膝の伸展を補助し，上体をゆっくりと上げ立位となる．

2．床からの立ち上がり動作の体験
① 準備
2人一組のペアをつくり，ペアごとにマットを準備する．
『新版日常生活活動』[5]を参考にするとよい．
② 方法
一方の学生が**図6**を参考に床からの立ち上がり動作を行う．もう一方の学生は正しく動作が行われているかを評価する．
次に，一方の学生がもう一方の学生に対して，

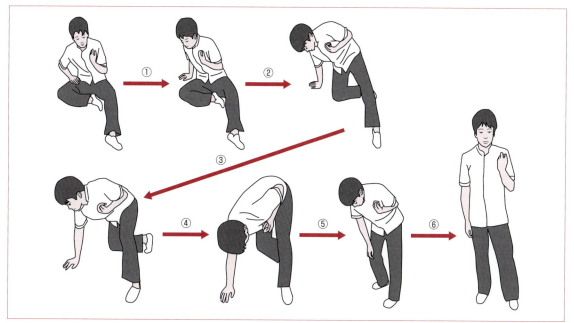

図6 床からの立ち上がり動作

口頭指示と介添えを入れながら，床からの立ち上がり動作の介助を行う．指示，介添えを受けている学生は，指示を受けた通りに動くこと．
　上記の方法で2人交互に実践する．

③ 振り返りと学び

以下についてペアで話し合い，その理由について考察する．
①椅子からの立ち上がり動作と床からの立ち上がり動作を比較した際，なぜ床からの立ち上がり動作の方が大変なのか？
②介助者はどこの位置で介助を行うべきか？

復習のための確認問題

Basic
1. ADLについて具体的に説明しよう．
2. APDLについて具体的に説明しよう．

Standard
1. ADLとQOLの関連性について説明しよう．
2. 理学療法におけるADLの位置づけについて説明してみよう．
3. 杖歩行の各歩行パターンを学生同士で実践してみよう．
4. 片麻痺患者の床からの立ち上がり動作を学生同士で実践してみよう．

Advance
CLOSER-LOOK BOXを読み，床からの立ち上がり動作における非麻痺側上肢，下肢の関節運動と筋活動，収縮形態を説明してみよう．

CLOSER-LOOK BOX

本章で紹介したADL評価法（BI, FIM）は自立，監視，介助というような量的評価方式である．臨床の場では量的評価で問題となるADLを見つけ出し，「その動作ができないのはなぜなのか」という視点で観察，分析し，心身機能，身体構造レベルでの問題点を把握する分析的評価（質的評価）を行う．

この分析的評価を行えるようになるためには，しっかりとした基礎知識習得が絶対条件であることを肝に銘じてほしい．

FURTHER READING

1. 奈良勲シリーズ監修,鶴見隆生,隆島研吾(編):標準理学療法学専門分野 日常生活活動学・生活環境学,第4版,医学書院,2012

　本書ではADLの理念,ADL評価とその指導に関わる知識・技術,また,対象者の生活環境をとりまく諸制度などを学ぶことができる.

2. 伊藤利之,江藤文夫(編):新版日常生活活動—評価と支援の実際—,医歯薬出版,2010

　本書では,ADL等の概念,意義,範囲を学ぶだけでなく,障害別ADL指導の実際について幅広く学ぶことができる.臨床実習等で役立つ一冊である.

文　献

1) 今田拓:ADL評価について.リハビリテーション医学 13(4):315,1976
2) 上田敏:ADLとQOL—その基本的な考えかた.理学療法ジャーナル 26(11):736-741,1992
3) Mahoney FI, Barthel DW:Functional evaluation:the Barthel Index. Md State Med J 14:56-61, 1965
4) 細田多穂:シンプル理学療法学シリーズ 日常生活活動学テキスト,改訂第2版,河元岩男,坂口勇人,村田伸(編),南江堂,p98,2014
5) 伊藤利之,江藤文夫(編):新版日常生活活動—評価と支援の実際—,医歯薬出版,p146-147,2010

（和地辰紀）

第3部

理学療法の領域

1. 筋骨格系理学療法

学習目標

- 筋骨格系理学療法の対象を組織ごとに分類できる.
- 主な対象疾患・外傷の病態が説明できる.
- 主な対象疾患・外傷に対する理学療法が説明できる.

予習のためのエッセンス

理学療法の対象には,筋骨格系障害,神経系障害,内部障害があります.筋骨格系理学療法は主に整形外科で扱う疾患や外傷を対象としています.

筋骨格系障害は問題となる組織から,骨-関節系,筋-靱帯系,末梢神経系,脊椎-脊髄系障害に分類されます.骨-関節系の障害には骨折や変形性関節症など,筋-靱帯系障害には肩の腱板損傷や膝の前十字靱帯損傷など,末梢神経系障害には手根管症候群や足の腓骨神経麻痺など,脊椎-脊髄系障害には脊髄損傷や椎間板ヘルニアなどがあります.

骨折とは外力などにより骨の連続性が断たれることです.骨が癒合するまでの期間は固定が必要なため関節可動域制限や筋力低下が出現し,それによりADLが制限されます.理学療法では可動域運動や筋力増強運動などの運動療法に加え動作練習などのADLアプローチを行います.

靱帯損傷とは関節を補強している靱帯が外力により一部あるいは完全に断裂することです.骨折と同様に固定期間があるため可動域制限や筋力低下が出現します.また,靱帯損傷により関節の安定性は低下します.これらに対して,関節可動域運動や筋力増強運動,また損傷組織の保護のためにテーピングや装具を用います.スポーツでの損傷が多いため,競技復帰に向けたトレーニングも必要です.

腰椎椎間板ヘルニアでは椎間板内の髄核が脱出し末梢神経が圧迫を受けることにより腰痛や下肢の運動麻痺などが起こります.理学療法としては腰椎牽引や体幹装具などを用いて疼痛軽減を図る一方,体幹筋の強化やストレッチなどを行います.また,腰への過剰な負担を軽減するような動作指導も重要です.

腓骨神経麻痺などの末梢神経障害では,その神経が支配している筋の運動麻痺や感覚障害が起こります.理学療法では麻痺した筋に電気刺激療法を,不動により生じた拘縮には可動域運動を行います.また変形予防や動作補助のために装具療法も行います.

筋骨格系理学療法も他の領域と同様に,対象者の状態を検査・測定し,解決すべき問題を明確にしたうえで,問題解決に資する治療を提供することが重要です.

内容理解の問い

1. 筋骨格系理学療法の対象を説明できますか?
2. 筋骨格系障害に対して主にどのような理学療法を提供するか説明できますか?

1 筋骨格系理学療法の対象は？

1 障害された組織による分類

筋骨格系理学療法において対象となる組織は筋，筋膜，腱，靱帯といった軟部組織や，骨，軟骨，関節そして脊髄や末梢神経である．

筋骨格系の障害を組織ごとに分類すると**表1**のようになる．

表1 障害された組織による分類

分類	主な疾患
筋-靱帯系	・筋筋膜炎・腱鞘炎 ・靱帯損傷（部分断裂・完全断裂） ・腱損傷（部分断裂・完全断裂）など
骨-関節系	・脱臼・骨折，切断，変形・拘縮 ・半月板損傷など
末梢神経系	・胸郭出口症候群，腕神経叢損傷 ・絞扼性神経障害（正中・尺骨・橈骨・腓骨神経）
脊椎-脊髄系	・椎間板ヘルニア，脊柱管狭窄症，脊椎分離症 ・脊椎すべり症，いわゆる腰痛症 ・脊髄損傷・頸髄損傷など

2 筋-靱帯系の障害

1. 筋筋膜炎

筋，筋膜の疲労や過度な伸長，断裂，挫傷などが原因で起こる急性または慢性の炎症を指す．主たる症状は損傷部位の疼痛であり，筋が帯状に硬く触れ，筋スパズムを生じ，圧することで放散痛を伴う場合もある．好発部位は頸部・背部の筋，筋膜であり，疼痛は鈍痛であることが多い．

2. 腱鞘炎

腱鞘とは腱周囲を包む組織であり，名称こそ違えど筋膜と組織的には同じである．腱に対する疲労や過度な伸長などにより腱鞘との間に生じる摩擦力が過度に生じることで炎症を引き起こす．症状としては疼痛（鈍痛），腱-腱鞘間の癒着による関節可動域制限が生じる．

3. 靱帯損傷

関節が有する生理的可動域の限界を超える運動によって靱帯が部分的あるいは完全に断裂し，関節の安定性が低下する病態を指す．主たる症状は障害部位の疼痛と関節安定性の低下（過剰な関節可動域）である．

4. 腱損傷

腱実質に過度な伸長が加わることで部分的あるいは完全に断裂している状態を指す．腱が完全断裂することはまれであり骨に付着する近位または遠位に部分断裂を生じることが多く，損傷部位に疼痛を生じる．

3 骨-関節系の障害

1. 脱臼・骨折

脱臼とは相対する関節面が正常可動域を越え，正常な位置（解剖学的位置）から転位した状態を指す．関節面の接触が完全に保たれていない状態を完全脱臼，部分的に接触している状態を部分脱臼という．

骨折とは外力により骨の連続性が完全あるいは部分的に途絶えた状態を指す．骨折には原因による分類（例：外傷性骨折，病的骨折など）や骨折の程度による分類（例：完全骨折，不完全骨折）などがあり，その定義や概要などを整理する必要がある．症状としては全身症状と局所症状に大別されるが，理学療法における主な標的は局所症状である機能障害（疼痛や筋力低下，関節可動域制限）である．またリスク管理として合併症（感染や循環障害）の理解も必要となる．

2. 切断

外傷や悪性腫瘍，疾病による血行障害などの原因により四肢の一部を手術により切除した状態を指す．切断部位の疼痛はもちろん，幻肢痛といった切断特有の症状が生じる．

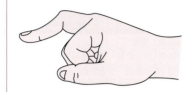
ボタン穴変形
近位指節間(PIP)関節が屈曲，遠位指節間(DIP)関節が過伸展位を呈した変形．

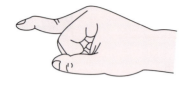
スワンネック変形
中手指節(MP)関節が屈曲，近位指節間(PIP)関節が過伸展し，遠位指節間(DIP)関節が屈曲を呈した変形．

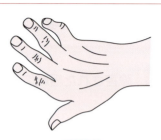
尺側偏位
手指列が尺側方向に傾くことをいう．多発性関節炎をきたす疾患に発生する．

図1 関節リウマチによる手指の変形

3．変形・拘縮

　変形性関節症や関節リウマチなどにより骨・関節の変形や破壊が生じ関節可動域制限が生じる（図1）．この場合の疼痛は骨・関節などに由来しており理学療法では改善が困難な場合が多い．拘縮は軟部組織性と関節性に大別される．軟部組織性の拘縮では筋の短縮や筋緊張の亢進，関節包の伸長性低下が主な原因であり，関節性では変形などによるアライメント（相対的位置関係）の不良などが構造的に関節可動域を制限する．

4．半月板損傷

　荷重時に膝関節屈曲位で回旋力が加わったときに生じやすく，スポーツ障害に多くみられる．関節内の炎症，疼痛，関節可動域制限を生じる．また，特徴的な症状としてロッキング現象がみられる．半月板は線維軟骨であり再生するが，再生された部分は脆弱であり手術療法で部分的に切除もしくは縫合することが多い．

4　末梢神経系の障害

1．胸郭出口症候群

　鎖骨，斜角筋，第1肋骨で囲まれた胸郭出口において腕神経叢と鎖骨下静脈が圧迫されることにより，上肢のしびれ，筋力低下に伴う易疲労性，頭痛や静脈怒張を生じる．原因としては先天性奇形と不良姿勢があげられ，若い女性に多いことが特徴である．

2．腕神経叢損傷

　主に腕神経叢(C5-Th1)に過度な牽引，伸長力が加わることで生じ，交通外傷や難産を伴う分娩時に多い．分娩時の損傷は分娩麻痺とよばれ，損傷高位から節前損傷（引き抜き損傷）と節後損傷に分類される．節後損傷は損傷範囲から全型(C5-Th1)・下位型(C7-Th1)・上位型(C5-7)に分類される．症状としては損傷した神経支配領域の運動障害および感覚障害が生じる．

3．絞扼性神経障害

　末梢神経が筋，腱，靱帯，骨によって絞扼されることにより筋力低下や感覚障害を呈する状態をいう．手根管症候群や円回内筋症候群では正中神経，肘部管症候群では尺骨神経が障害される．

5　脊椎-脊髄系の障害

1．椎間板ヘルニア

　椎間板の中央にある髄核が線維輪を突き破り

脱出し，末梢神経根を圧迫することでその支配領域に筋力低下，感覚障害を生じる．その原因の多くは加齢に伴う椎間板の退行変性と合わせて脊柱屈曲位での重量物挙上動作で発生する．好発部位は第4-5腰椎，第5腰椎-第1仙椎である．

2. 脊柱管狭窄症

退行変性に伴い脊柱管が狭小化し，脊髄や神経根が慢性的に絞扼されて生じる．絞扼部位が支配する領域の筋力低下，感覚障害を生じる．腰椎部に最も多く発生し臨床上では間欠性跛行が特徴的である．

3. 脊椎分離症・脊椎すべり症

椎骨の関節突起間部が分離・離断した状態を脊椎分離症という．若者に多く第5腰椎部で好発する．症状は腰痛，殿部痛（関連痛）である．

脊椎すべり症は上位椎体が下位椎体に対し前方に転位した状態を指す．脊椎分離症を合併することが特徴であり，第5腰椎と仙椎間で多く生じる．症状は分離症と同様に腰痛，殿部痛である．

4. いわゆる腰痛症

腰痛の原因が明らかでなく，神経学的徴候を認めず，画像所見においても明らかな器質的変化を認めない腰痛の総称である．腰痛は椎間板性，椎間関節性，仙腸関節性，筋筋膜性に分類できるが，上記の理由から原因を特定することが困難であることが多く，複数の原因が混在していることも珍しくない．また近年，腰痛を生物心理社会的要因として多面的にとらえる必要性が高まっている．

5. 頸髄損傷（中枢神経障害に分類）

頸髄の損傷で，多くは第6，第7頸髄の損傷に伴い四肢麻痺を呈する．男性に多く発症し10～20歳代と50～60歳代での発生率が高い．若年者は交通事故による受傷が多く，高齢者では転倒による受傷が特徴的であり，頸椎の過伸展や過度な回旋力が損傷の原因となる．

第4頸髄以上の損傷では呼吸筋の麻痺が生じ日常生活に大きな障害を残す．合併症や随伴症状では，異所性骨化や廃用による関節拘縮や褥瘡，特に自律神経の機能障害が問題となり，起立性低血圧や膀胱直腸障害，体温調節障害に対する介入が必要不可欠となる．

【CBL1】17歳，女性のAさんはソフトボール部の練習中に前十字靱帯 anterior cruciate ligament（ACL）を損傷した．本章の分類では，Aさんはどの組織を損傷したのか？

【CBL2】40歳，男性のBさんはタクシーの運転手である．半年前から腰痛があり，現在では右下肢にしびれも出現し，歩行中に右足がつまずくようになった．本章の分類では，Bさんはどの組織が障害されているか？

【CBL3】70歳，女性のCさんは膝の痛みで悩んでいる．両脚はOの字に変形し，歩きはじめは特に痛い．上肢や他の関節には症状はない．本章の分類では，Cさんはどの組織が障害されているか？

2 主な筋骨関節系障害の理学療法

1 骨折

1. 評価と統合解釈

骨折に対し理学療法で問題となるのは「疼痛」や受傷に伴う「固定」，「神経損傷」による「筋力低下」，「関節可動域制限」であり，基本動作，身辺動作，手段的日常生活動作（IADL）の制限はこれらに起因する．理学療法評価ではこれらの問題に応じて筋力検査や関節可動域検査，神経学的検査（感覚検査，深部腱反射）を行うのが一般的である．また，動作の評価として障害されている動作の観察・分析も行い，機能・構造障害との因果関係を明らかにしていく．

なるし，下肢や体幹の骨折であれば起居移動動作が制限される．これらの活動制限に対しては制限されている動作を実際に観察し，より効率的に行うためのアプローチが必要である（動作練習・指導）．また環境面への介入として手すりやスロープの設置も必要になるかもしれない．

活動制限に対する理学療法では患者が主体となるため，転倒へのリスク管理が重要となる．

2 靱帯損傷

1. 評価と統合解釈

靱帯損傷では骨折と同様に固定期間を必要とするため，廃用による筋力低下，関節可動域制限が生じる．また，損傷部位が補強する関節は過剰な可動性（関節不安定性）を呈することも多く疼痛を惹起しやすい．評価では筋力検査や関節可動域検査，各動作の観察・分析を行い，それぞれの因果関係を把握する必要がある．靱帯損傷に特徴的な評価としてはストレステスト（**図2**）が一般的に用いられ，対象部位の損傷程度や治癒過程を確認する目的で行う．靱帯損傷はスポーツで多く発症するため，対象者が復帰を望む競技の特性を十分に理解する必要もある．

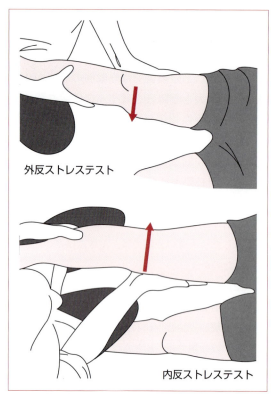

図2　膝の内反・外反ストレステスト

2. 機能・構造障害に対する理学療法

疼痛の大部分は炎症に起因しており，浮腫や熱感を伴う．介入時期に合わせ，安静と物理療法（超音波や寒冷療法など）を選択する．

筋力低下に対してはその原因が廃用であれば対象部位の筋力増強運動，神経損傷であれば電気刺激療法を選択する．

関節可動域制限に対しては可能な限り自動運動から開始し，疼痛に配慮しながら自動介助運動，他動運動へ移行する．制限因子は疼痛，軟部組織性であることが多い．

機能・構造障害におけるリスク管理としては再骨折に注意が必要であろう．

3. 活動制限や環境に対する理学療法

身辺動作やIADLの制限は基本動作の障害に起因している．上肢骨折では上肢活動の基本動作となるリーチやグリップ，リリースが問題と

2. 機能・構造障害に対する理学療法

問題となる筋力低下や関節可動域の制限に対し，筋力増強運動，関節可動域運動を行う．また，疼痛が残存している場合には物理療法を行うのが一般的である．スポーツ競技復帰を目標とする場合には患部外トレーニングの強度や理学療法の回数などを調整する必要がある．

3. 活動制限や環境に対する理学療法

活動制限では筋力低下や関節可動域制限が影響するほか，靱帯損傷に伴う関節の不安定性が問題となることが多い．この場合には対象関節に対するテーピングや装具の処方を行いながら靱帯の再損傷・再断裂に注意しADLの練習や

競技種目に対応した動作練習を行う．スポーツ競技復帰を目標とするうえでその競技特性を把握することが重要であることは述べたが，対象者が安心して復帰できるよう，競技指導者を含めた指導，アドバイスを行うことが望ましい．

3 末梢神経損傷

1. 評価と統合解釈

神経伝導障害を起因とする筋力低下，感覚障害が生じる．また筋力低下を起こし十分に関節運動が行えなくなると廃用による軟部組織の短縮が原因の関節可動域制限を生じる場合もある．評価では神経所見の存在を見落とさないよう触圧覚などの表在感覚検査，Tinel徴候，深部腱反射の検査を行う．重要なことは筋力低下や関節可動域制限が末梢神経由来なのか廃用由来なのか，または原因が混在しているかを注意深く鑑別することである．

活動は上記の機能障害により制限される．腓骨神経麻痺ならば歩行の遊脚相が問題となるであろうし，手根管症候群では母指によるピンチ動作が障害される．いずれの末梢神経損傷でも組織再生がなされるため理学療法介入により受傷以前の生活に復帰できると思われるが，神経断裂の場合には回復が困難となる場合もある．

2. 機能・構造障害に対する理学療法

脱神経による筋力低下や廃用予防としては電気的筋刺激 electrical muscle stimulation (EMS)（図3）を併用することが多い．廃用による筋力低下には一般的な筋力増強運動を行う．軟部組織性の関節可動域制限に対しては温熱療法やストレッチ，モビライゼーションが適切な手段となるだろう．

3. 活動制限や環境に対する理学療法

活動制限に対しては神経組織の再生や機能・構造障害が改善されるまで代償動作の指導を行

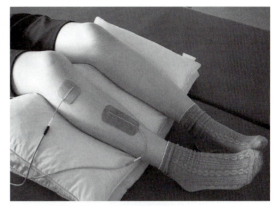

図3　前脛骨筋への電気刺激療法

う．また必要に応じて自助具やスプリント，装具の処方も必要であろう．これらの介入は標的を吟味し仮説を検証したうえで用いなければ効果が出ないことも多く，かえって症状を悪化させ廃用を招く恐れがあるため注意が必要である．

4 脊髄損傷

1. 評価と統合解釈

脊髄損傷では四肢あるいは下肢の運動麻痺，感覚障害，自律神経障害が生じ，重度なADL障害を生じる．理学療法のポイントはいったん損傷された脊髄機能が回復困難なため残存機能を最大限活用し残存髄節から自立可能と予測されるADLを確立することである．

評価では残存髄節の詳細な判断のためアメリカ脊髄損傷協会 American Spinal Injury Association (ASIA) スコアニング・システムやFrankel分類，Zancolli分類などを用いる．また残存機能評価のため筋力検査や関節可動域検査などを入念に行う必要もある．

脊髄損傷では本人だけでなく家族を含む環境面への十分な配慮が求められる．決して脊髄損傷だけではないが，理学療法士として個人の尊厳をしっかりと考え慎重に介入することが必要であろう．

2. 機能・構造障害に対する理学療法

　脊髄損傷に由来する運動機能障害や自律神経障害は改善が困難となる．この場合の介入は残存機能の維持，向上を目的に行う．しかし，廃用による筋力低下や関節可動域制限は改善が可能なため筋力増強運動，関節可動域運動を行う．特に残存筋力の向上目的に行う筋力増強運動やハムストリングスに対するストレッチは一般症例以上の負荷をかけて行う必要がある（残存機能の活用のため）．自律神経障害として問題となるのは起立性低血圧と発汗障害であろう．介入中はこれらに対するリスク管理を怠らないよう，ベッドを起こす角度や室内温度の確認を行う．

3. 活動制限や環境に対する理学療法

　機能・構造障害と同様，脊髄損傷により受傷以前と同様の動作は保障されない．そのため残存機能から可能と思われるADLの動作練習を反復させ獲得する必要がある．特に褥瘡予防としてのプッシュアップ動作や起居移動動作で必要となる移乗動作（トランスファー）は早期に獲得する必要がある．また環境整備では車椅子の作製や自宅内にリフターなどの福祉機器を設置し，段差の解消などを目的とした住宅改修が必要である．

【CBL 4】75歳，女性のDさんは大腿骨頸部骨折で入院中である．股関節の人工関節置換術を受け，現在，歩行練習中であるが，なかなかうまく歩けない．Dさんの場合，歩行が困難な典型的原因は何か？　また，それに対してどのような理学療法を行うか？

【CBL 5】75歳，女性のEさんは関節リウマチで入院中である．膝関節の人工関節置換術を受け，現在，歩行練習中であるが，なかなかうまく歩けない．Eさんの場合，歩行が困難な典型的原因は何か？　また，それに対してどのような理学療法を行うか？

復習のための確認問題

Basic
1. 筋骨格系理学療法の対象の全体像を樹形モデルで表現してみよう．

Standard
1. 変形性膝関節症の病態を調べて，それに対する理学療法を提案してみよう．
2. アキレス腱断裂の病態を調べて，それに対する理学療法を提案してみよう．

Advance
1. 腕神経叢損傷の病態を調べて，それに対する理学療法を提案してみよう．
2. C7残存の頸髄損傷の病態を調べて，それに対する理学療法を提案してみよう．

CLOSER-LOOK BOX

　近年メディアなどで「神経障害性疼痛」という言葉を聞いたことはないだろうか．神経障害性疼痛は受容器の問題ではなく，中枢神経または末梢神経そのものに損傷が生じることで発生する疼痛である．原因やメカニズムなどは割愛するが，その治療の一環としても理学療法が有効とされている．特に神経モビライゼーションや認知運動療法は一部の難治性神経障害性疼痛に有効と考えられ，現在，神経障害性疼痛に対し注目を集めている治療手技である．

FURTHER READING

1. 有馬慶美：理学療法臨床診断学への志向―ARIMAの問題解決モデル―，文光堂，2010

　本書では，理学療法過程における情報収集から意思決定までを学ぶことができる．問題解決モデルを用いて，理学療法ビギナーにも容易に理学療法診断ができるよう工夫されている．

2. Joshua Cleland：エビデンスに基づく整形外科徒手検査法（柳澤健，赤坂清和監訳），エルゼビア・ジャパン，2007

　多様な解剖図とその解説に加え，整形外科に関する理学療法の検査・測定法の信頼性や再現性について統計学的な値を示し，根拠に基づいた理学療法を提供するうえで大変参考になる良著である．

（海津貴裕，有馬慶美）

2. 神経系理学療法

学習目標

- 神経系理学療法の概念と目的について説明できる.
- 神経障害の回復プロセスと予後に影響する因子について説明できる.
- 神経系理学療法の基本的原則について説明できる.
- 神経系理学療法の代表的な3つの介入方法について説明できる.

予習のためのエッセンス

　中枢神経系の損傷によって運動や認知の障害が起こった場合，医学的リハビリテーションの対象となります．その中でも理学療法は，身体に障害を有する者を対象とし，その対象者の基本的動作能力の向上や機能障害の改善を目的に実施されます．

　神経系理学療法とは，神経系の損傷や疾患後に起こる神経変性によって出現する障害を回復させる手段です．その基本的原則には，①治療量，②豊かなリハビリテーション環境，③チーム医療，④課題指向型練習，⑤段階的な難易度設定，⑥フィードバックの量・質があげられています．①治療量とは，どれだけ治療を実践したかです．②豊かなリハビリテーション環境とは，対象者が多くの他者や道具と相互作用できる環境を整備することです．③チーム医療とは，対象者に対して複数の視点をもった専門職が集学的に関わることです．④課題指向型練習，⑤段階的な難易度設定，⑥フィードバックの量・質とは，その介入手続きが挑戦的かつ漸進的な運動学習課題になっているかです．

　具体的な神経系理学療法の介入手段としては，次の3つの手続きがあります．

①運動先行型の活動：実運動を伴わない運動イメージや運動観察による介入．

②運動実行による皮質脊髄路の発火：積極的に麻痺肢を使用するconstraint-induced movement therapy（CIMT）や課題指向型練習．

③感覚フィードバック：物理的あるいは徒手的な体性感覚フィードバック．

　これらの3つの手続きを回復ステージ（急性期，回復期，慢性期）において組み合わせながら介入することが神経系理学療法の根幹になります．

内容理解の問い

1. 神経系理学療法の基本的原則をあげることができますか？
2. 神経系理学療法の介入である3つの手続きをあげることができますか？

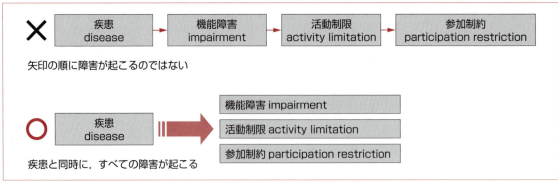

図1 疾患と障害の関係

1 神経系理学療法の概念とねらい

1 神経系理学療法とは

　神経系の損傷や疾患後に起こる神経変性によって出現する障害に対する理学療法を神経系理学療法 neurological physical therapy という．その目的は神経機能回復に基づく身体機能の回復，そして，それに基づく基本的動作能力の獲得や運動学習を引き起こすことである．また，理学療法によって脳の可塑性 plasticity のメカニズムを後押しして，脳の中の身体地図を再組織化させることも目的である．生理学的な脳の可塑性とは，脳の中で起こる情報伝達の変化のことであるが，理学療法によるさまざまな刺激に基づく情報伝達の更新手続きによってシナプス伝導の効率が変化する．

2 障害構造から考える神経系理学療法のねらい

　対象者は脳血管疾患の発症や神経変性と同時に機能障害 impairment，活動制限 activity limitation，参加制約 participation restriction を有することになる．機能障害から活動制限，そして参加制約という時間的経過は関係なく，発症と同時にすべてのレベルで障害が発生する（図1）．

　こうした障害構造からは，①疾患から直接起こる一次性機能障害（例：運動麻痺）があり，この機能障害の回復を高める治療を実施することで活動制限の改善を図ること，②疾患とは直接関係なく間接的に起こる二次性機能障害（例：関節可動域制限）の予防と治療を行うことで活動制限の改善を図ること，③疾患に侵されていない器官（例：非麻痺側）の機能を高めることで活動制限の改善を図ること，④人的介助や物的介助の利用（例：補装具の利用）によって動作方法を変えることで活動制限の改善を図ることが理学療法のねらいとなる．

【CBL1】60歳，男性のAさんは脳梗塞を発症し左片麻痺で，現在，回復期病棟で理学療法を受けている．麻痺の程度は上・下肢ともにステージⅢであり，起立動作や歩行が困難で，そのためベッドからトイレまで行き排泄する過程において介助を要する．このAさんに対して，どのようなねらいで理学療法を進めるか討議しなさい．

2 神経系理学療法の対象

　神経系理学療法の対象は，脳卒中（脳梗塞や脳出血）といった血管病変後に起こる障害を有する者や，パーキンソン病，脊髄小脳変性症，多発性硬化症，ギラン・バレー症候群といった神経変性や脱髄性の神経疾患後の障害を有する者である．これら神経系の問題によって出現した

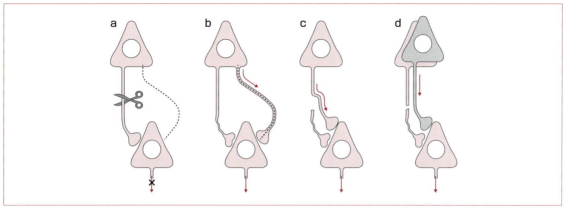

図2　神経損傷後の回復機序
a：損傷，b：アンマスキング，c：側芽形成，d：神経細胞の移植．
(Taub E, et al：New treatments in neurorehabilitation founded on basic research. Nat Rev Neurosci 3：228-236, 2002 より引用)

障害を有する者に対して理学療法を施行することで回復に導いていく．

3 神経障害の回復プロセスと機能回復予後に影響する因子

1 神経系の再組織化

　中枢神経障害からの再組織化という考え方は，軸索が損傷 lesion した後，いくつかの過程によって神経ネットワークが回復し，それにより機能回復に導かれるというものである．例えば，損傷細胞内の残存結合が強化され，サイレント経路（これまでマスキングされ使われていなかった経路）が使われるようになる．これをアンマスキング unmasking とよぶ．あるいは側芽形成 sprouting が神経の遮断後に起こり再びネットワークを形成する．また近い将来，神経細胞体ごと変えてしまう神経細胞の移植 transplantation によって，中枢神経損傷からの機能的再組織化の可能性が示唆されている（図2）[1]．

2 機能回復予後に影響する因子

　脳卒中後の機能回復に影響する要因としては，脳卒中前の障害の有無，遺伝，年齢，利き手，医学的合併症，発症（損傷）メカニズム，損傷側（右半球，左半球），損傷サイズ，急性期介入，発症後期間，脳卒中後うつ，薬物治療，介護者，社会的因子，脳卒中後治療の質と量，そして医学的リハビリテーションの介入のタイミングなどがあげられている．これらの総合的な作用が個人の予後に影響を与える．

　一般的に血管病変に基づく脳卒中の場合は，発症後に障害が起こり，その後，再発がなければ脳卒中そのものに病理学的変化はない．しかし，変性疾患であるパーキンソン病や脊髄小脳変性症などでは，疾患と障害が共存することになり，疾患の予後が障害の予後に大きな影響を与えることになる．これらの疾患と障害の因果関係を理解することは，神経系理学療法の評価や治療を考えるうえで重要である．

4 神経系理学療法の基本的原則

1 学習性不使用とは

　最終的な運動指令は一次運動野の興奮によって起こり，皮質脊髄路を通じて脊髄運動細胞に

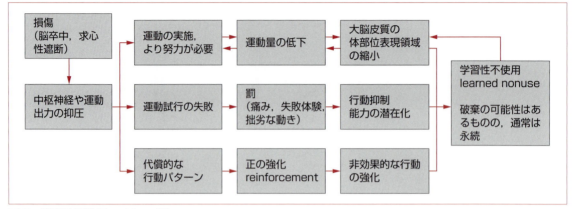

図3 学習性不使用のメカニズム
(Taub E, et al：New treatments in neurorehabilitation founded on basic research. Nat Rev Neurosci 3：228-236, 2002 より引用)

向けて出力されていく．よって，皮質脊髄路の損傷の大きさは運動機能回復に直接的に影響する．この皮質脊髄路は延髄前面で錐体を形成することから錐体路ともよばれており，この経路が損傷すると運動麻痺を中心とした錐体路障害が出現する．

　一方，損傷されていない運動に関連する脳領域の灰白質の減少が運動障害の程度に影響することが明らかにされている[2]．このような現象が起こる理由として，脳卒中後に運動麻痺を呈してしまうと，「動かさないこと」による運動・知覚経験の減少が起こり，それに基づき「動かないこと」を学習してしまうといった「不使用の学習」メカニズムが想定されている．これを学習性不使用 learned nonuse とよぶ（図3）[1]．

2 基本的原則

　適切な運動学習プロセスに基づいた運動療法や動作練習を行わないと学習性不使用が起こる．学習性不使用を引き起こさないための基本的原則としては，難易度の調整を施すスキルを要求した運動学習課題を適切に対象者に与えることが重要である．また機能回復に関する知見から，①治療量，②豊かなリハビリテーション環境，③チーム医療，④課題指向型練習，⑤段階的な難易度設定，⑥フィードバックの量・質が神経系理学療法の基本的原則として提唱されている．

1．治療量

　運動療法や動作練習をどれだけ行ったかという治療量に中枢神経系の再組織化は依存する．これを用量依存性学習 dose-dependent learning とよぶ．繰り返し練習することで神経活動の反応が高まるが，このメカニズムが個人の運動学習の程度に影響する．

2．豊かなリハビリテーション環境

　脳の可塑性にとって豊かな環境での生活は重要である．例えば，ラットの脳の変化を調べた研究では，多くのラットと多くの道具が存在するケージで育てられると樹状突起の数が増えることが明らかにされている[3]．樹状突起の増加は脳の可塑性にとって重要である．人間にとっては他者との関係や道具操作の経験がこれにあたる．

3．チーム医療

　重症脳卒中患者においては，集学的なチームアプローチによって多くの利益を受け，一般病

棟よりも多くの対象者が自宅に退院できることが示されている[4]．このようにチーム医療は対象者の予後に影響を与える．神経系理学療法の実践においては，理学療法士が単独に機能回復に関わる練習に携わるのではなく，積極的に他職種と連携しながら治療を進めていく必要がある．

4. 課題指向型練習

課題指向型練習 task-oriented training とは，対象者自身が技術（一貫性・柔軟性・効率性）を再獲得する意図をもちながら，実生活で行う課題を繰り返し練習することであり，その課題は挑戦的かつ漸進的に調節され，対象者自身の自律的な関わりを伴うものである．その練習の構成要素は**表1**の通りである[5]．脳の身体地図を変化・拡大させるためには，挑戦的な運動学習を伴った課題を行うことが必要であり，簡単に遂行できる課題では脳の身体地図に変化が起こらない[6]．

5. 段階的な難易度設定

運動課題を細かく設定し，「難しすぎず易しすぎない」課題を選択して実施する．そして，治療場面では臨機応変に難易度を調整して実施する．また，理学療法士は何回練習して何回成功するか，あるいは何回失敗するかを評価し，学習が効率的に進む難易度を設定しながら課題を与える．通常，学習手続きとしてよい課題は成功率が60〜80％とされている．この段階的な難易度設定のことをシェイピング shaping とよぶ．また，こうした手続きの際，対象者との目標設定の共有はとても重要になる．

6. フィードバック

フィードバックとは運動スキル習得のための感覚情報であり，それはパフォーマンス学習における拠り所でもある．フィードバックには対象者自身の体性感覚を通じて入力される内在的フィードバックと，課題パフォーマンスの結果

表1 課題指向型練習の構成要素

1. 機能的運動：ADLに明確に向けられている課題運動を実行する．
2. 明確な機能的ゴール：ゴールは，患者のADLや趣味活動の中で作成する．
3. 運動負荷：課題の反復，治療時間，抵抗の種類や量，頻度を十分に与える．
4. 実生活での物品使用：普段のADLで扱う物品を使用する．
5. 練習環境：特定の課題実行はその状況や文脈に影響されるので，課題実行の際にはできるだけ自然状況下で実施する．
6. 練習の段階的進行：患者の能力の獲得に沿って，徐々に難易度を上げていく．
7. 練習の多様性：さまざまな運動や環境，問題解決戦略を経験するような訓練の多様性は，運動スキル学習を支える．
8. フィードバック：運動学習を促進したり，患者のモチベーションを上げるような運動パフォーマンスに関する情報を与える．
9. 患者に合わせた負荷量：個々の患者に合わせた負荷量を設定する．

(Timmermans AA, et al：Influence of task-oriented training content on skilled arm-hand performance in stroke：a systematic review. Neurorehabil Neural Repair 24：858-870, 2010 より引用)

が外部（例：理学療法士）から教示される外在的フィードバックがある．前者は対象者自身の身体で起こる体性感覚フィードバックを中心とした学習プロセスであり，後者は理学療法士の言語フィードバックや，鏡や映像などの視覚フィードバックによるものである．この際，単純に結果の知識のみを与えるのではなく，知覚誤差を学習（誤差学習）できるように誘導する．このようなフィードバックの質も機能回復に影響を与える．またフィードバックは報酬の付与にもなる．その際，対象者の意欲を向上させることが重要であり，心理・身体状況，個人目標などの要因を考慮しながらフィードバックを与え，報酬学習に関わる神経システムを活性化させることも機能回復に影響を与える．

【CBL2】ここまで学んだことをもとに，CBL1のAさんに対して，どのよう理学療法を実施するか討論しなさい．

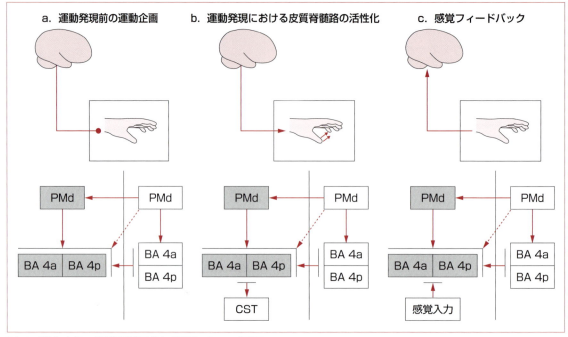

図4 脳卒中後の運動機能回復に必要な3つの要因
PMd：背側運動前野，BA：ブロードマンのエリア，BA4a：一次運動野吻側，BA4p：一次運動野尾側，CST：皮質脊髄路．
(Sharma N, et al：Recovery of motor function after stroke. Dev Psychobiol 54：254-262, 2012 より引用)

5 神経系理学療法の代表的な介入方法

1 運動機能回復に影響する3つの要因

脳卒中後の運動機能回復に効果を示す介入は以下の3つに分類されている．すなわち，①運動発現前の運動企画，②運動発現における皮質脊髄路の活性化，③感覚フィードバックである．①は運動イメージや運動観察，②は constraint-induced movement therapy (CIMT) や課題指向型練習，③は体性感覚フィードバックを指す（図4）[7]．以下，回復ステージ（急性期，回復期，慢性期）別に説明する．

1. 急性期

残存している皮質脊髄路の興奮性は急性期から急速に減衰する．この興奮性の減衰には神経変性が関係する．こうした理由から，急性期は

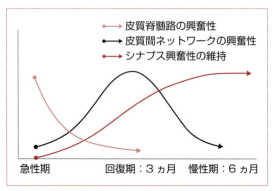

図5 急性期から慢性期における神経生理学的変化モデル
(原寛美：脳卒中運動麻痺回復可塑性理論とステージ理論に依拠したリハビリテーション．脳外誌 21(7)：516-526, 2012 より引用)

残存皮質脊髄路や一次運動野の興奮性を維持・向上させることが神経系理学療法の目的になる（図5）[8,9]．

また脳卒中後，麻痺肢の使用が減少することで損傷側の脳活動が減衰する．したがって，積

極的な麻痺肢の使用は急性期からも重要である（図4b）と同時に，麻痺肢への感覚フィードバックは，一次運動野の興奮性維持にとっても重要な手続きになることから，自発的な運動が行えない場合は麻痺肢に対して積極的な体性感覚フィードバックを行う（図4c）．その手段として電気刺激や徒手的介入などさまざまな方法が開発されている．現在のところ，これらの介入が神経変性を予防するかは明らかにされていないものの，触覚に対する感覚運動野の反応と運動機能回復には強い関係がある[10]ことから，体性感覚フィードバックは運動機能回復にとって重要である．また，この時期は運動麻痺によって不使用が長引くと関節可動域制限といった二次性機能障害を起こす可能性があることから，予防のために関節可動域運動を実践する．

2．回復期

発症後3ヵ月をピークに皮質間ネットワークの再構築が起こりはじめる．このネットワークの再構築とは大脳皮質にある一次運動野や運動前野などさまざまな運動関連領域間にネットワークが形成されることである．これによって残存している皮質脊髄路の伝導効率が上がる．中でも，運動機能回復過程において，前頭前野，補足運動野，運動前野，一次運動野，頭頂葉の領域間のネットワーク形成が重要である．この際，これらのネットワークの構築で考慮すべきことは，先に示した難易度調整された課題指向型練習，すなわち運動学習課題を実践していくことである．

また，対象者のパフォーマンス改善は練習中に起こるだけでなく，練習を実施していないセッションでも起こる．これに功を奏すのが運動先行型の活動である（図4a）．運動先行型の活動とは運動をシミュレーションする過程であり，この手続きとして運動イメージや運動観察を用いた手続きが開発され，脳卒中後の運動機能回復に効果を示すことがわかっている．

加えて，少しでも自動運動が可能になれば，運動発現による皮質脊髄路の活性化を起こす必要がある．その代表的な治療がCIMTになる．CIMTは麻痺肢を積極的に使用させ課題を遂行させる手続きであるが，その効果はtransfer packageとよばれる手続きを加えた場合に大きい．transfer packageとは「麻痺肢を改善して何がしたいか？」を対象者に確認し，「麻痺肢を改善するためには麻痺肢を日常生活において使わなければならない」ことを説明し，資料や動画を用いて麻痺肢を生活で使った過去の対象者の長期的な改善を確認させ，対象者自身の主体的な意図の必要性を徹底的に理解させていく手続きのことを指す．これには対象者にとって意味ある目標を決め，それを実現するためのプログラムを対象者と理学療法士が共同で組み立てること，麻痺肢を使う場面をできるだけ想定し，積極的に麻痺肢を使うことを約束すること，対象者自身に麻痺肢の使用状況について日記などを用いて把握させること，そして，実生活で使用する際，麻痺肢を使用しやすい環境やその工夫を理学療法士が具体的に指導することが含まれている．

一方，課題指向型練習を実践するにあたって，麻痺肢だけでなく両肢を積極的に使用し，非麻痺側の筋力維持や強化にも努める．また，状況に応じて理学療法士による介助や補装具を利用し課題が達成できるように援助する．

3．慢性期

慢性期は回復期で再構築されたネットワークのシナプスが強化される段階である．これにより，運動や認知に関わる神経ネットワークを効率的に使用できるようになる．身体を使用すればするほどシナプス伝導効率が上がるため，慢性期はこれをねらってに介入する必要がある．しかし，対象者に社会的役割がない場合，身体を使用する機会は減り，伝導効率が下がることが想定される．近年になって，脳の可塑性には

感覚運動的介入といった古典的なアプローチだけでなく，文化や教育的活動といった新しいフロンティアが必要であることが指摘されている[11]．脳の健康を維持するためには，他者と社会的な関係をもちつつ，対象者に社会的役割があることが必要である．身体運動に伴う感覚体験は，むしろそうした社会的役割や文化的活動を達成させるための手段にすぎない．つまり，目的は歩くことなどの動作でなく，歩行はあくまでもその社会的役割を達成させるための手段であるという認識でなければならない．慢性期における理学療法は，医学的リハビリテーションの範疇でなく，対象者の社会的参加を積極的に促すことを目的とした社会的リハビリテーションの範疇を取り込みながら実践することが必要である．

【CBL 3】ここまで学んだことをもとに，CBL 1，2 の A さんに対して，どのよう理学療法を実施するか討議しなさい．

復習のための確認問題

Basic
1. 神経系理学療法の基本的原則を説明しよう．
2. 神経系理学療法の介入手段である 3 つの手続きを説明しよう．

Standard
1. 急性期において皮質脊髄路の興奮性の維持のためにどのような手続きを行うか説明してみよう．
2. 回復期において運動先行型の活動をどのような手続きで起こすか説明してみよう．
3. 回復期において CIMT や課題指向型練習を行う際，さらにどのような手続きを加えた場合，より効果を示すか説明してみよう．
4. 慢性期にとって重要な視点は何か説明してみよう．

Advance
1. 疾患によって起こる一次性機能障害，疾患とは関係なく間接的に起こる二次性機能障害をあげ，それらに対する治療手続きを考えなさい．
2. 疾患に侵されていない器官の機能を高める手段や，人的介助や物的介助をどのように施すか考えなさい．

CLOSER-LOOK BOX

神経系理学療法における課題指向型練習は運動学習プロセスに則ったかたちで実践されなければならないが，そのプロセスには 3 つのシステムがある．1 つ目は強化学習（報酬学習）である．対象者の意欲を引き出すため正の報酬が得られるように難易度を設定しなければならない．2 つ目は教師あり学習（誤差学習）である．できることを繰り返すのではなくエラーが発生するように難易度を設定しなければならない．3 つ目は教師なし学習（自己組織化）である．これは繰り返し練習することで対象者自身に記憶が形成されていくように進めていかなければならない．

FURTHER READING

1. 吉尾雅春，森岡周（編）：標準理学療法学専門分野／神経理学療法学，医学書院，2013

　脳卒中後の障害が系統立って解説されているとともに，神経変性疾患に対する理学療法も説明されている．また，神経疾患の理学療法における臨床意思決定（クリニカルリーズニング）についても解説されている．神経系理学療法のバイブル本である．

2. 奈良勲，松尾善美（編）：脳卒中理学療法ベスト・プラクティス—科学としての理学療法実践の立場から—文光堂，2014

　実際的な神経系の理学療法が在宅に至るまで紹介されており，より実践的な内容で構成されている．

3. 原寛美，吉尾雅春（編）：脳卒中理学療法の理論と技術，メジカルビュー社，2013

　脳卒中後の理学療法に絞られたかたちで脳の構造と機能，脳卒中の病理，脳卒中理学療法の理論，そしてその実際（評価，治療）と，脳卒中理学療法の全体が網羅されている．

文　献

1) Taub E, et al：New treatments in neurorehabilitation

founded on basic research. Nat Rev Neurosci 3(3): 228-236, 2002
2) Gauthier LV, et al: Atrophy of spared gray matter tissue predicts poorer motor recovery and rehabilitation response in chronic stroke. Stroke 43(2): 453-457, 2012
3) Döbrössy MD, et al: The influence of environment and experience on neural grafts. Nat Rev Neurosci 2(12): 871-879, 2001
4) Yagura H, et al: Patients with severe stroke benefit most by interdisciplinary rehabilitation team approach. Cerebrovasc Dis 20(4): 258-263, 2005
5) Timmermans AA, et al: Influence of task-oriented training content on skilled arm-hand performance in stroke: a systematic review. Neurorehabil Neural Repair 24(9): 858-870, 2010
6) Molina-Luna K, et al: Motor learning transiently changes cortical somatotopy. Neuroimage 40(4): 1748-1754, 2008
7) Sharma N, et al: Recovery of motor function after stroke. Dev Psychobiol 54(3): 254-262, 2012
8) Swayne OB, et al: Stages of motor output reorganization after hemispheric stroke suggested by longitudinal studies of cortical physiology. Cereb Cortex 18(8): 1909-1922, 2008
9) 原寛美: 脳卒中運動麻痺回復可塑性理論とステージ理論に依拠したリハビリテーション. 脳外誌 21(7): 516-526, 2012
10) Schaechter JD, et al: Increase in sensorimotor cortex response to somatosensory stimulation over subacute poststroke period correlates with motor recovery in hemiparetic patients. Neurorehabil Neural Repair 26(4): 325-334, 2012
11) Ansari D: Culture and education: new frontiers in brain plasticity. Trends Cogn Sci 16(2): 93-95, 2012

〔森岡　周〕

3. 内部系理学療法

学習目標

- 内部障害の概念や範囲が説明できる.
- 主要な内部障害の分類と障害像が説明できる.
- 内部系理学療法の主な対象疾患の概要が説明できる.

予習のためのエッセンス

内部系理学療法は,内部障害をもつ人を対象とした理学療法です.身体の内部にある内臓諸器官の機能障害によって直接的に出現するさまざまな症状もさることながら,機能障害の重症化や慢性化に伴って引き起こされる活動の制限や参加の制約が大きな問題となります.また,内臓や器官の機能障害は徐々に他の臓器や器官に悪影響を及ぼし,単一臓器の問題にとどまらず連鎖的に多くの臓器の機能が障害されます.治療や管理は長期化したり生涯に及ぶこともめずらしくはありません.さらに,身体の予備力や身体活動能力も低下し,予後が不良となる危険性をもっています.よって生命予後の改善(生存期間の延長)や生活の質 quality of life (QOL) の改善は内部系理学療法の大きな目標です.障害受容は特に重要で,客観的に原疾患の病態や機能障害を理解し,悪化予防の方法と実践力を習得して自己管理できるように支援することが不可欠です.内部障害とうまく共存する人生観や価値観が醸成されることが望まれます.内部系理学療法の対象は多岐にわたりますが,呼吸機能障害・心臓機能障害に関しては研究の蓄積も多くエビデンスに基づいたガイドラインが示されています.腎臓機能障害に関しても運動療法の効果が報告されています.内部系理学療法の学習においては,臓器や器官の正常な働きを理解するための生理学と機能障害に陥ったときの内科学の学習が不可欠で,さらに肺と心臓,腎臓と肝臓,心臓と腎臓などの組み合わせで臓器間の連携機能や協働機能を理解する必要があります.

内容理解の問い

1. 内部系理学療法の目標を説明してみましょう.
2. 内部系理学療法の対象を説明してみましょう.

1 内部障害の概念とは

1 内部障害の規定と範囲

世界保健機関 World Health Organization (WHO)により提唱された国際障害分類試案では，機能障害の中の一つで内部臓器の障害（内部障害）と分類されている．わが国の身体障害者福祉法では1967(昭和42)年の心臓機能障害・呼吸機能障害の規定に始まり，1972(昭和47)年の腎臓機能障害，1984(昭和59)年の膀胱または直腸機能障害，1996(平成8)年の小腸機能障害，1998(平成10)年のヒト免疫不全ウイルスによる免疫機能障害，2010(平成22)年の肝臓機能障害の順に改定により追加され身体障害者手帳の対象となってきた．このほか障害年金では，癌や糖尿病など病気で生活や仕事が制限されるようになった場合にも支給対象とされている．また，平成22年4月より「がん患者リハビリテーション」が創設されている．

2 内部障害の動向

平成25年版の障害者白書では「在宅の身体障害者の障害種類別の内訳を見ると，視覚障害31.5万人（8.8％），聴覚・言語障害36.0万人（10.1％），肢体不自由181万人（50.6％），内部障害109.1万人（30.5％）となっている．障害種類別の年次推移を見ると，視覚障害，聴覚・言語障害，肢体不自由はほぼ横ばいであり，内部障害の増加率が高い．平成8年から18年までの10年間の推移を見ても，内部障害の占める割合は21.2％から30.5％へと増加している．このことは，障害の発生原因や発生年齢とも関係しており，人口の高齢化の影響が内部障害の増加に影響を及ぼしているといえる」と報告されている．このように内部系理学療法の対象となる可能性のある人が増加していることは明らかである．

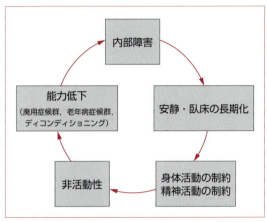

図1 内部障害の悪循環

3 内部障害のリハビリテーションとは

運動器疾患に罹患した場合とは異なり，外見で障害内容がわからないため，内部障害をもつ人は社会生活を送るうえで周囲の理解が得られにくい．社会的認知度の低さや周囲の理解不足に起因した不当な扱いや嫌な体験は心理的ストレスとなることも多い．また，病態や症状の増悪に対する恐怖感や将来への不安感などもあることから，リハビリテーションでは専門職によるカウンセリングを含めた精神的・心理的サポートは不可欠である．内部障害を構成する疾患の特性から進行性であることや安静や臥床が長期にわたることも多く，身体活動や精神活動においても制約を受けるため活動量は総じて低減する．さらにこの非活動性は廃用症候群，老年病症候群，ディコンディショニング（deconditioning）などの状態をもたらし，もともとの内部障害や能力障害をさらに悪化させるサイクルに陥る危険性がある（図1）．内部障害では包括的リハビリテーションとよばれる薬物療法，運動療法，食事療法，患者教育，カウンセリングなど多面的にサポートする必要がある．

【CBL 1】69歳の男性，Aさんは慢性閉塞性肺疾患 chronic obstructive pulmonary disease (COPD) で在

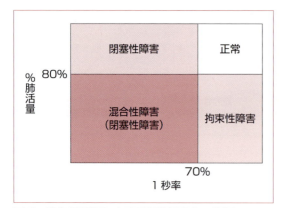

図2 肺気量指標による呼吸機能障害の分類

表1 呼吸不全の診断基準

1. 室内気呼吸時のPaO₂が60Torr以下となる呼吸障害,またはそれに相当する呼吸障害を呈する異常状態を呼吸不全と診断する.呼吸不全を動脈血二酸化炭素分圧（PaCO₂）が45Torrを超えて異常な高値を呈するものと,然らざるものとに分類する.
2. PaCO₂の程度により下記に分類される.
   (1) Ⅰ型呼吸不全（PaCO₂が45Torr以下のもの）
   (2) Ⅱ型呼吸不全（PaCO₂が45Torr超えるもの）
3. 慢性呼吸不全とは,呼吸不全の状態が少なくとも1ヵ月持続するものをいう.
   なお,PaO₂が60Torr以上あり,呼吸不全とは診断されるには至らないが,ボーダーライン（60Torr以上,70Torr以下）にあり,呼吸不全に陥る可能性の大なる症例を準呼吸不全として扱う.

（厚生省特定疾患呼吸不全調査研究班,昭和56年度研究報告書）

宅酸素療法中であったが,今回,肺炎で入院した.入院前の家庭内ADLはほぼ自立していたが,現在は呼吸困難感が強いため排泄もポータブルトイレで行っている.肺炎は抗菌薬の効果で改善してきている.今後Aさんには,どのようなリハビリテーションが必要であろうか？ またその際に理学療法士は何をすべきか？

2 主要な内部障害の分類と障害像が説明できる

1 呼吸機能障害

呼吸機能障害とは,さまざまな病気による換気運動の障害や臓器の機能障害により,肺でのガス交換機能が低下して血液中の酸素が不足する状態をいい,肺自体の機能障害がなくても発生する.血液中の酸素の低下は全身の諸器官や細胞への酸素供給不足をもたらす.

1. 肺気量指標による分類

肺気量の中で肺活量は身長,年齢,性別によって予測された予測肺活量と実際に測定して得られた実測肺活量とを比較する％肺活量（％vital capacity）を検証することで肺および胸郭に起因する吸息障害の危険性を推測することができる.また,実測肺活量の70％以上を1秒以内で呼出できることが正常とされているため,この1秒率では呼息障害の危険性を推測することができる.この2つの肺気量指標により正常,閉塞性障害,拘束性障害,混合性障害に規定される（図2）.理学療法が対象とする障害や疾患が必ずしもこの分類に明確に当てはまらない場合もあるが,呼吸機能障害を考えるうえで必要な概念である.

2. 血液ガスによる分類

呼吸が正常に機能しているかどうかは動脈血中の酸素と二酸化炭素の分圧によって判別することができる.室内空気呼吸時の動脈血酸素分圧 arterial oxygen pressure（PaO₂）が60Torr以下になると呼吸不全と規定される.呼吸不全の経過による分類では1ヵ月以上続いた場合に慢性呼吸不全と定義される.また,動脈血二酸化炭素分圧 arterial carbon dioxide pressure（PaCO₂）の程度により分類が異なり,45Torr以下はⅠ型呼吸不全,45Torrを超えるものはⅡ型呼吸不全に分類される（表1）.病態による分類ではガス交換障害と換気障害に大別される.

2 心臓機能障害

心臓機能障害とは,さまざまな病気や心臓の

機能障害により全身の末梢組織に必要な血液を供給し回収する血液循環機能が低下した状態をいう．心臓機能障害とされているが，心臓だけではなく血管を含めた循環器全体の機能障害を表し，心臓に関連したあらゆる心臓疾患の終末像として慢性心不全がある．

1. NYHA 心機能分類

心不全の病態のほとんどは左室系の機能障害であるが，左心不全，右心不全と区別することもある．左室系の障害では酸素を全身に送ることができず身体臓器や諸器官は急性または慢性の酸素不足になるため，動悸や息切れによる身体活動の制約をもたらす．また，右室系の障害でも全身倦怠や浮腫などが発生し循環する血液の回収がうまく機能せず，駆出するための還流血液量の不足は左室系の負荷を誘発し増悪させる．身体活動の遂行能力と心機能とは強い関連があり，測定する尺度として NYHA (New York Heart Association) 心機能分類が用いられる（**表2**）．

2. 身体活動能力指標

心臓機能障害（ペースメーカー等植え込み者）の認定に添付される必要書類で面接調査の問診票として使用されている．「同年齢の健康な人と同じペースでできるか」ということが基準である．「つらい」という答えが初めて現れた項目の運動量が症状の出現する最小運動量となり対象者の身体活動能力指標 specific activity scale となる（**表3**）．

3 腎機能障害

腎機能障害とは，さまざまな病気や腎臓の機能障害により，身体にとって有害な老廃物や水分を排出できなくなり，不要で有害な物質が身体に蓄積する状態をいう．明文化された診断基準はないが，急激な腎機能の低下で体液の恒常性が維持できなくなった場合を急性腎不全とい

表2　NYHA 分類

Ⅰ度：	心疾患はあるが身体活動に制限はない．日常的な身体活動では著しい疲労，動悸，呼吸困難あるいは狭心痛を生じない．
Ⅱ度：	軽度の身体活動の制限がある．安静時には無症状．日常的な身体活動で疲労，動悸，呼吸困難あるいは狭心痛を生じる．
Ⅲ度：	高度な身体活動の制限がある．安静時には無症状．日常的な身体活動以下の労作で疲労，動悸，呼吸困難あるいは狭心痛を生じる．
Ⅳ度：	心疾患のためいかなる身体活動も制限される．心不全症状や狭心痛が安静時にも存在する．わずかな労作でこれらの症状は増悪する．
(付) Ⅱs度：	身体活動に軽度制限のある場合
Ⅱm度：	身体活動に中等度制限のある場合

い死亡率が高い．腎臓の慢性疾患を包括した概念として慢性腎臓病 chronic kidney disease (CKD) がある（**表4**）．腎臓の主要な機能である老廃物の排出，過剰な水分の排出，体内電解質のバランスの維持ができなくなると人工透析の適応となる．

3 内部系理学療法の主な対象疾患の概要が説明できる

1. COPD

タバコ煙を主とする有害物質を長期に吸入曝露することで生じた肺の炎症性疾患である．気道の病変と肺胞の病変が混在しており，進行性で主要症状の呼吸困難は高齢になってから強くなる．呼吸困難は常態化し苦しさのために臥位姿勢を回避し起き上がる起坐呼吸 orthopnea がみられる．診断患者数の8割以上は65歳以上で体重減少は予後不良を示す．病期が進行すると肺性心や右心不全を合併し，在宅酸素療法 home oxygen therapy (HOT) の適応疾患の中で最も多い．

2. 気管支喘息

気管支喘息 bronchial asthma とは，気管支がさまざまな吸入刺激に過敏に反応し，炎症が発

表3 身体活動能力質問票

問診では，下記について質問してください．
（少しつらい，とてもつらいはどちらも「つらい」に○をしてください．わからないものには「?」に○をしてください）

1.	夜，楽に眠れますか？（1Mets以下）	はい	つらい	?
2.	横になっていると楽ですか？（1Mets以下）	はい	つらい	?
3.	一人で食事や洗面ができますか？（1.6Mets）	はい	つらい	?
4.	トイレは一人で楽にできますか？（2Mets）	はい	つらい	?
5.	着替えが一人でできますか？（2Mets）	はい	つらい	?
6.	炊事や掃除ができますか？（2～3Mets）	はい	つらい	?
7.	自分で布団を敷けますか？（2～3Mets）	はい	つらい	?
8.	ぞうきんがけはできますか？（3～4Mets）	はい	つらい	?
9.	シャワーを浴びても平気ですか？（3～4Mets）	はい	つらい	?
10.	ラジオ体操をしても平気ですか？（3～4Mets）	はい	つらい	?
11.	健康な人と同じ速度で平地を100～200m歩いても平気ですか？（3～4Mets）	はい	つらい	?
12.	庭いじり（軽い草むしりなど）をしても平気ですか？（4Mets）	はい	つらい	?
13.	一人で風呂に入れますか？（4～5Mets）	はい	つらい	?
14.	健康な人と同じ速度で2階まで昇っても平気ですか？（5～6Mets）	はい	つらい	?
15.	軽い農作業（庭掘りなど）はできますか？（5～7Mets）	はい	つらい	?
16.	平地で急いで200m歩いても平気ですか？（6～7Mets）	はい	つらい	?
17.	雪かきはできますか？（6～7Mets）	はい	つらい	?
18.	テニス（又は卓球）をしても平気ですか？（6～7Mets）	はい	つらい	?
19.	ジョギング（時速8km程度）を300～400mしても平気ですか？（7～8Mets）	はい	つらい	?
20.	水泳をしても平気ですか？（7～8Mets）	はい	つらい	?
21.	なわとびをしても平気ですか？（8Mets以上）	はい	つらい	?

症状が出現する最小運動量＿＿＿＿＿＿Mets

※ Met：metabolic equivalent（代謝当量）の略．安静坐位の酸素摂取量（3.5ml/kg体重/分）を1Metとして活動時の摂取量が何倍かを示し，活動強度の指標として用いる．

〔厚生労働省社会・援護局障害保健福祉部企画課長通知（平成26年1月21日）〕

表4 CKDの定義

① 尿異常，画像診断，血液，病理で腎障害の存在が明らか．特に0.15g/gCr以上の蛋白尿（30mg/gCr以上のアルブミン尿）の存在が重要
② $GFR^* < 60 mL/分/1.73m^2$
①，②のいずれか，または両方が3ヵ月以上持続する

*GFR：glomerular filtration rate，糸球体濾過量

生して気道が狭くなり気流が制限される疾患である．気流の制限では「ゼーゼー」，「ヒューヒュー」などの喘鳴とよばれる特徴的な音が聴取される．気流制限は軽度～重度まで幅があり重症の喘息発作では死に至る．発症年齢により小児発症喘息と成人発症喘息に分類され，運動が誘因となって起こる運動誘発喘息もある．

3. 肺癌

肺癌 lung cancer の患者数は増加傾向にあり，わが国の癌死亡者数の1位を占めている．癌の種類や病期（ステージ）により化学療法や外科的手術などの治療の組み合わせがある．外科的手術では標準的な胸郭切開術に加え，侵襲の少ない内視鏡による手術がある．早期発見では生命予後も良好で社会復帰率も高い．緩和期においては浮腫が問題となったり，癌そのものに起因する痛みやしびれ，抗癌剤治療に伴う痛みやしびれが問題となる．これらは廃用症候群やディコンディショニングを増悪させる要因でもある．緩和期の疼痛管理においては持続性のある鎮痛薬と，レスキューとよばれる速効性のある鎮痛薬が使用される．

4. 心筋梗塞

　心筋梗塞 myocardial infarction とは，冠動脈疾患 coronary artery disease（CAD）に区分される疾患で，心筋に血液を供給している冠動脈に狭窄や閉塞が発生し，循環血液量の減少に伴って心筋が壊死した状態をいう．虚血性心疾患ともよばれ急性発症が多く，続いて起こる不整脈が主要な死亡原因である．この前段階として心筋が壊死にまで至らない病態を狭心症という．狭窄が重度または狭窄部位が複数の場合は冠動脈バイパス術 coronary artery bypass grafting（CABG）の適応となる．主な原因は生活習慣で，高血圧，脂質異常症，糖尿病などは冠危険因子とよばれる．加齢，喫煙，肥満，人工透析なども危険因子で，遺伝的負因もある．

5. 慢性心不全

　慢性心不全 chronic heart failure とは，心臓の機能障害が慢性化した状態を表す．心不全状態に陥った主要原因を部位によって左心不全，右心不全と区別することもある．また，機能では収縮不全，拡張不全と分類することもある．多数を占める左心不全では肺うっ血，肺水腫，血圧低下，尿量減少，全身倦怠，起坐呼吸などが出現する．右心不全では静脈うっ血，下肢の浮腫，静脈怒張，肝腫大，心拍出量低下などが出現する．これらに起因する全身倦怠や呼吸困難により身体活動は制約を受け運動耐容能は低下する．

6. 末梢動脈疾患

　末梢動脈疾患 peripheral arterial disease（PAD）は加齢，喫煙，糖尿病，高血圧，脂質異常症などの要因で動脈硬化が進行し，特に下肢の末梢動脈の血流障害に伴いしびれや痛みなどの感覚障害，末梢組織の潰瘍や壊死が出現する．病初期では足の冷感，しびれ，皮膚の蒼白などがあり，歩行では痛みのために継続して長い距離は歩けないが，途中で休むと血流が改善して歩行が再開できる間欠性跛行 intermittent claudication がみられる．

7. CKD

　腎臓病の危険因子である高血圧，糖尿病，喫煙などにより徐々に腎障害が出現すると蛋白尿や血尿が検出される．さらに腎機能低下が進行すると糸球体濾過量 glomerular filtration rate（GFR）が減少する．CKDでは血清クレアチニン値と年齢から推計したGFRの値によって病期を5段階に分類している．最重症期では血液透析，腹膜透析，腎移植が検討される．また，透析患者の原疾患の1位は糖尿病性腎症で総患者数の4割を超えている．腎臓の機能障害にみられる症状としては浮腫，全身倦怠感，頭痛，吐き気，めまい，血圧上昇，貧血，骨粗鬆症などがある．

8. 糖尿病

　糖尿病 diabetes mellitus とは，血液中の血糖が正常範囲を超えて異常な高値を示す状態をいう．膵臓の分泌細胞の機能障害によりインスリンの分泌量が減少し糖尿病となる場合を1型糖尿病という．また，加齢，遺伝，肥満，運動不足などの原因からインスリン感受性低下や分泌低下となり高血糖，糖尿病を発症するものを2型糖尿病といい総患者数の9割を占める．高血糖では口渇，多飲，多尿の症状が特徴的である．糖尿病では血管の内皮が損傷されるため微小血管が徐々に破壊されて循環障害を起こす．2型糖尿病で治療が奏効せず慢性期になると網膜症，神経症，腎症などの合併症の発症頻度が高くなる．

【CBL2】CBL1のAさんが歩行困難なのはどうしてなのか？　病態から説明しなさい．また，Aさんに対する理学療法をあらためて考えてみよう．

【CBL3】60歳の男性，Bさんは心筋梗塞を発症し入院中である．外科手術は受けず，現在発症から3日が経過した．Bさんには今，どのような理学療法が必要であろうか？

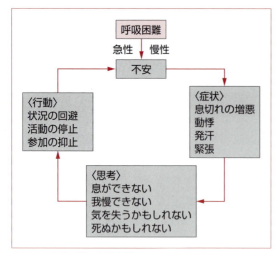

図3 呼吸困難の悪循環

復習のための確認問題

Basic
1. 臓器や諸器官の働きを説明しよう．
2. 臓器間の連携機能や協働機能について相関図を作成して説明しよう．

Standard
1. 内部障害の区分や分類について説明しよう．
2. 内部系理学療法の主な対象疾患を説明しよう．

Advance
　内部障害では単一臓器の機能障害から始まっても病態の悪化や長期化によって肉体的・精神的活動が制約を受け活動能力が全般的に低下する．また，他の臓器や器官に悪影響を及ぼし複合的な障害像を呈する．これらの混在した複雑な障害像を理解するために相関図や関連図を作成し，障害を構成している内容や問題点を説明しよう．また，問題点の概念図ができたら，それらに対する一般的な理学療法評価項目や理学療法アプローチについて調べて追記してみよう．

CLOSER-LOOK BOX

　呼吸困難に起因する起坐呼吸は呼吸機能障害でも心臓機能障害でも出現することを概説した．現象としては同じだが主な原因が異なる．心不全では臥位になると静脈還流が増加し肺うっ血となり，肺自体の拡張が制約を受けるため，上体を起こした姿勢が楽に呼吸ができ休息できる．喘息などでは臥位による自重や床反力による胸郭運動制限が主体であるため，呼吸運動が制約を受けない上体を起こした姿勢が楽に休息できる．さまざまな原因によって起こる呼吸困難の回数増加や常態化は悪循環に陥る危険性をもつ（図3）．内部系理学療法ではこれらの悪循環を断ち切ることが介入目的の一つである．

FURTHER READING

1. 彼末一之，能勢博（編）：やさしい生理学，改訂第6版，南江堂，2011

　難解な類書が多い中で，内臓や器官の働きが明確にわかりやすい表現で解説されており内部障害の理解に役立つ生理学を学ぶことができる．

2. 細田多穂（監），山崎裕司，川俣幹雄，丸岡弘（編）：内部障害理学療法学テキスト，改訂第2版，南江堂，2012

　内部系理学療法の専門書で内部系理学療法領域が網羅されているので，本書をみれば具体的な理学療法の思考と介入内容が解説されている．読解するには難易度が高いが，内部系理学療法の領域を理解するには必読の一冊である．

（松本直人）

4. 地域理学療法

学習目標

- 地域理学療法の枠組みについて説明できる．
- 地域理学療法の歴史について説明できる．
- 地域理学療法の対象について説明できる．
- 地域理学療法におけるそれぞれの場面での目的と手段が説明できる．

予習のためのエッセンス

　地域理学療法が注目される社会背景には，少子高齢化の進行による超高齢社会・多死社会の到来があります．一般的に，疾病や身体機能不全などを呈した対象者に対する理学療法の過程は，急性期，回復期，生活期に区分されます．急性期，回復期では，医学的治療の割合が大きく機能回復に主眼をおくため，理学療法士の活躍の中心は医療機関となり，その対極として，医療機関以外の場での活躍が地域理学療法の主として考えられています．

　さらに，健康志向の高まり，多死社会の到来を受け，理学療法士の活躍の場は，疾病予防・健康増進，さらには終末期と拡大しています．これら医療機関以外での理学療法を地域理学療法として考えることができます．

　医療機関以外で地域理学療法を展開していくためには，関連の社会保障制度について理解を深めていくことが大切です．関連する法制度としては，障害者総合支援法，介護保険法などがあります．

　地域理学療法は，決して特別なものではなく，一般的な理学療法における問題解決プロセスを当てはめて考えることが可能です．地域理学療法の場面では，国際生活機能分類 International Classification of Functioning, Disability and Health (ICF) によりネガティブな側面だけではなく，ポジティブな側面もとらえることになりますが，いずれの側面からの視点であっても，理学療法士として向き合う課題の特定を行うことから始める必要があります．急性期・回復期においては，身体機能に力点をおいた課題特定を行うのに対して，地域理学療法では，生活の達成が主となります．そのため，解決を図る問題の中心として「参加」の視点をもち，どのような参加を実現するのかから考えていくことが求められます．そして，課題解決に向けた目標設定ならびに目標到達のための阻害因子への介入プラン作成，そして課題達成度の確認による効果判定となります．これらの一連の流れを，多職種協働のもと展開していくことがポイントとなります．

内容理解の問い

1. 地域理学療法が理学療法全体の中で占める位置づけについて説明できますか？
2. 一般的な治療過程において，理学療法の主目標の時期的相違について説明できますか？

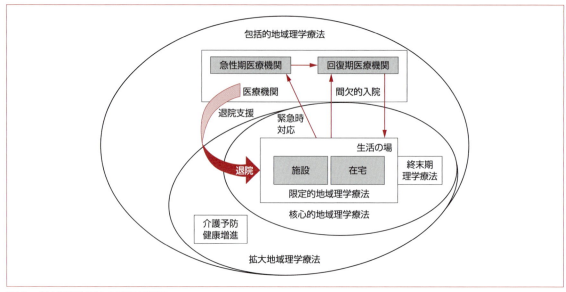

図1　地域理学療法の概念枠組み

1 地域理学療法とは

　地域理学療法は，その名の通り地域における理学療法のことである．では，ここでいう地域とは？　一般に地域といえば，地域社会をイメージするであろう．地域には，地域医療に貢献することを目的としている医療機関もあるが，地域理学療法は医療機関から退院した後を受けもつイメージで発展してきた．そのため，医療機関の対極として，医療機関を退院した後の在宅や施設といった生活の場を核にとらえられてきた（限定的地域理学療法）．また，急性期理学療法，回復期理学療法に続く生活期理学療法を地域理学療法の時期としてとらえられていた．しかし，徐々に対象者の範囲が拡大し，医療機関からの退院支援，そして対象者が亡くなる終末期までを含んで考えられるようになってきた（核心的地域理学療法）．さらに，介護予防・健康増進までも含んだ枠組みまで拡大してとらえることができる（拡大地域理学療法）．また，本来，地域社会の中に急性期医療機関も回復期医療機関もあり，必要に応じた緊急時対応や間欠的入院先としての役割を有する．人が安心して「暮らしたいところで暮らす」ためには，医療機関を含めた地域全体の各種資源が包括的に関わることが重要である（包括的地域理学療法）（**図1**）．

　すなわち，地域理学療法は生活の場である地域社会において，「生活に根ざした理学療法を展開すること」ととらえることが必要である．人が生まれて亡くなるまでの生涯において，生活に何らかの支障を抱えるようになったとき，理学療法士が理学療法の専門的知識と技術を駆使し，対象者の生活の向上に向けて行う取り組みが地域理学療法といえよう．

　図2に示すように，わが国は既に超高齢社会に突入し，今後も少子高齢化のより一層の進行が予測されている．そのような地域社会において，誰もが有する「暮らしたいところで暮らす」を支えていくためにも，地域理学療法の役割は一層重要性を増してくる．

2 地域理学療法の歴史

　理学療法士がわが国で制度化されたのは，1965

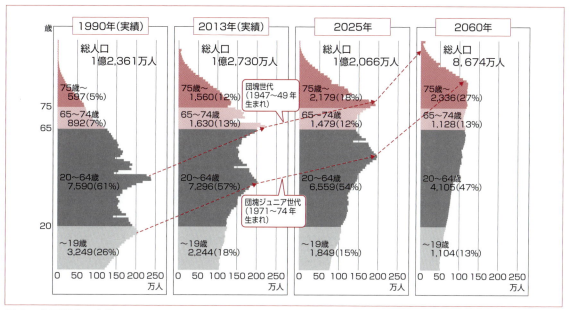

図2 人口構造の変化
(出所) 総務省「国勢調査」及び「人口推計」,国立社会保障・人口問題研究所「日本の将来推計人口(平成24年1月推計):出生中位・死亡中位推計」(各年10月1日現在人口)

(昭和40)年のことである.この頃はまだ理学療法士の存在もまれであり,地域理学療法としての取り組みもごく一部の地域に限定されていた.その後,いわゆる寝たきり老人の増加や,社会的入院,病院のサロン化などが問題となり,1982(昭和57)年に老人保健法が制定され,地域理学療法の分野が注目を浴びるようになってきた.老人保健法に基づく40歳以上の者を対象とした保健事業の中に,機能訓練事業と訪問指導事業の2つが盛り込まれ,医療機関外の地域社会の場で活躍する理学療法士が出始めた.しかし,まだまだ理学療法士数が十分ではなく市町村保健センターや特別養護老人ホームなどにおいて,非常勤で関わる程度であった.その後,1986(昭和61)年に老人保健法の一部改正により老人保健施設が創設され,理学療法士または作業療法士が入所者100名に対して1名以上必要という人員基準が設けられたことにより,活動の場を拡大することとなる.

さらに,2000(平成12)年の介護保険制度の導入によって,大きな転機を迎えた.それまでの医療(医療保険),保健事業(老人保健法)に加え,第3の枠組みとして介護(介護保険制度)での活動が展開されるようになった.介護保険制度の中では,入所サービスだけでなく,在宅サービスとして訪問リハビリテーション,通所リハビリテーションが普及し,地域理学療法の場面での活動範囲の広がりをみることとなった.さらに,2013(平成25)年には厚生労働省医政局から「理学療法士の名称の使用等について」の通知が出され,介護予防事業等において,診療の補助に該当しない範囲の業務においても理学療法士の活躍の場の拡大をみている.

3 地域理学療法の対象と目標

地域理学療法の対象と場面は拡大している.地域社会で生活している人は,種々の場面で身体の不調などを呈する可能性があり,それぞれに応じた課題に向き合うことが大切である.対象をライフステージ別,疾病などの罹患後の回復段階別に整理してみよう.

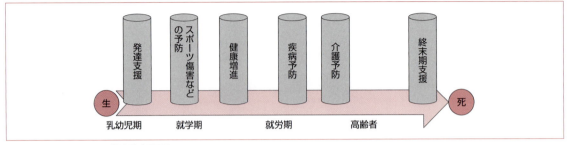

図3 ライスステージ別重点課題

1 ライフステージ別

　乳幼児期・就学前期では，発達・発育上の課題に向き合い，親を含めた生活機能の獲得に向けて取り組むことに主眼がおかれる．身体機能不全などを抱えた子どもの世話をすることになる親への支援も大切である．また，就学期が近づくと，身体機能不全を抱えながらどのように学校生活を送るのか，就学環境の準備への対応も求められる．次に，就学期では，外傷などを生じた場合は医療機関での対応となるが，スポーツ傷害などの予防について関わることができる．また，就労期では腰痛や頸肩腕症候群の予防など産業理学療法の観点が重要なポイントになってくる．さらに，高齢者では，介護保険制度との関係において，要支援・要介護の状態にある人ならびにそのおそれのある人に対する「自立支援・介護予防」が主眼となる（図3）．

　このようにライフステージによって，求められる役割が変化する．そのため，地域理学療法の活動場所は在宅や施設だけでなく，小中学校，企業，公民館などにも広がっている．

2 罹患後の回復段階別

　疾病などに罹患した場合，医療機関において身体機能の回復，改善を主目的とした理学療法が展開される．地域理学療法としての関わりは，退院支援を行う頃より重要性を増してくる．入院患者の退院に際して，退院先はどこか，退院後に予想される課題にはどのようなものがあるのかを考え，必要な調整を図り，退院後の生活を構築することが主眼となる．そして，退院後の在宅や施設において，対象者の生活が有意義なものとなるように「活動や参加」に重点をおいた関わりが地域理学療法の主軸となる．

　従来，回復期に対して，機能を維持することが主目標になることから「維持期」とよばれていたが，維持ではなく，対象者の生活に根ざして関わることを重視し「生活期」とよばれたり，介護生活を意識し「介護期」とよばれたりしている．また，死が近づいたいわゆる人生のクロージングの時期は「終末期」とよばれていた．確かに，人は必ず死を迎えるものであるが，「いつ，死が訪れるのか」ということは誰にもわからず，不確実さを有している．したがって，がん患者などでは「緩和期」として，高齢者，難病者では「介護期」として表現されることもある．「死」んでいない間は「生」きて生活している．そういう意味からも，地域理学療法は，「生活を基盤として展開される理学療法」として，「生活期」を広くとらえることが適当であろう．

【CBL 1】ここまで地域理学療法について学んだことをもとに考えてみよう．82歳の女性，Aさんは20年前にパーキンソン病を発症した．90歳の夫と暮らしているが，夫の介護負担が大きく，現在，老人保健施設で1ヵ月間の短期入所をしている．夫の訴えは「夜間のポータブルトイレでの介助が負担である」というものであった．Aさんには無動が顕著にみられ，ベッドでの寝返り，起き上がり，立位での方向

転換が困難である．電動ギャッチベッドを導入しているが，その他の環境整備は行っていない．この事例における地域理学療法の目標は何であろうか？

4 地域理学療法における課題解決とは

地域理学療法における課題解決を考える場合，対象者が抱える課題を明確にすることが必要である．そのためには，現在の対象者の生活構造を的確にとらえることが求められる．そのためのツールが国際生活機能分類 International Classification of Functioning, Disability and Health（ICF）である．ICF では対象者の生活機能のネガティブな面だけではなく，ポジティブな面もとらえ，また，同時に背景要因として個人要因や環境要因についても目を向けることになっている．その結果，解決を図るべき課題が，対象者自身にあるのか，環境の調整を図ることが必要なのかを明確にすることが可能となる．

医療機関における理学療法（特に急性期など）では，身体構造と身体機能の回復に重きをおいて考えることが求められるのに対して，地域理学療法の場面においては，活動と参加に主眼をおいた関わりが重要となる．回復期を過ぎ，退院を検討する時期においては，身体機能の回復だけではなく，その時点で有している身体機能を活用し，種々の代償動作や福祉用具の活用などを含めて，どのように生活することができるかを主眼とすることが大切である．

したがって，地域理学療法の場面において課題解決を考える場合，まず，参加に関わる課題を主目標として考えることからスタートする．その際，どのような生活に参加できるようになりたいのかという対象者自身の意思を尊重して考えることが重要であり，対象者の自己決定を支援するように関わることが求められる．そして，その参加が制約を受けている原因はどこにあるのかを，ともに考える．そこには，活動の制限があり，活動の制限を引き起こす身体機能不全が存在するというように，課題を明確化していくことが必要である（図4）．

地域理学療法の目標として，老化や疾病の進行によって予測される機能低下を防ぎ，機能低下させないことを意識して，機能維持を目標に設定することがある．しかし，維持を目標に掲げることは適当ではない．目標を考えるためには，①将来（数年後，数ヵ月後，数週間後），どのような生活がしたいのかを考え，②目標とする生活像と現状との間のギャップに着目することが必要である．そして，③そのギャップを埋めることができるように理学療法の内容を構築していくことが基本となる．したがって，機能維持ではなく，どのような生活を目標にするのかを具体的に考えていくように心がけたい．

地域理学療法の現場では，医療機関以上に課題解決のために，多職種による連携が重要となる．連携する職種は医療職に限らず，福祉関係職種，さらには，建築関係者，福祉用具の専門家などを含んだ多職種によるチームを形成し関わっていくことが基本である．良質なチームでは，当事者自身や家族をチームメンバーの中に含め，ともに共通の課題に向き合っている．そして，チームの中心にある課題が解決すれば，チームの役割は終了する．チームの役割を終えるように取り組むことが大切である（図5）．

【CBL2】CBL1のAさんに対して理学療法士は具体的に何をすべきか考えてみよう．どのような情報収集が必要か？　どのようなアプローチが必要か？他職種とどのような連携が必要か？

5 地域包括支援の中で

「住み慣れたところ，住みたいところで暮らす」を実現していくためには，地域にある種々の資源が協力し合うことが求められる．その中心となる考え方が地域包括支援である．地域包括支

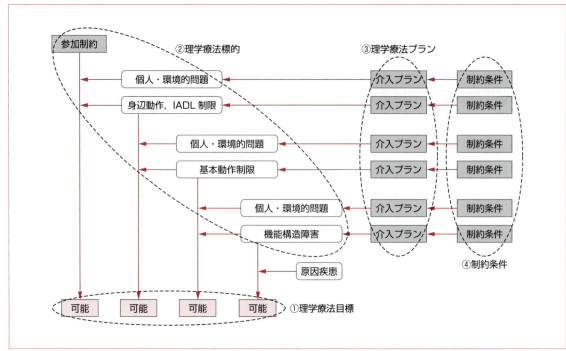

図4　地域理学療法における問題解決モデル

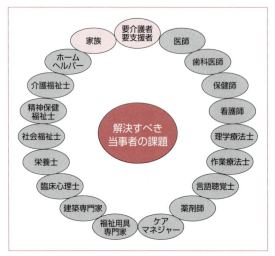

図5　地域理学療法に関連するチーム

援センターが有益に機能するためには，対象者の「survey → plan → do → check → act」というSPDCAサイクルを意識していくことが大切である（**図6**）．また，地域包括支援として地域が有している社会資源にはどのようなものがあるのかを対象者に伝える役割を専門職として果たさ

なければならない．

　地域理学療法の中では，行政機関，地域包括支援センターなどにおいて，対象者の生活に種々の社会資源がつながるようにマネジメントを行う役割が理学療法士には求められる．

復習のための確認問題

Basic
1. 地域理学療法の時期別・場所別の目標について対照表を用いて説明しよう．
2. 地域理学療法において，協働する職種について説明しよう．

Standard
1. 地域理学療法の歴史的変遷をいくつかの期に分け，重点ポイントならびに変換のきっかけになった社会背景・制度などについて説明しよう．
2. 身体機能不全などの課題を抱えた対象者の生活機能向上を図るために，理学療法士が提供できる手段について説明しよう．
3. 地域理学療法において，目標設定としての「維

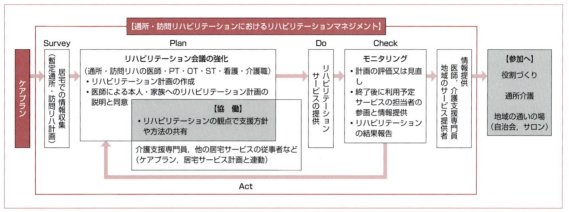

図6 活動と参加に焦点をあてるためのSPDCAサイクル
(第119回社会保障審議会介護給付費分科会(H27.2.6)資料1-2, p7 より一部抜粋)

持」の非妥当性について説明しよう．

Advance

"最期"までの"生"を支援するために，理学療法士として何ができるのかについて，学生同士で話し合ってみよう．

CLOSER-LOOK BOX

　地域理学療法は，地域リハビリテーションの理念を達成するための一領域であり，リハビリテーションの真髄に通じる領域である．人は，怪我や疾病を有し医療機関を受診することで患者と称される．また，介護保険制度によって介護サービスを受ける立場として要介護者と称される．リハビリテーションの真髄としては，患者や要介護者というレッテルを剝がし，一生活者としての立ち位置を取り戻すことである．対象者を常にサービスの受け手としてとらえるのではなく，サービスを活用するかもしれないが，自己決定のもと生活している1人の人間として対峙していくことを忘れてはならない．

FURTHER READING

1. 嶋田智明(監), 日髙正巳(編)：地域理学療法にこだわる, 文光堂, 2010

　本書は，地域理学療法の背景, 時間的な流れの中での関わり方，場面別のポイントについてまとめた書籍である．地域理学療法の熟達者がどのようなことを考え，対象者と向き合っているのかを学ぶことができる．

2. 日髙正巳, 桑山浩明(編)：終末期理学療法の実践, 文光堂, 2015

　本書は，超高齢社会の延長線上に訪れてくる多死社会を念頭に，最期まで「生きる」を支えていくために，理学療法士は何ができ，何を知っておくべきかを学ぶことができる．

3. 伊藤隆夫, 斉藤秀之, 有馬慶美(編)：図解訪問理学療法技術ガイド―訪問の場で必ず役立つ実践のすべて―, 文光堂, 2014

　本書は，標準的で安全な訪問理学療法の展開を目的に，訪問理学療法の熟練者がその技術，評価法をまとめたものであり，訪問理学療法に従事するためのバイブルとなる書籍である．

（日髙正巳）

第4部

理学療法を支える基礎学

1. 生体力学と関節運動【演習】
~ヒトの身体の因果関係~

学習目標

- 普段意識しない身体の姿勢について明らかにすることができる.
- 生体力学を説明することができる.
- 関節運動を説明することができる.
- 生体力学と関節運動は関係があるということを説明することができる.

予習のためのエッセンス

対象者が日常生活に支障をきたしたとき,理学療法士がしなければならないことは,**対象者の身体状況がよくわかるように解き明かし,対象者が「なるほど」と認め,新しい身体の動きを想像し,創造していくお手伝い**をすることです.

この手伝いの仕方を身につけるためには,次の4つのことを理解する必要があります.

① **身体の姿勢**は,いつも自分では意識していなくても,目には見えない力によってその姿勢をとり続けていることを知りましょう.

② **生体の起こす動き**は,自らの身体を動かしうる力と床から支える力とのつり合いを変化させていることを知りましょう.

③ **自らの身体が動く**とき,関節にどのようなことが起こっているかを知りましょう.

④ヒトの動きが複数の器官で互いに連携して働くことを知り,**動きを客観的に測定し**,これらのことが対象者の**日常の生活の中で**どのように影響しているのかを知りましょう.

理学療法士は,**段階1.** 対象者の現状を生体力学的に分析し,統合解釈して,**段階2. 対象者にわかりやすく伝え**なければなりません.そして,**段階3.** 対象者が自らの身体の動きを支配する法則を知ることによって,**段階4. 新たな身体の動きを発見し現状を受け入れる**ことに関わりをもちます.さらに理学療法士は,**段階5.** 対象者の中で生じている**動きの原因を推測し**,実施した理学療法が適切であったか否かを繰り返し解析し,次の介入に生かすことが求められるのです.

内容理解の問い

1. 理学療法士として,身体の動きを4つの要素として説明できますか?
2. 理学療法士の専門性に立脚した段階5つが説明できますか?

1 ヒトの身体（からだ）のつり合い
~「力」の正体を見きわめる~

1 机の上の消しゴムはなぜ落ちないのか？

今，消しゴムが机の上にあるとする．消しゴムは，机がなければ床に落ちてしまう．これは，地球が消しゴムを床面に引っぱっているからである．このことを「重力」とよんでいる（重力がなぜ存在するかについては，まったく解明されていないが，これがどのような性質をもっているかについては，わかっている）（**図1**）．

消しゴムに働く力が重力だけならば，消しゴムは下に落ちていく．しかし，「消しゴムを支えている力」として机があるために，消しゴムは机の上に存在するのである．これは重力と逆向きに働く力で，消しゴムには「地球が消しゴムを引っぱる力」と「机が消しゴムを支える力」がうまくつり合っているのである．その結果，消しゴムに働く力が合計ゼロになり消しゴムは机の上で静止しているのである．このように1つの物体に複数の力が働いても，それらを足し合わせてゼロになれば力が働いていないのと同じになる．

さらに，父親と子どもの場合で説明する．子どもが父親に背負われている状況を考えよう．「父親が子どもを支える力」は「子どもが父親を押す力（子どもから父親に働く力）」と反発し合っている．これは，「2つの物体の間に働く力はいつも大きさが等しく逆向き」になることを表している（**図2**）．

次に，平らな床にボールを転がしている場面を想像する．すると，最初のうちボールは同じようなスピードで転がるが，しばらくするとだんだん遅くなり止まってしまう．これは，床面との間に摩擦力が働くからであり，速度はだんだん低下していく．それではもし床面との間に摩擦力のような力が働かなかったらどうなるのだろう？　このとき，摩擦力のような速度を低下させる要素がないので，ボールは常に同じ速度で進む．つまり，外から力が働かないとき，同じ速さで真っ直ぐ進む運動をするのである．別の言い方をすれば，ボールが外からの力を受けない限り，現在の運動または静止の状態を変えないという性質があるということである（**図3**）．

このことをヒトで説明する．ヒトが床に立つことは，「地球がヒトを引く力」と「床がヒトを支える力」がつり合っていて，「床がヒトを支える力」は「ヒトが床を押す力」に反発しているということである．そして，この状態を継続しようとしているのである．こうして身体の立位姿勢

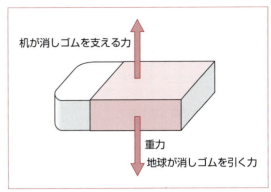

図1　机の上の消しゴム（重力）

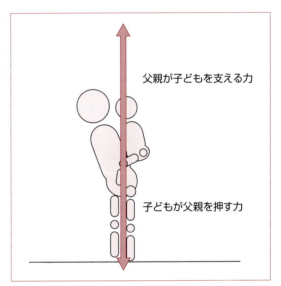

図2　おんぶ（押す力と支える力）

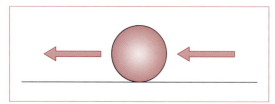

図3 同じ速さで真っ直ぐ進む

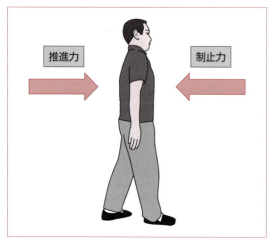

図4 推進力と制止力

は保たれている．このようにしてわれわれは，毎日生きていく中で絶え間なく身体に働きかけられ，地球の中心に引き寄せられているのである．

2 つり合いが変化する

ここまでで身体に対し地球や床面が働きかけていることについて知ることができた．それでは身体に動きが生じるときは，どうだろうか．一般的に身体が動くということは，筋肉が収縮することで起こる力によって関節が動き，その動きが次から次へと関節につながった結果であると考えられる．そしてそのとき，地球や床面が身体に影響を与える働きかけと関節の動きは，常に同時に生じている．この現象を扱う学問を生体力学（バイオメカニクス biomechanics）とい

う．

バイオメカニクスは2つの言葉をつなぎ合わせてつくられた言葉であり，"bio"が「生命ある生物」を，"mechanics"が「力学あるいは機序」を意味している（力学とは，物体の運動を決める法則のこと）．運動学を，「ヒトが行う種々の動きを運動として把握し，それを成立させている成分・要素・側面を明らかにする科学または研究」とすると，バイオメカニクスは，「生体に対する内部または外部の力の作用を扱う学問」といえる．さらに，狭義には「生体への力の作用」，つまり身体の構造や機能を力学的視点から解明する科学であり，広義には「身体の運動」に関する科学であるといえる．そして，バイオメカニクスには隣接する学問分野が大変多く，さまざまな生体構造とその機能を対象とするが，ヒトが使用する用具（義肢や装具，福祉機器なども含む）や環境などの研究もこの範疇に入るのである．つまりバイオメカニクスは，人間や動物の運動に関する総合科学であるといえる．

ヒトが足を前後に広げて立っている状況を想像してほしい．ただ立っているだけのとき，先程と同様「引く力と支える力」や「支える力と押す力」のつり合いがとれていて立位を保っている．ここで，前足に体重をかけたとする．そのときには，後ろの足底には身体を推し進める力が働き，前の足底にはその運動を制止する力が働く．そして，この前の足底に起こる制止力と，後ろの足底に起こる推進力は，同時に起こっているのである（**図4**）．

足が床に触れると，接した部分には無数の反力（床面が支える力のこと）が発生する．これら無数の反力の作用を，一つの力の作用に加え合わせたものを「床反力」とよんでいる．つまりヒトの動きは，自らの身体を動かしうる力と床反力のつり合いを変化させているということなのである（**図5**）．

3 身体が動くこと

人の身体の動きを出現させている状態は，どのような仕組みで起こるのだろうか．

力とは，物体に力学的な変化（運動）や状態維持（静止）を起こすものであり，それは「力の大きさ」と「力が作用する位置（点）」そして「力の方向」で表現される．力の方向でみた場合，それが直線の場合は並進運動であり，一方，円を描く場合は回転運動である．一定の回転軸で物体に回転運動を起こす力の性質を「力のモーメント moment of force」あるいは「トルク torque」という．

ヒトの姿勢維持や関節運動も力によって起こされる．関節運動は，関節を運動軸（回転軸）として，筋収縮による骨を引っ張る力（張力）で起こされる回転運動である．つまり関節には「力のモーメント」が作用していることになる．これを「関節モーメント」とよぶ．

先ほどの足を前後に広げている状況での立位姿勢を「力のモーメント」で説明してみよう．今回は，前足の足底面が床面に全面接地している設定で考える．右足部には，床面から上に向けて床反力が作用する．この床反力は，右足部前方に作用する．この床反力とつり合うためには，回転している中心で後方上向きの関節モーメントが必要となる．この上向きの関節モーメントを起こすためには，下腿三頭筋の筋力が必要となる（図6）．

このようにある姿勢を保つためには，回転の中心である関節のまわりで床反力と反対側の筋収縮が必要となる．つまり，身体が動くとき，関節には関節モーメントと床反力など同時にいくつかの「力のモーメント」が起こり動きの調節をしているのである．

4 さまざまな動きの理論に基づいた分析

ヒトの動きをさらに正確なものとするために

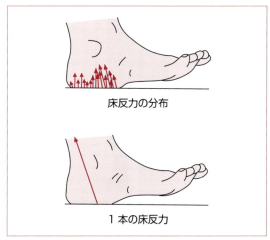

図5 床反力の成り立ち

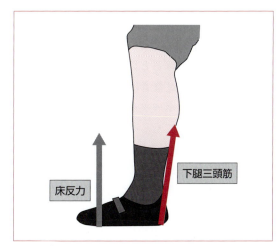

図6 力のモーメント

「動きのつながり」について理解を深めよう．

筋肉は神経刺激によって収縮し張力を発生する．この張力がもとになって関節運動が成立することは「③ 身体が動くこと」の項で説明した．つまり，筋は腱によって骨に付着しており，筋収縮は関節を介して骨の回転を起こし，時には回転に抵抗するということが起こる．そして，ヒトの動きを理論的に推定するためには，このようにして発生した筋力やモーメントといった力を明らかにする必要がある．

この「身体の動き」を生体力学的にとらえる方

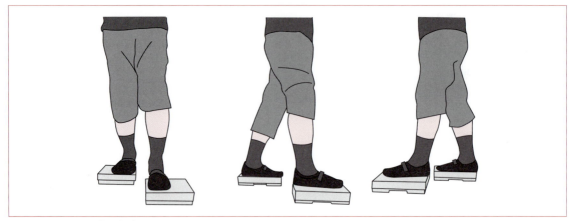

図7 床からの反力の観察

法として，測定を記述し，その状況を解き明かし，評価するという過程がある．また，対象とする動作は，立位姿勢といった静的なものから走る・跳ねる・投げるといった動的なものまでさまざまであり，対象者は高齢者や身体に障害をもった人からスポーツ選手まで幅広い．対象となる人が異なっても，それを記述・測定する方法（例：ビデオ撮影を用いた動作記述，ゴニオメータを用いた関節角度の測定，床反力計での測定，動作解析装置を用いたものなど）の原理はすべて「力のつり合い」や「床反力」，「関節モーメント」なのである．

注意しなければならないことは，どの段階においても人為的作業が中心となるので，測定・解析を行う「検者」にはその原理，測定機器，測定環境や条件を十分理解することと同時に，熟練が必要となる．理学療法士の仕事はヒトの動きを身体機能で解明し，動きを客観的に測定し，これらのことが対象者の日常の生活の中でどのように影響しているのかを評価することである．

2 重力，反力そして関節モーメントを可視化する

1 アナログ体重計を用いた床からの反力の観察

ヒトが地球に引かれる状況と床面が支える状況を実際に確認する．この演習では，普段体重を計測するための体重計が，重力と反力を表していることを確認しよう．さらに，通常の立位と左右の体重のかかり方についての規則性や特性があるかどうかを観察しよう．

① 準備

準備する用具：アナログ体重計2個，記録用紙〔あらかじめ測定結果が記入できるよう，測定年月日，被験者の氏名，検査者の氏名，測定結果記入用の表（3×4，縦；右足・左足，横；立位・右前開脚立位・左前開脚立位）〕．

3人一組のグループをつくる（1人が被験者，2人が検査者）．

② 方法（図7）

被験者はアナログ体重計2個の上で通常の立位をとる．検査者は右足と左足の示す重量を記録する．それぞれ3人交互に実施する．

アナログ体重計を前後に設置する．被験者は右足前および左足前の立位をそれぞれとる．検

査者は，それぞれの値を記録する．それぞれ3人交互に実施する．

③ 観察

通常の立位時，左右のアナログ体重計が指し示す値は同一であろうか，相違しているだろうか？　さらに，右足前と左足前でそれぞれの値はどうであっただろうか？　以上の事柄について，グループ内で測定結果についての解釈を行う．

④ 振り返りと学び

「ヒトは床に支えられている」ということは，具体的にどのようなことか説明し合ってみよう．

2　関節モーメントの観察

立位姿勢において両下肢を前後に開脚（歩幅よりやや狭い程度）し，前方下肢足底が床面から離れないようにしながら体重を前方へ移動させたときの体重計での変化と対象側の下腿後面の筋収縮を触知する．足関節底屈筋は，足底面が床面に接地している場合床反力のモーメントとつり合うため，足関節底屈筋が収縮を起こしていることを確認する．

① 準備

準備する用具：アナログ体重計2個，記録用紙〔あらかじめ測定結果が記入できるよう，測定年月日，被験者の氏名，検査者の氏名，測定結果記入用の表（3×3，縦；荷重結果kg・筋収縮触知結果，横；右足前・左足前）〕．

4人一組のグループをつくる（1人が被験者，2人が検査者）．

② 方法（図8）

被験者はアナログ体重計2個が前後に並べて置かれた上に右足前および左足前の立位をそれぞれとる．さらに，被験者は足底面がアナログ体重計から離れない程度で荷重を足趾側に移動させる．その際，検査者は前の体重計の値と後ろの体重計の値が示す重量を記録する．さらに，1人の検査者は下腿後面の筋収縮を触知する．

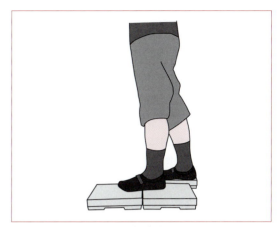

図8　関節モーメントの観察方法

検査者は，被験者の体重移動に伴う結果出現のタイミングに注意しながら測定する．それぞれ4人交互に実施する．

③ 観察

前に設置されたアナログ体重計の示す重量の値が増量されたとき，後ろに設置されたアナログ体重計の示す重量の値が減量されたことを観察できたであろうか？　また，同時に3人目の検査者における下腿後面の筋収縮の触知は，荷重経過とともに筋収縮状況の変化をもたらしただろうか？　測定状況をグループ内で簡単な図に書いて，荷重時の重力の方向と下腿後面の筋収縮の方向を足関節中心として記入しながら測定結果についての解釈を行う．

④ 振り返りと学び

「生体の起こす動きは，自らの身体を動かしうる力と床からの支える力のつり合いを変化させている」ということは，具体的にどのようなことか説明し合ってみよう．

3　理学療法士がしなければならないこと

理学療法士は，医師の指示のもと，構造・機能（精神機能や心理機能も含む），活動，参加などに何らかの障害のある人たちに対して改善・

維持・予防を目的に運動療法や物理療法を施行し，それらの実現に向けて，評価と介入計画の立案，治療，そして対象者への説明・指導および援助を行う．

理学療法士は理学療法の実施にあたり以下のような段階を経ている．まず，**段階 1**．対象者の現状を生体力学的に分析し，統合し解釈を加える．そして，**段階 2**．対象者に彼らの現状について線画や測定結果を用いて，わかりやすく伝えなければならない．その結果，**段階 3**．対象者が自らの身体の動きを支配する法則を知ることによって，**段階 4**．新たな身体の動きを発見し現状を受け入れ，自らの現状を受け入れることに関わりをもつ．さらに理学療法士は，**段階 5**．対象者の中で生じている動きの原因に対して繰り返し解析を試み，結果を推測し，実施した理学療法が適切であったか否かを日々受け止め，次の介入に生かすことが求められるのである．

復習のための確認問題

Basic
1. 理学療法士として，身体の動きを4つの要素として説明できるか？
2. 理学療法士の専門性に立脚した段階5つが説明できるか？

Standard
1. 演習で行ったことをさらに発展させ，臥位や四つ這い位でどのようになっているのかを実施してみよう．
2. 姿勢を線画で描き，重力・反力・関節モーメントを色分けしながら描いてみよう．
3. アナログ体重計に乗りながら，頸部，体幹，肩甲帯や上肢などを動かしてみよう．その際の荷重の増減している現象を観察してみよう．

Advance
後述のCLOSER-LOOK BOXを参考に，計測機器やビデオ録画を用いて，現状を定量化しニュートンの法則を応用することにより姿勢や動きの推定をしてみよう．

CLOSER-LOOK BOX

ヒトはそれまでの経験からまったく初めての運動でも，その運動にちょうどよい力を発揮することができる．ごはん茶碗を持ち上げるのに10kgのダンベルを持つような力を発揮するヒトがいないように，ヒトは適切な出力をあらかじめ設定してから運動を起こすことができるものである．

身体運動を2通りの解釈方法で表現することができる．筋力が発揮され動きをつくり出すということから推定する方法と，重心動揺計や動作解析装置などにより動きを定量化した後，動作の原因となる力を推定する方法がある．

FURTHER READING

1. 勝平純司，山本澄子，江原義弘ほか：介助にいかすバイオメカニクス，医学書院，2011

   本書では複雑な計算式やグラフなどを用いないで，視覚的な理解を目的として書かれており，バイオメカニクスを感覚として理解するために必要となる．

2. 山本澄子，石井慎一郎，江原義弘：基礎バイオメカニクス，医歯薬出版，2010

   人の動きを理解するための力学に重点をおいて解説されている．さらに，力学を実践しながら学ぶ工夫がなされている．

3. 深代千之，桜井伸二，平野裕一ほか（編著）：スポーツバイオメカニクス，朝倉書店，2000

   スポーツをバイオメカニクスの視点から整理・まとめた草分け的な著書である．専門的にバイオメカニクスを発展させたいという学生にとって有益である．

（長尾邦彦）

2. 生体の観察・触診・計測【演習】

学習目標

- 生体の観察の目的とその方法が説明できる．
- 生体の触診の目的と方法が説明できる．
- 生体計測の項目が列挙でき，基本的な身体計測ができる．

予習のためのエッセンス

生体の観察や触診，計測は，理学療法士の業務において必要不可欠なものであり，患者の身体状態の変化を推測・理解するための手がかりとなります．

観察とは，視覚を用いて正常な人体構造や理学療法対象者（患者）の病態あるいは障害部位の状態を理解することです．理学療法士が行う観察では主に，四肢や体幹の静的あるいは動的なアライメントをみます．上肢は日常生活活動 activities of daily living（ADL）上，滞空して用いることが多いため非荷重でアライメントを観察することが一般的で，下肢や体幹では荷重位での静的・動的アライメントを観察します．

触診とは，骨・関節および筋などの組織を手掌部や指腹部で触り，理学療法士の触覚を用いてその組織の状態を探る方法です．触診の対象には，表面から皮膚，筋，骨などがあります．触診方法として，大きな筋や骨隆起部は手掌面で触る一方，細い筋・腱や骨溝部などは指腹部で触ります．初学者の場合には，触りやすい箇所から触診トレーニングを始めるとよいでしょう．

観察や触診が理学療法士の感覚を用いた主観的な方法であるのに対して，生体の計測では測定機器を用いて客観的に患者の身体状態を測ります．身体の形態計測は大きく長育，幅育，量育，周育に分類されます．理学療法士が日常的に行う計測には，長育を測定する身長および四肢長測定，量育および周育を測定する体重や四肢周径測定などがあります．身長と体重により算出される body mass index（BMI）では肥満度を知ることができます．四肢長には上肢長や下肢長があり，下肢長は主に脚長差の把握に用います．周径測定では主に筋の萎縮や肥大，四肢の腫脹などを把握します．

一般的に理学療法士は，まず観察し，異常が認められればその部位を触診し，さらに客観的な情報を得るために計測を行います．このような過程で得られる情報は，患者が抱える問題の理解，そして解決のために有効に使われます．

内容理解の問い

1. 生体の観察では，何を目的に，どのようなことを行うか説明してみましょう．
2. 生体の触診は主にどのような組織に対して行うか説明してみましょう．
3. 生体計測には，どのような計測項目があるかあげてみましょう．

1 生体の観察とは
〜理学療法士の視覚を用いた状態理解〜

1 生体の観察

観察とは，視覚を用いて正常な人体構造や理学療法対象者（患者）の病態あるいは障害部位の状態を理解することである．学生が生体の観察を行う目的には，解剖学的位置関係を正確に確認する目的と，患者の身体構造の変化を確認し障害部位を推定する目的がある．そのような意味では，前者は教育的観察，後者では臨床的観察と表現することができる．教育的観察においては，性差とともに一人一人の個体差があることを考慮したうえで観察していくことが重要である．一方，臨床的観察においては，上記に加え，障害部位と非障害部位を比較して観察することが重要であり，骨や軟部組織の形状や腫脹，対称性などに注意しながら観察を行う．また，圧迫や阻血などで皮膚の色調が変化している場合があるため，血行動態を確認することもある．なお，観察の手順においては，身体の部分的な観察から全体的な観察へと進める場合とその逆の場合がある．

2 四肢や体幹の観察

四肢や体幹の観察では，荷重・非荷重でのアライメント，また静的・動的アライメントを確認する必要がある．

上肢は，日常生活活動 activities of daily living（ADL）において滞空して用いることが多いため，非荷重でのアライメントを観察することが一般的であろう．左右の肩の高さの違い，肘や手関節，指の位置関係や向きなどを静的に観察し，さらに ADL 場面を想定して動的にもアライメントを観察する．一方，下肢においては，その機能から荷重時の静的・動的アライメントを複数の運動面（矢状面や前額面）から観察する場合が多い．身体と重力との関係を考えながら，座位から起立，立位，歩行とアライメントを観察していく．体幹においては，立位および座位にて静的アライメントを確認し，円背や側彎などの有無を観察する．さらに起立や歩行といった動作において動的アライメントを確認する．

また，静的アライメントと動的アライメントに異常がある場合には，障害部位と異なる部位で代償していることがある．そのため，全体的な観察を通して，部分的な観察を進めることも重要である．一般的に理学療法士は，まず姿勢や動作を観察し，異常が認められればその原因を明確にするために触診や計測に進む．つまり，観察した結果がその後の触診や計測へ導く．

2 生体の触診について
〜理学療法士の触覚を用いた状態理解〜

1 生体の触診

触診とは，骨・関節および筋などの組織を手掌部や指腹部（場所により指尖部）で触り，その組織の状態を探る方法である．これは，患者の身体構造の変化や障害部位を特定するために実施する．また，実際に触診を行う際，解剖学的位置関係を正確に把握しておくことは必要条件であるとともに，皮膚表在から深部に至る組織状況を考慮しながら触診を進めなければならない．具体的には，理学療法士が触診を進めていく際，患者の皮膚を少しずつ圧迫していくことになるが，まず，理学療法士はその表皮から指先に伝わる体温や乾湿の程度を感じながら触診を進めていくことになる．また，その圧迫箇所からの反発状態を感じながら，組織の肥厚や硬度などの皮下状態も同時に確認している．このような触診感覚（触知）を頼りに，圧痛点とともに筋硬結などの部位を特定することができるようになる．このように，触知の把握に至っては熟練が必要となるため，多くの経験を積まなければならない．

2 触診の方法

各組織の触診を行う際，例えば大殿筋や大腿四頭筋などの広い面積部位を触診する場合には手掌部で触診することが多い．また，大転子部など骨隆起部の触診でも，手掌面（母指球部）で触診することが多い．

一方，長掌筋や手根屈筋などの細い筋腱を触診する場合には，指の腹部（場所により指尖部）を用いる（**図1**）．そして，指の腹部は触診部位に対して直角にあてるのが一般的である（**図2**）．筋の触診では，筋の走行に沿って触診を進めていくことになるが，まずは表在筋などの触診しやすい筋を収縮させながら，筋の弛緩から収縮に至る硬度変化を触知していけばよい．一方，深層筋は，表在筋の下層に位置するため，触診が難しいことが多い．基本的に深層筋の場合は，その筋腱を触知しながら収縮状態を感じることが多いが，例えばヒラメ筋のように幅広い筋であれば，腓腹筋の外側で触診が可能な場合もある．

骨の溝部を触診する場合の一例として，例えば上腕骨の結節間溝においては，その溝（大結節と小結節の間）と平行方向に指腹部を置き，肩関節を内外旋しながら触れると凸凹感覚が伝わり，触知感覚が得られやすい．

関節を触診する場合の一例として，例えば上腕骨と橈骨で構成される腕橈関節では，肘関節を屈曲すると上腕骨小頭と橈骨頭の関節間隙が狭くなり触知しにくいが，伸展すると関節間隙の離解が生じるために触知が得られやすい．

触診を行う際の注意点としては，皮膚表面への圧迫は強く行ってはならない．原則として，患者が不快に感じない程度に行わなければならず，治療目的で実施する場合を除き，圧迫部が発赤するほど強く実施してはならない．

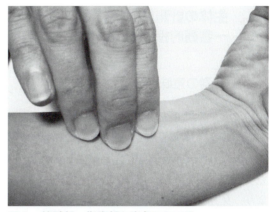

図1　筋腱部へ指腹部を直角にあてる

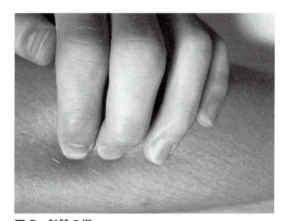

図2　触診の指

3 実際の触診

初めて触診する初学者の場合には，表在から触診しやすい肩甲棘と肩峰，橈骨茎状突起，上前腸骨棘，大転子部などから触診トレーニングを始めるとよい．離解が必要な関節裂隙などの部位に対しては，解剖学的位置をしっかりと確認しながら触診トレーニングを行っていくことが大切である．注意点として，頸部（特に頸椎）を触診する際は，被検者が頭痛や吐き気，めまいなどを起こす可能性があるため，慎重に行わなければならない．

3 生体の計測について
～客観的指標を用いた状態理解～

1 計測の意味

個体差や個体の左右差を比較および検討していくことは，障害部位や状態の把握を行うための重要な意味がある．特に，身体各部の形態（長さや大きさ，重さなど）を測定機器で測ることにより，身体の栄養状態や筋萎縮の程度，さらに障害程度を客観的に判定することが可能になる．このように計測は簡便かつ定量的な方法を用いることで患者の身体状態の変化を知るための手段となる．

2 計測上の配慮

計測を実施する前の配慮として，必ず被検者に測定の目的について説明を行い，同意を得る必要がある．測定同一種目については1人の検査者が行うのが望ましく，測定時刻も前回測定した時刻に合わせて行うのが望ましい．原則として，測定部位を露出させて行うことになるが，異性が測定する場合はプライバシーに配慮すべきである．また，冬季における室温のコントロールなどは実施上考慮すべきである．

3 計測の実際

形態計測は大きく長育，幅育，量育，周育に分類される（表1）．その他，身長と体重から算出する体格指数などがある．

1. 身長について

長育の中で身長は形態計測の代表例であり，基本的な成育指数である．身長測定では基本的に立位姿勢で測定するが，立位での測定が困難な場合は背臥位で行う場合もある．立位での測定では足先を30～40°軽く開き，踵部と殿部，

表1 形態計測の分類

長育	身長，坐高，四肢長（上肢長，下肢長），上腕長，前腕長，手長，大腿長，下腿長，足長など
幅育	肩幅，胸幅，腰幅，足幅，手幅など
量育	体重，皮脂厚
周育	頭囲，頸囲，胸囲，腹囲，腰囲，殿囲，上腕囲，前腕囲，大腿囲，下腿囲など

さらに背部の3点を身長計の尺柱に軽く接触させて測定する．測定単位はcmで，小数点第1位まで求めて記載する．

2. 体重について

量育である体重も身長と同様に発育状況を把握できる．特に，低栄養状態や肥満の有無を評価する際に用いられる．測定は主に体重計を使用するが，体重は生活習慣に影響を受けるため，経時的変化に注意しなければならない．原則として，測定1時間前には飲食を制限し，排尿・排便をさせておくことが望ましい．また，身長と同様に日内変動があるため，可能な限り身長と同一時間帯に測定することが望ましい．なお，測定に際しては，基本的には裸体であるが，異性の対象者の測定時などには衣服着用のまま測定する．衣服が軽い場合は0.5kg，通常であれば1.0kg程度を測定値より減じて算出する．測定単位はkgで，小数点第1位まで求めて記載することになっている．

これらの身長や体重とともに，胸囲や坐高など発育に関連する測定値を組み合わせて性質や程度を示す体格指数があるが，簡便なものとして，身長と体重より算出されるbody mass index（BMI）（表2）やローレル指数（表3）などが多用されている．

3. 四肢長について

四肢長（上肢長，下肢長）は測定の分類上，長育になる．その目的は左右の四肢長差の把握が多いが，骨折の場合においては転位や偽関節の有無などを知る指標にもなる．

表2　BMI

BMI：body mass index，成人の肥満度の程度を表す指数 ⟨BMI＝体重 (kg)／身長 (m)²⟩	
判定基準	
18.5%未満	低体重
18.5 以上～25.0 未満	普通体重
25.0 以上～30.0 未満	肥満（1度）
30.0 以上～35.0 未満	肥満（2度）
35.0 以上～40.0 未満	肥満（3度）
40.0 以上	肥満（4度）

表3　ローレル指数

ローレル指数：児童・生徒の肥満の程度を表す指数 ⟨ローレル指数＝体重 (kg)／身長 (m)³×10⁷⟩	
判定基準	
101 未満	やせすぎ
101 以上～116 未満	やせている
116 以上～145 未満	標準
145 以上～160 未満	太っている
160 以上	太りすぎ

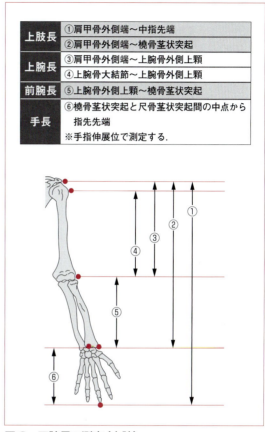

上肢長	① 肩甲骨外側端～中指先端
	② 肩甲骨外側端～橈骨茎状突起
上腕長	③ 肩甲骨外側端～上腕骨外側上顆
	④ 上腕骨大結節～上腕骨外側上顆
前腕長	⑤ 上腕骨外側上顆～橈骨茎状突起
手長	⑥ 橈骨茎状突起と尺骨茎状突起間の中点から指先先端 ※手指伸展位で測定する．

図3　四肢長の測定（上肢）

　実際の四肢長測定に際しては，患者にその目的や方法を説明し，同意を得た後に巻尺で測定する．測定を行う際，場所は個室あるいはカーテンで仕切られた環境とし，測定部位は原則脱衣させる．四肢は伸展位とする．なお，上肢では坐位または立位もしくは背臥位で行い，下肢では背臥位で股関節を内外旋中間位，下肢を伸展させた肢位で測定する．事前に測定点を確認し，必要であればスキンペンシルなどでマークをつけ，巻尺を正確にあてて測定する．測定においては測定間の最短距離を3回計測し，その平均値を記載する．単位はcmとし，原則として0.1cm単位での記録を用いるが，臨床的には0.5cm単位で記録する場合がある．以下，各測定項目と測定区間を示す（**図3, 4**）．

4．周径について

　周径は，測定の分類においては周囲にされるが，その主な目的は筋の発達や萎縮，四肢の腫脹や浮腫の状態を把握することである．四肢周径（上下肢）時の患者に対する配慮はこれまでの計測手順とほぼ同じであるが，周径で必要となる巻尺は四肢の長軸に直角にあて，捻れがないことを確認して軽く締めつけた後，巻尺と皮膚の隙間がない程度に緩めて測定する．なお，実測については3回計測を行い，その平均値を記載する．単位はcmで原則として0.1cm単位での記録を用いるが，臨床的には0.5cm単位で記録する場合がある．以下，四肢周径の各測定項目を示す（**表4, 5, 図5**）．

　また，上腕周径や前腕周径，下腿周径では，測定時に毎回同じ部位を計測できるように，ポイントを決めることが重要である（例：下腿周径では膝蓋骨下○○cmで計測）．

　胸囲は胸郭の周径である．胸郭には心臓や肺など身体運動に関わる器官が存在するが，胸囲の大小差は呼吸機能や循環機能の重要な指標と

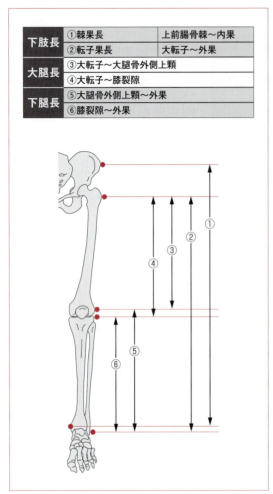

下肢長	①棘果長	上前腸骨棘〜内果
	②転子果長	大転子〜外果
大腿長	③大転子〜大腿骨外側上顆	
	④大転子〜膝裂隙	
下腿長	⑤大腿骨外側上顆〜外果	
	⑥膝裂隙〜外果	

図4　下肢長の測定（下肢）

表4　四肢周径（上肢）

上腕周径（肘伸展位）	上腕中央部で上腕二頭筋の最大膨隆部を測定
上腕周径（肘屈曲位）	肘関節を強く屈曲したときの上腕二頭筋の最大膨隆部を測定
最大前腕周径	前腕近位部の最大膨隆部を測定
最小前腕周径	前腕遠位部の最小膨隆部を測定

表5　四肢周径（下肢）

大腿周径	膝蓋骨中央または膝蓋骨上縁より5・10・15・20 cm部を測定．5 cmでは内側広筋の大きさ，10 cmでは外側広筋の大きさ，15〜20 cmでは大腿全体の筋群の大きさを示している ※肢位は背臥位で股関節軽度屈曲・外転位，膝関節屈曲位
最大下腿周径	腓腹筋の最大膨隆部を測定
最小下腿周径	下腿の内外果の直上最小部を測定

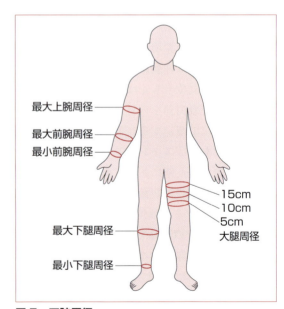

図5　四肢周径

なる．なお，測定肢位は立位で上肢を下垂させた姿勢で，最大吸気時と最大呼気時の胸囲差を測定する．

腹囲は栄養状態や体型の判定指数として使用される．現在ではメタボリックシンドロームにおける動脈硬化性疾患のリスク判断に用いられる．測定肢位は立位で上肢を下垂させた姿勢で，臍部の高さの水平線（肥満などで下方に臍が偏位している場合は第12肋骨と腸骨稜の中間の高さを通る水平線）で測定することが多い．なお，原則として，測定前1時間は飲食制限を制限し，事前に排尿と排便をさせておくことが望ましい．

4 姿勢の観察，形態測定をしてみよう

1. 身体全体の観察として，まずは姿勢を観察してみよう

立位姿勢の観察を行う．
- 矢状面での観察（前傾・後傾，前方移動・後方移動）：脊柱の後彎，骨盤の前後傾など．
- 前額面での観察（左右挙上，左方移動・右方移動）：脊柱の彎曲，肩甲骨挙上の左右差など．
- 水平面での観察（左右回旋）：頭部や体幹の回旋など．

以上の静的アライメントを確認しよう．

2. 身体の測定実習

① 準備
4人一組（検者，被検者，時間計測係，測定チェック係）のグループをつくる．
四肢長，四肢周径の検査測定記録用紙を，メジャー，ストップウォッチ，筆記用具（スキンペンシル），チェック用紙を準備する．

② 方法
時間計測係の合図で測定を開始する．
挨拶，ランドマークの触診，メジャーの当て方など測定チェック係が随時適切に測定できているかチェック用紙を用い検者をチェックする．
終了したら時間測定係に検者が報告する．

③ 振り返りと学び
チェック用紙を使用し学生同士で今回測定した計測値の結果が正しいかどうか，検者を変えて比較してみよう．
ランドマークを触診する際，検者と被検者で触診感覚（触知）について伝え合おう．次いで，実施後にグループで触知の違いなどについて話し合おう．

※ランドマーク：肩峰，上腕骨外側上顆，橈骨茎状突起，上前腸骨棘，大転子，大腿骨外側上顆，膝関節外側裂隙，内・外果．
※チェック用紙：チェック項目としては，適切な姿勢であるか，ランドマークの触診はできているか，メジャーの当て方，測定の記録が正しく記載されているか，不快感を与えていないか（測定時の被検者の顔の表情を確認）などがある．

復習のための確認問題

Basic
1. 左右の肩の高さの確認，肘関節の生理的外反などの静的アライメントを確認しよう．
2. 学生同士で骨や関節の触診をしてみよう．

Standard
1. 学生同士で大殿筋や大腿四頭筋などの大きな筋群を手掌部で触診してみよう．
2. 学生同士で四肢長や周径を測定し，計測結果を記録してみよう．

Advance
1. 学生同士で長掌筋や手根屈筋などの細い筋腱を示指〜環指の指腹部で触診してみよう．
2. 学生間で測定した四肢長や周径結果について，個人の左右差を比較分析してみよう．
3. 学生間で測定した四肢長や周径結果について，男女差など含め，他者と比較分析してみよう．

CLOSER-LOOK BOX

メタボリックシンドローム診断基準

- 周径：対象となる部位を測定し，治療介入の前後6〜8週間でその差を確認する．同時に筋力検査の結果も加味して筋肥大の有無を判定する．筋力増加の所見を有し，周径の増大も認める場合，明らかな筋肥大と判定する．また，全身の運動療法に伴う筋肥大の評価では，治療前後における四肢周径と除脂肪体重の増加の有無を確認する．
- 「除脂肪体重」＝体重－（体重×体脂肪率）：体重から体脂肪の重量を除いた値であり，一般的に筋肉量の指標と考えられている．

FURTHER READING

1. 河上敬介，磯貝香（編）：骨格筋の形と触察法，改

訂第2版，大峰閣，2013

骨格筋や神経を中心に，明瞭かつ丁寧な図解が特徴的である．初学者のみならず臨床家にとっても人体解剖を立体的にイメージしやすい解剖書である．

2．林典雄：運動療法のための機能解剖学的触診技術　上肢．第2版，メジカルビュー社，2011／下肢・体幹，第2版，2012

実際に触診する際は，触診部位の解剖学的なイメージが必要となる．本書は，そのイメージを膨らませるために超音波画像を用いた局所解剖図やフルカラーのイラスト・写真を用いており，視覚的な理解が得られる．

3．伊藤俊一（監）：PT・OTのための測定評価DVD Series 2　形態測定・感覚検査・反射検査，第2版，三輪書店，2014

DVD動画が付録されており，視覚的に測定評価手技のポイントを学ぶことができる．また，形態測定で要となる指標については骨模型を使用しながら具体的に示しており，初学者には理解しやすい一冊である．

（長住達樹，大友　篤）

3. 筋力・持久力・疲労【演習】

学習目標

- 筋力，持久力，疲労の生理学的メカニズムについて説明できる．
- 上記に関連した運動を演習することで，理解を深め，実際の現象について説明できる．

予習のためのエッセンス

　理学療法士は，種々の対象疾患に対する理学療法を実施する際に，「筋力」，「持久力」，「疲労」などに関連する知識を正確に理解していることが重要です．なぜなら，上記項目は臨床上，ADLやQOLに直結した問題点へとつながりやすいからです．さらに理学療法士は，対象者に対して最新の情報に基づき最も有効な手段を選択できることが必要です．そのためにはまず生理学的背景の理解が不可欠です．

- 「筋力」とは，随意的な筋収縮により発生する張力を指します．筋力は筋張力(筋長)，関節角度，筋の付着部などにより大きな影響を受けます．筋収縮の様式には静的収縮と動的収縮，等尺性収縮と等張性収縮と等速性収縮，短縮(求心)性収縮と伸張(遠心)性収縮があります．
- 「持久力」とは，行動を維持する力を指し，全身持久力と筋持久力に区分できます．全身持久力は酸素運搬系とされる生命維持を図る基礎的な生理機能を示し，筋持久力は筋機能の耐久性を示しています．
- 「疲労」とは，身体や精神に負荷を加えたときに作業効率が一過性に低下した状態を指します．筋収縮を繰り返すことにより発生する神経情報が筋線維に十分に伝わらなくなることが，筋疲労の原因の一つと考えられています．

　しかしながら，これらの実際の現象は複雑で理解しにくい部分もあります．そのため，学習者は演習を通じて，その背景を再認識することも重要です．

　本章では，「基礎的理解→演習→グループ討論」の学習過程を経て，知識の統合と理解を求めます．また，この過程より，担当する理学療法士の知識と技術を再考し，臨床場面に望むことを期待しています．

内容理解の問い

1. 筋力，持久力，疲労の定義を説明してみましょう．
2. 筋力，持久力，疲労の概要を説明してみましょう．

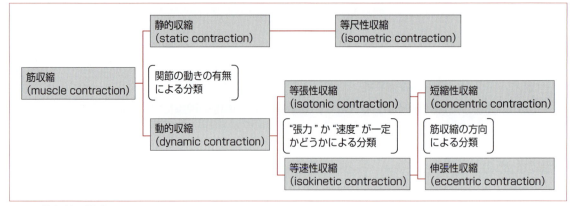

図1 筋収縮の様式
(秋間広：筋力と筋パワー．運動生理学20講，第3版，勝田茂，征矢英昭（編），朝倉書店，p8, 2015より引用)

1 筋力

1 筋力とは

　筋力とは，随意的な筋収縮により発生する張力である．また，筋力は筋の断面積に比例し，最大筋力と断面積の比は絶対筋力（4.5～6.5kg/cm^2）とされている．そのため，原則的には時間的要素を含まずに用いられることが多い．人体で測定される筋力は，関節の回転モーメント（トルク）として計測される．したがって，筋力は筋張力（筋長），関節角度，筋の付着部などにより大きな影響を受ける．

2 筋収縮の様式（筋収縮の種類と特徴）

　筋の機能的な役割は，収縮し力を発生させることである．その筋収縮の様式は**図1**のように分類されている．筋収縮の様式によりトレーニング効果や運動方略も大きく異なるため，リハビリテーション実施時においても十分に理解することが重要である．まず，関節の動きからとらえる筋収縮の様式では，動きのない状態の筋収縮を静的収縮とよび，動きのある筋収縮を動的収縮とよぶ．静的収縮は，等尺性収縮とよぶこともできる．動的収縮は，同じ重さの抵抗に力を発揮している収縮を等張性収縮とよび，収縮速度が一定の収縮を等速性収縮とよぶ．さらに，このような動的収縮は筋が短縮しながら収縮している状態を短縮性収縮，引き伸ばされながら収縮している状態を伸張性収縮とよぶ．

3 トレーニングによる筋力の変化とそのメカニズム

　継続した筋力トレーニングは神経や筋の機能そのものに変化を及ぼす．その変化は実施したトレーニング方法によって大きく異なる．筋力はどのようなメカニズムによって変化を起こすのであろうか．大きく分けると，筋力の増加は，神経系の改善，筋線維の肥大，筋線維数の増大の3つの要因から達成される[1]（**図2**）．まず，神経系の改善は，筋力トレーニングを開始して比較的初期に起こる筋力増加が要因である[2]（**図3**）．その内容は，収縮に動員されていない運動単位が新たに動員されるようになり，運動単位がほぼ同時に活動するようになる（運動単位の同期化）．さらに複数の筋群が同時に協調して収縮・弛緩し，腱紡錘が筋収縮を抑制するように作用することにより低減させる効果をもつことなどから影響を受ける．筋線維の肥大は，発揮される最大筋力の筋の横断面積にほぼ比例する．

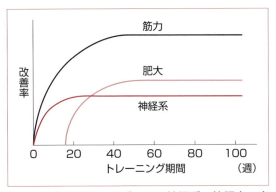

図2 筋力トレーニングによる神経系・筋肥大の変化
筋力トレーニングの開始初期の筋力増加では，神経系が改善される．長期の筋力トレーニングは，筋が肥大することで筋力を増強する．
（Willmore JH, Costill DL：Physiology of Sport and Exercise, Human Kinetics, 1994 より引用）

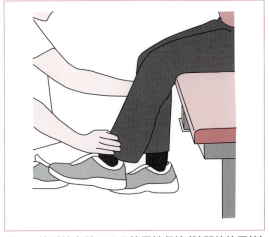

図4 徒手筋力計による等尺性収縮（膝関節伸展筋）計測方法

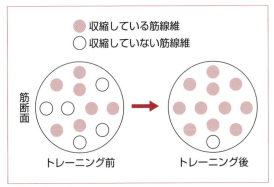

図3 新たな筋線維の動員
筋力トレーニングを行うと，新たに筋線維が動員され，筋力が増強する．
（山田茂：生化学．生理学からみた骨格筋に対するトレーニング効果，福永哲夫（編），ナップ，1996 より引用）

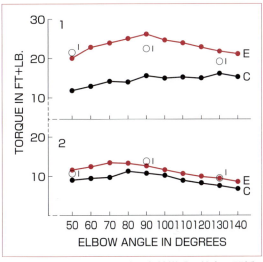

図5 肘の角度からみた筋の収縮様式と筋力の関係
肘屈曲運動（1）では，関節角度が90°近くで最も大きな筋力が発揮される．
E＝伸張性収縮，I＝等尺性収縮，C＝短縮性収縮．
（Singh M, Karpovich PV：Isotonic and isometric forces of forearm flexors and extensors. J Appl Physiol 21：1435-1437, 1966 より引用）

したがって，筋が肥大し横断面積が増えれば，当然，筋力は増加する．筋線維数の変化は何らかの原因により衛生細胞が目覚めると，発生の過程と同様に筋芽細胞が新しい筋線維を形成する．つまり，筋線維自体が増殖する能力をもっている．しかしながら，筋力トレーニングによって筋線維数が多くなることも示されているが，その増加率はわずか数％であり，大部分は先天的な要因とされている．

4 筋力を測定してみよう

① 準備

椅子，徒手筋力計を準備する．2人一組のグループをつくる．

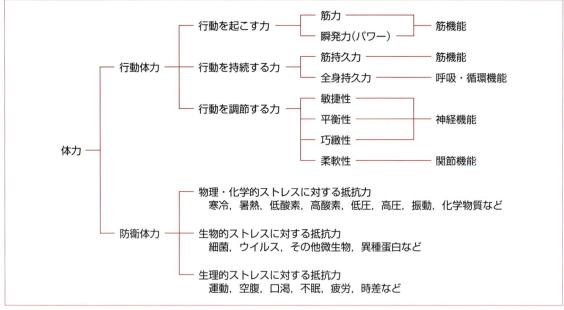

図6 体力の分類
体力は行動体力と防衛体力に分けることができ，両者とも複数の要因から成り立っている．
(池上晴夫：運動処方．朝倉書店，1985 改変)
(和田正信，松永智：入門運動生理学，第4版，勝田茂（編著），杏林書店，p116，2015)

② 方法

椅子端座位にて，膝関節を45°，90°，135°屈曲位で保持し，徒手筋力計（hand-held dynamometer）を脛骨遠位部に設置し，最大等尺性収縮における膝関節伸展運動を実施する（**図4**）．最大等尺性収縮は3秒間保持し，2秒間の休息をとり3回測定する．測定された結果は，平均値と最大値を算出し，角度の変化に伴う筋力の違いについて比較する．

③ 振り返りと学び

前述のように，身体で測定される筋力は，関節の回転モーメント（トルク）として測定されるため，関節角度により等尺性最大筋力は異なる（**図5**は肘関節の場合[3]）．等尺性収縮は関節角度を変化させずに筋収縮を行うことが可能なため，術後や発症早期に理学療法として実施されることも多い．また，等尺性収縮による最大筋力の発揮は関節角度の違いにより，発揮できる筋力が異なる特徴をもっている．そこで，どの関節角度で大きな筋力が発揮できるかを確認し，その理由について，解剖学的視点とともに考察する．

2 持久力

1 全身持久力と筋持久力について

体力とは，人間の活動や生存の基礎となる身体的能力であり，行動体力と防衛体力の2つに区分することができる[4]（**図6**）．特に行動を維持する力には，筋持久力と全身持久力がある．筋持久力とは筋機能の耐久性を示し，全身持久力とは酸素運搬系とされる生命維持に関わる基礎的な生理機能を示している．最も信頼される指標が最大酸素摂取量（$\dot{V}O_2max$）である．

最大酸素摂取量は，運動強度を運動限界まで漸増させて酸素摂取量（$\dot{V}O_2$）が増加しない上限

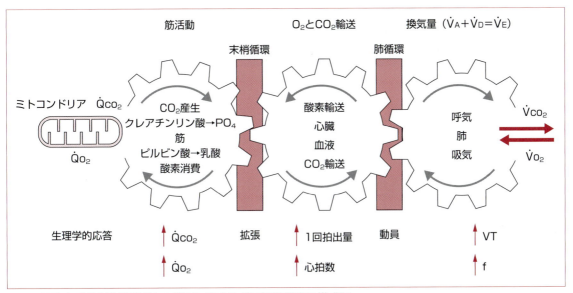

図7 細胞内呼吸と肺外呼吸との連関に関するガス輸送機構の模式図
$\dot{Q}_{CO_2}$：二酸化炭素産生量，$\dot{Q}_{O_2}$：酸素消費量，$\dot{V}_A$：肺胞換気量，$\dot{V}_D$：死腔換気量，$\dot{V}_E$：分時換気量，VT：1回換気量，f：呼吸数．
(Wasserman K, et al：Principles of Exercise, Testing and Interpretation. Lea & Febiger, 1987 より引用)

値を示し，有酸素性エネルギー機構の最大能力を表している．そのため，理学療法における持久性トレーニングは，最大酸素摂取量（もしくは予測最大酸素摂取量）を100％として，ある運動の酸素摂取量の割合を酸素摂取水準（％$\dot{V}O_2$max）とする指標を用いる．酸素摂取水準は，ADLやさまざまな運動における生理学的反応やトレーニング強度を設定する際に，きわめて重要な指標となりうる．

2 運動時の呼吸循環反応のメカニズム

運動時に発生する筋内における酸素消費量の増大は，筋内酸素量の増加，末梢血管床の拡張，心拍出量の増加，肺血管の動員と拡張による肺血流量の増加，換気量の増加などによって達成される．図7に示すように，運動中の各器官に機能的に相互作用されることが必須となる[5]．つまり，運動は生体の恒常性を維持するために重要な生命活動の一つである．

3 運動時における心循環の適応

一過性に運動を行った場合，骨格筋の酸素需要量の増加により活動筋に酸素が必要になるため，心臓では心拍出量の増大が起こる．運動強度に比例した心拍出量の増大は，1回拍出量がある程度規定されていることから心拍数に強く影響を受ける．運動時の運動強度に伴う1回拍出量の応答ではFrank-Starlingの法則に従って1回拍出量が増加し，低い運動強度では見合う増大を示すが，高い運動強度では微増であり，やがて頭打ちとなってしまう．そのため，心拍数が筋ポンプ作用とされる静脈還流の増大や心筋に分布する交感神経の活動亢進となる心筋の変力作用の増大に伴って応答する．心拍数は，安静時においても洞房結節の固有リズムや交感神経および副交感神経による拮抗的な調節でコントロールされている．つまり，最適な運動を行うと，運動機能と循環機能の相互的で良好な関係性を築くことが可能となり，運動という外部ストレスに適応することで，代謝機能が向上

表1 マスター台の昇降回数(男性)

体重 (lb)	年齢													
	5〜9	10〜14	15〜19	20〜24	25〜29	30〜34	35〜39	40〜44	45〜49	50〜54	55〜59	60〜64	65〜69
40〜49	35	36											
50〜59	33	35	32										
60〜69	31	33	31										
70〜79	28	32	30										
80〜89	26	30	29	29	29	28	27	27	26	25	25	24	23
90〜99	24	29	28	28	28	27	27	26	25	24	23	23	22
100〜109	22	27	27	28	28	27	26	25	25	24	23	22	22
110〜119	20	26	26	27	27	26	25	25	24	23	23	22	21
120〜129	18	24	25	26	27	26	25	24	23	23	22	21	20
130〜139	16	23	24	25	26	25	24	23	23	22	21	20	20
140〜149		21	23	24	25	24	24	23	22	21	20	20	19
150〜159		20	22	24	25	24	23	22	21	20	20	19	18
160〜169		18	21	23	24	23	22	22	21	20	19	18	18
170〜179			20	22	23	23	22	21	20	19	18	18	17
180〜189			19	21	23	22	21	20	19	19	18	17	16
190〜199			18	20	22	21	21	20	19	18	17	16	15
200〜209				19	21	21	20	19	18	17	16	16	15
210〜219				18	21	20	19	18	17	17	16	15	14
220〜229				17	20	20	19	18	17	16	15	14	13

表2 マスター台の昇降回数(女性)

体重 (lb)	年齢													
	5〜9	10〜14	15〜19	20〜24	25〜29	30〜34	35〜39	40〜44	45〜49	50〜54	55〜59	60〜64	65〜69
40〜49	35	35	33										
50〜59	33	33	32										
60〜69	31	32	30										
70〜79	28	30	29										
80〜89	26	28	28	28	28	27	26	24	23	22	21	21	20
90〜99	24	27	26	27	26	25	24	23	22	22	21	20	19
100〜109	22	25	25	26	26	25	24	23	22	21	20	19	18
110〜119	20	23	23	25	25	24	23	22	21	20	19	18	18
120〜129	18	22	22	24	24	23	22	21	20	19	19	18	17
130〜139	16	20	20	23	23	22	21	20	19	19	18	17	16
140〜149		18	19	22	22	21	20	19	19	18	17	16	16
150〜159		17	17	21	20	20	19	19	18	17	16	16	15
160〜169		15	16	20	19	19	18	18	17	16	16	15	14
170〜179		13	14	19	18	18	17	17	16	16	15	14	13
180〜189			13	18	17	17	17	16	16	15	14	14	13
190〜199			12	17	16	16	16	15	15	14	13	13	12
200〜209				16	15	15	15	14	14	13	13	12	11
210〜219				15	14	14	14	13	13	13	12	11	11
220〜229				14	13	13	13	13	12	12	11	11	10

する.ゆえに,全身持久力は健康に関して密接な関係をもち,理学療法を施行するにあたり,そのメカニズムを十分に理解することが重要である.

4 全身持久力を測定してみよう

① 準備

マスター台〔高さ9インチ(約23cm),2段の台〕,ストップウォッチ,メトロノーム,(可能であれば,モニター心電図)を準備する.2人一組

のグループをつくる．

② **方法**

心疾患者に対する全身持久力を測定する運動負荷試験の一つとして，マスター2段階試験（Master two-step test）[6,7]がある．マスター台として定められた昇降台を用いて，各人同一の運動負荷量（体重と昇降回数の積）にするために性別，年齢，体重により昇降回数が決められている（**表1，2**）．マスター2段階試験は性別・体重・年齢による負荷回数表から負荷回数を求め，マスター台の昇降を5挙動として行う〔5挙動：マスター台昇り（2挙動），降り（1挙動），方向転換（1挙動）〕．また，メトロノームに合わせて，リズミカルに昇降ができるように実施する．1分30秒間行うsingleテストと，3分間行うdoubleテストがある．ここでは，singleテストを以下のように説明する．

- 運動時間は1分30秒間である．
- 運動開始前に背臥位にて5分間安静を保つ．
- 運動直後より再び背臥位にて3分間休憩をとる．
- 橈骨動脈による脈拍もしくはモニター上の心拍数計測は安静時中の4分目と運動開始から30秒ごとに休憩終了後まで記録する．
- 心電図が記録できる場合は，運動開始前の安静時と運動後休息直後に10秒間行い，不整脈などの確認を行う．

③ **振り返りと学び**

マスター2段階試験前後の心拍数や呼吸数などの経時的な変化を記録し，その変化について確認する．さらに心拍数や呼吸数などの経時的な変化は持久性運動を実施することでどのように変化するのか，各器官との機能的な相互作用について考察する．

3 疲労

1 疲労とは

疲労とは，身体にとって生命と健康を維持するうえで重要な信号の一つである．生理的疲労は，身体や精神に負荷を加えたときに行動を伴った作業効率が一過性に低下した状態を指す．そして，疲労は末梢性疲労と中枢性疲労に分類される．これは，大脳からの運動指令が脊髄の伝導路を下降する部分で起こる中枢性疲労と，運動神経線維から効果器である筋における末梢性疲労の要因によって生じる[8~10]と考えられている．特に筋疲労は，活動に必要な筋出力が一定の張力やパワーとして発揮し続けることができなくなる現象を指す．そのため筋疲労は，何らかの運動によって引き起こされ，筋力や筋仕事量を最大限に発揮することのできない能力低下と定義されている[8]．この現象は，生体内に起こる多様な部位における変化が筋疲労を招く要因となる．本章では，理学療法施行中にも頻回に起こりうる筋疲労について演習を通じて理解を深めていく．

2 筋疲労のメカニズム

筋疲労のメカニズムは，運動神経細胞の興奮性低下に伴ったインパルスの発火頻度の減少，神経・筋接合部におけるアセチルコリンを介した伝達機能の低下，筋線維の膜（形質膜）や横行小管（T管）におけるインパルスの伝導機能の低下などが起こり，筋収縮を繰り返すことにより発生する神経情報が筋線維に十分に伝わらなくなることが，筋疲労の原因の一つと考えられている（**図8**）[11]．なお，従来から考えられていた筋線維内におけるアデノシン三リン酸 adenosine triphosphate（ATP）の濃度の減少あるいは高強

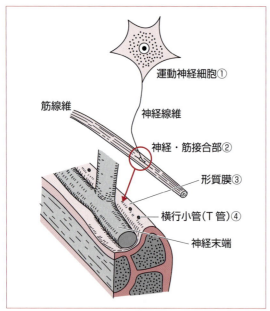

図8 神経情報の伝導・伝達において機能低下の起こる部位
繰り返し収縮を行うと、運動神経細胞、神経・筋接合部、筋鞘、T管に機能低下が発生する。
(和田正信、松永智：入門運動生理学、第4版、勝田茂（編著）、杏林書店、p116、2015より引用)

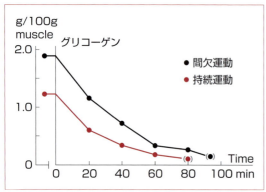

図9 持久力運動に伴う筋グリコーゲンの変化
持続運動を継続すると、筋グリコーゲンは徐々に減少し、ほぼ枯渇すると運動の継続が困難となる。
(Hermansen et al, 1967)

度運動時に発生する血中内の乳酸蓄積に伴った乳酸アシドーシス（pHの低下）は、筋疲労の主な原因だけでないことも最近になって指摘されている。

さらに、筋線維の収縮と弛緩は、筋細胞内の

カルシウム（Ca^{2+}）濃度によって調節されている。高強度運動下での筋疲労は、細胞内に無機リン酸（Pi）の濃度が増加し、増加したPiの一部が筋小胞体内でCa^{2+}と結合し、そのために筋線維内のCa^{2+}濃度が十分に高まらなくなることにより発生する。

また、高強度運動に伴う筋収縮を繰り返すと、筋細胞内の活性酸素種 reactive oxygen species（ROS）の濃度が高まる。本来、細胞内にROSが発生するとROSを消去する抗酸化力機能が備わっている。しかし、運動時に過剰に発生したROSによって蛋白質が酸化されると、その機能は低下する。特に激しい筋収縮ではROSの発生が多く、筋線維内に高いROS濃度が認められると高強度運動と持久性運動の両者にとっても筋疲労の原因の一つとなる。

これに比べて、低・中強度で長時間継続する持久性運動では筋疲労が発生してもPiの濃度の増加がそれほど多く認められていない。むしろ、持久的運動では時間の経過とともにグリコーゲン濃度が徐々に低下し、筋グリコーゲンの枯渇が筋疲労の原因があるとされている[12]（**図9**）。

3 筋疲労を測定してみよう

① 準備
握力計を準備する。2人一組のグループをつくる。

② 方法
両足は足幅間隔の開脚立位とし、握力の動的筋持久力を測定して筋疲労の評価を行う[13]。まず、右手に握力計を把持し、体側垂下方式にて筋力測定を実施する。最大等尺性収縮にて3秒間保持し、2秒間の休息をとり連続で10回実施する。同様に左手で実施する。SDI（strength decrement index）にて筋疲労を確認する（SDI＝si－sf/si×100、si：1回目の握力、sf：10回目の握力）。

③ 振り返りと学び

筋疲労がどの部位に発生しているのか，また，筋疲労を起こすことでどの程度最大筋力が軽減するかなどについて検討し，その理由について考察する．

復習のための確認問題

Basic
1. 筋力，持久力，疲労のそれぞれの項目について，重要な用語を書き出し，説明しよう．

Standard
1. 筋力，持久力を向上させる要因について，促進する因子・阻害する因子について話してみよう．
2. 日常生活のさまざまな運動を想起し，運動パターンを区分しながら疲労が起こるメカニズムを考えてみよう．

Advance
1. 代表的な疾患をあげ，筋力，持久力を向上させる理学療法治療手段を話し合い，列挙してみよう．
2. 疲労が出現した後の理学療法治療手段について，話し合いをしてみよう．

CLOSER-LOOK BOX

本章では具体的な疾患に限定した筋力，持久力，疲労については記載されていない．

実際は，今回，解説した基礎的内容を背景にし，疾患特性に即した理学療法を実践するために，さらに知識の修得が必要となる．特に筋力は，生理学的背景に加え，認知心理学領域（運動学習など），薬理学領域にも密接な関係があるため，改めて知識の統合が重要である．

FURTHER READING

1. 勝田茂，征矢英昭（編）：運動生理学20講，第3版，朝倉書店，2015

本書は，運動生理学分野の研究進展に伴い，最新の知見も含めて運動に関連する項目がわかりやすく整理し記載されている．また，現在の社会問題とされる健康関連因子の運動効果についても記載されている．

2. 和田正信，松永智：入門運動生理学，第4版（勝田茂編著），杏林書院，2015

本書は，多くの改訂を重ね，運動生理学の研究成果が一般化されており，非常に簡潔にわかりやすく工夫されている．特に図表やレイアウトも工夫されており，テキストノートとしての活用も可能である．

文 献

1) Kenney W, et al：Physiology of Sport and Exercise, 6th ed, Human Kinetics, 2015
2) 山田茂：生化学．生理学からみた骨格筋に対するトレーニング効果，福永哲夫（編），ナップ，1996
3) Singh M, Karpovich PV：Isotonic and isometric forces of forearm flexors and extensors. J Appl Physiol 21（4）：1435-1437，1966
4) 和田正信，松永智：入門運動生理学，第4版，勝田茂（編著），杏林書店，p116，2015
5) Wasserman K, et al：Anaerobic threshold and respiratory gas exchange during exercise. J Appl Physiol 35：236-243，1973
6) Master AM：The two-step test of myocardinal function. Am Heart J 10：495-510，1935
7) 理学療法科学学会（監）：運動学実習マニュアル，第3版，アイペック，p157-158，2004
8) Vøllestad NK：Measurement of human muscle fatigue. J Neurosci Methods 74（2）：219-227，1997
9) Westerblad H, Allen DG：Recent advances in the understanding of skeletal muscle fatigue. Curr Opin Rheumatol 14（6）：648-652，2002
10) 山口和之ほか：筋萎縮・筋疲労　筋疲労の評価法．理学療法 14（9）：706-712，1997
11) 和田正信，松永智：入門運動生理学，第4版，勝田茂（編），杏林書院，p76-83，2015
12) Hermansen L, Hultman E, Saltin B：Muscle glycogen during prolonged severe exercise. Acta Physiol Scand 71（2）：129-139，1967
13) 理学療法科学学会（監）：運動学実習マニュアル，第3版，アイペック，p60-61，2004

（廣瀬　昇）

4. 姿勢と歩行【演習】

学習目標

- 姿勢について説明できる．
- ヒトの姿勢制御について説明できる．
- 歩行周期について説明できる．
- 歩行の分析に必要な項目について説明できる．

予習のためのエッセンス

姿勢とは，四肢，体幹および頭部の一定の空間における相対的な位置関係と定義されます．また姿勢は，大きな動作を伴わない静的姿勢と，立ち上がりなど重心の移動運動を伴う動的姿勢に分類されます．姿勢は，重心点，重心線，支持基底面を指標として観察または分析することができます．重心点とは物体が一点で支えられる点で，重心線とは重心点と床面を結ぶ垂線です．また，支持基底面とは身体と床面が接している領域を指します．例えば，正常な立位時の重心線は，矢状面からみると，耳垂，肩峰，大転子，膝関節の前1/3（膝蓋骨後面），足関節のやや前方を通り，そこから逸脱していれば不良姿勢ということになります．また足底にある支持基底面から重心線が逸脱していれば転倒してしまいます．

ヒトの姿勢制御では，予測的姿勢制御，足関節戦略，股関節戦略，踏み出し戦略といった手段が用いられます．いずれの戦略も姿勢を一定の空間内で安定させるために，重心点と支持基底面の関係を調整しています．

ヒトの一般的な移動手段である歩行は，理学療法の重要な治療対象となります．歩行の分析や治療には歩行周期という概念を用います．歩行周期とは，一側下肢が床面に接地してから同側下肢が再び床面に接地するまでの一連の周期を指し，立脚相と遊脚相に分けられます．立脚相は体重を支えている時期で，遊脚相は足を浮かせて前に出す時期です．

歩行を観察または分析する指標として，歩幅，歩隔，歩行率，歩行速度などがあります．歩幅とは一歩の距離で，歩隔とは前額面からみたときの左右の足の開き具合のことです．また歩行率とは単位時間の歩数で，歩行速度とは単位時間に移動できる距離で表します．

以上述べてきた姿勢や歩行は，理学療法士にとって非常に重要な治療対象です．本章では姿勢や歩行について演習を通じて学んでいきます．

内容理解の問い

1. 姿勢を観察するための指標とは何でしょうか？
2. 歩行周期を2つに分けて説明できますか？

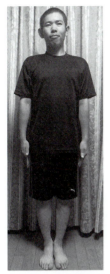
図1　基本的立位肢位

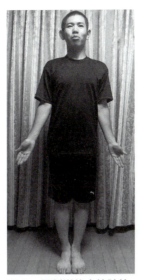
図2　解剖学的立位肢位

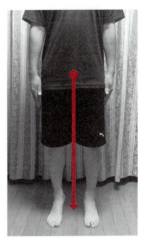
図3　重心の位置

1 姿勢の概要

姿勢とは，四肢，体幹および頭部の一定の空間における相対的な位置関係を指し，静的姿勢と動的姿勢に分けられる．

1 静的姿勢

静的姿勢とは，臥位，座位，立位などのように一定の空間に姿勢を保持し続けている状態を指し，大きな動作を伴わない．ただこの姿勢においても，筋活動などは行われており，重心の動揺は認められる．一般的に立位姿勢においては，顔面を正面に向け両上肢を体側に下垂して手掌を体側に向け，下肢は平行，踵を密着させてつま先を軽く開いた直立肢位を基本的立位肢位（図1）とよび，前腕を回内して手掌面を前方に向けた直立肢位を解剖学的立位肢位（図2）とよぶ．

2 動的姿勢

動的姿勢とは，寝返り，起き上がり，立ち上がりなどの重心の移動運動を伴うときの四肢，体幹および頭部の相対的な位置関係である．そのため，この相対的な位置関係は，運動が行われている間，常に変化している．

3 姿勢と重心点と重心線の関係

重心点とは，物体が一点で支えられる点であり，その点には物体の総重量がかかる．またその点は物体のバランスがとれた点でもあり回転の中心ともなる．これを身体に対応させると，重心とは「身体全体の重さの中心」となる．直立肢位における人体の中心は，骨盤内で第2仙骨のやや前方に位置し，成人男性の場合は身長に対して足底から約56％，成人女性の場合は約55％の位置にある（図3）．小児においては，この重心点は成人と比べて高位をとる．

また，重心線とは重心点と床面を結ぶ垂線である．立位時の重心線は，矢状面からみると，耳垂，肩峰，大転子，膝関節の前1/3（膝蓋骨後面），足関節のやや前方を通る（図4）．前額面からみると，眉間の中央，鼻，胸骨，骨盤の中央，両膝関節内側の中心，両内果の中心を通り，

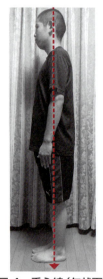
図4 重心線(矢状面)

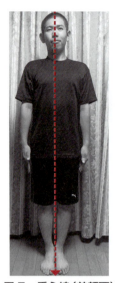
図5 重心線(前額面)

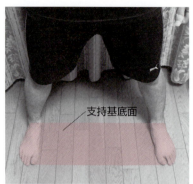
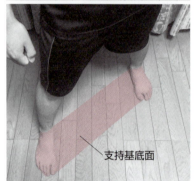
図6 支持基底面

床面に至る(**図5**).

4 支持基底面

　支持基底面とは，身体と床面が接している領域を指す．床面と接している身体の一部が複数存在する場合は，接している部分の間の領域も支持基底面に含まれることになる．例えば立位姿勢の場合，床面に接している部分は両足底部となりその間の領域を含む部分が支持基底面となる(**図6**)．仮に重心点の位置が一定だとすると，この支持基底面が広ければ安定した姿勢となり，逆に支持基底面が狭いと不安定な姿勢となる．また安定した姿勢を保持するためには，重心線はこの支持基底面内にあるべきとされる．

5 姿勢制御

　姿勢を一定の空間内で安定させるためにはさまざまな制御が存在している．そのいくつかの要素を下記に説明する．

1. 予測的姿勢制御

　実際に運動を行うとき，その運動を安定的かつスムーズに行うために予備動作を行うことがある．特に素早い運動や大きな力が必要なときは，この予備動作が大きくなる．例えば立位から片脚立位になるときに，あげる方の下肢の反対側の筋緊張が高くなり，下肢があがった際に姿勢が崩れるのを防ぐ役割を担う(**図7**)．

2. 足関節戦略(ankle strategy)

　足関節を中心とした運動であり，床面が安定している状況でゆっくりとした比較的小さい外乱刺激が身体に加わったときに起こる(**図8**)．外乱が起こったときに足関節周囲の筋収縮が起こり，姿勢の安定に努める．しかしこの外乱が大きくなれば大きく安定性を損なうことにつながるため，足関節戦略のみでは対応できず，単独ではみられない．また股関節戦略と比べ，強い筋収縮を必要としない．

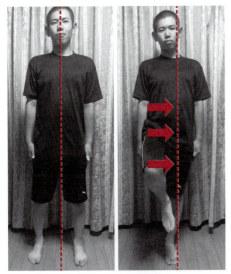 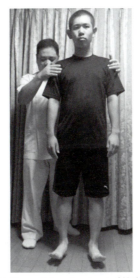 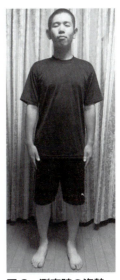

図7　片脚立位（予測的動作）　　図8　ankle strategy（前方）　　図9　測定時の姿勢

3. 股関節戦略（hip strategy）

　股関節を中心とした運動であり，比較的大きくてスピードが速い外乱刺激が身体に加わったときに起こる戦略である．外乱刺激が加わったとき，股関節周囲の筋群の収縮が起こり，遠位部に波及する．この刺激において足関節戦略を伴うこともあり，両方の戦略で身体の安定性を保つこともある．

4. 踏み出し戦略（stepping strategy）

　支持基底面より重心線が逸脱するような外乱刺激が身体に加わる場合，新たに支持基底面を構築することによって姿勢の安定性を保つことを目的とした戦略である．外乱刺激が大きくスピードが速い刺激の方が踏み出す幅は大きくなる．

2　姿勢観察を体験してみよう

1　戦略の体験

① 準備

　被験者が足を一歩踏み出しても他者とぶつからない程度のスペースを確保する．撮影できるカメラ付き携帯の準備を行う．

② 方法

　3人一組にてグループをつくる．3人の役割は以下の通りとなる．
- Aさん：被験者役
- Bさん：外乱刺激を与える役
- Cさん：撮影者

　Aさんは一定のスペースを確保した場所に裸足で立つ．この際，床面は平らな場所を確保する．また両足底の位置は肩幅とし，閉眼とする．両上肢は体側に下垂位とし，リラックスした状態を保つ（**図9**）．この状態の被験者をBさんは後方から前方にゆっくりと軽く押す．このときの一連の状況を右側よりカメラ付き携帯で撮影する．また刺激の種類は，①ゆっくりと軽く押すパターン，②大きくスピードの速い圧で押すパターン，③②よりも大きな刺激で下肢の動きが出現する刺激の3通りとする．撮影したデータをコンピューターに取り込み，その状況をスロー再生で観察し，それぞれの違いをまとめ発表する．

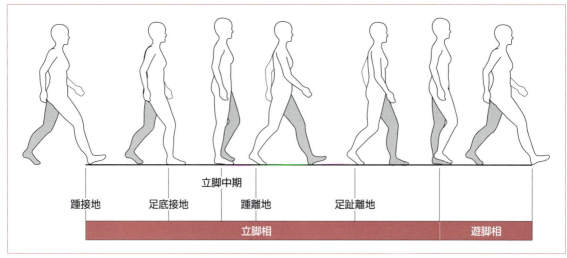

図10 歩行周期

③ 振り返りと学び

刺激の大きさによる戦略の出現の仕方を確認するとともに，どのような刺激であればリスクがあるか考える．また支持基底面より重心線が逸脱する瞬間にはどのような姿勢になっているか観察し，そのときのリスク管理の仕方について話し合う．またこのリスクが出現したときの理学療法士としての介助の方法を考える．

3 歩行の概要

1 歩行周期

歩行周期は一側下肢が床面に接地してから同側下肢が再び床面に接地するまでの一連の動作である．またこの一連の動作過程の中で，歩行周期は遊脚相と立脚相に分けられる．立脚相は踵接地，足底接地，立脚中期，踵離地，足趾離地に分けられる．また遊脚相は足趾離地後から遊脚前期，遊脚中期，遊脚後期の順に進む．一側の踵離地から足趾離地の間，他側では踵接地から足趾接地が行われ，この期間は両側接地期となる（図10）．

2 歩行の指標

歩行の評価として，基本的な項目に重複歩長（ストライド長）がある．これは歩行周期と同様に一側の足部が床面に接地してから同側の足部がもう一度床面についたときの長さを指す．この他に，一側の足底部が床面に接地してから他側の足部が床面につくまでの距離を歩幅（ステップ長）という．また歩行において，連続して接地する踵の中央間の距離を歩隔という（図11）．

その他の評価指標として，時間的な評価指標がある．一つはケイデンスで，これは単位時間あたりの歩数で表す．また，他には歩行速度がある．これは一定時間内の移動距離を表し，臨床では1分間の移動距離で表すことが多い．

4 歩行の指標を測ろう

1 重複歩長，歩幅，歩隔

① 準備

歩行路として模造紙4枚を貼り合わせ，一歩行周期が収まるだけのスペースを用意する．ま

た，足跡を残すため足の裏にペイントを施す．その他の準備として足関節を固定するためのテーピング，測定用のメジャーを用意する．

② 方法

4人一組程度の人数でグループをつくり実験を行う．ここでは通常歩行と足関節固定時の歩行を計測し，その結果から考えられることをまとめ発表する．

最初に正常歩行を測定する．床面に4枚貼り合わせた模造紙を引き，被験者の測定部にペイントを施す．その後，模造紙上を歩き，測定の軌跡が残っているのを確認する．次に足関節固定者の測定を行う．足関節固定に関してはテーピングを用い，背屈角度が5°ぐらいになるようなポジションでテーピングを巻き固定する．その後，通常歩行と同様，模造紙の上で歩行を行い，ペイントの軌跡が残っているのを確認する．ペイントの軌跡が残っている模造紙から重複歩長，歩幅，歩隔を測定する．このとき，最初の一歩は測定せずに次の重複歩長から測定する．

③ 振り返りと学び

重複歩長，歩幅，歩隔の正しい測定方法を知るとともに，その数値が何を意味しているのか理解する．通常歩行と足関節固定歩行との違いを確認するとともに「なぜ，このような結果になるのか」考えてみよう．またどのような疾患や外傷でこの現象が出現するのか，グループで話し合おう．

2 ケイデンス

① 準備

歩行距離を測定するメジャー，距離をマークするビニールテープ，一定距離の内の歩行時間を測定するためのストップウォッチを用意する．

② 方法

4人一組となり実験を行う．ここでは，通常歩行と足関節固定時の歩行を測定し，その結果から，考えられることをまとめ発表する．

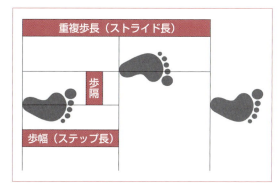

図11 重複歩長，歩幅，歩隔

まず，10mの歩行路をメジャーで測り，その距離がわかるようにビニールテープでマーキングをする．測定は，通常歩行から始める．このときの注意点として10mの歩行のスタートラインに立つのではなく，通常歩行時の10mを歩行するように配慮する．この歩行測定時の役割として，10mの歩行時間を測定する係と歩数を数える係に分担し対応する．次に足関節固定歩行においても同様に測定を行う．その測定結果より，ケイデンスを算出し，通常歩行と足関節固定歩行の比較を行う．

③ 振り返りと学び

ケイデンスの正しい測定方法を知るとともに，その数値が何を意味しているのか理解する．通常歩行と足関節固定歩行との違いを確認するとともに「なぜ，このような結果になるのか」考えてみよう．またどのような疾患や外傷でこの現象が出現するのか，グループで話し合おう．

復習のための確認問題

Basic
1. 姿勢制御について説明しよう．
2. 歩行における立脚相の5つの期を説明しよう．

Standard
1. 支持基底面から重心線が逸脱するときの現象を考え，そのときのリスクを考えてみよう．
2. 重複歩長，歩幅，歩隔が変化する原因を考え，その理由を考えてみよう．

Advance

1. 足関節戦略と股関節戦略の関係性を説明しよう．
2. ケイデンスが減少する原因を考え，その現象が出現する疾患や外傷を考えてみよう．

CLOSER-LOOK BOX

　運動を行う際にしっかりとした姿勢がとられなければ，安全かつ効率的な運動の遂行はできない．そのため，運動を行うための予備動作や運動を行っているときの姿勢には必ずそのような姿勢となる理由がある．例えば，立ち上がり動作の際の体幹の前屈である．立ち上がり動作は重心の上方移動であるため，重心移動の効率性から考えると体幹の前屈方向への運動は無意味に思える．しかし実際には回転モーメントを利用することで重心を上方に移動させる初期動作の力源の効率化を図っている．このような現象が他の動作の中で生じていることが多々みられる．これらのこともふまえて運動の解析を行うと幅広い視点から物事をみることができると思われる．

FURTHER READING

1. 黒川幸雄，大西秀明，小林量作，佐藤成登志（編）：理学療法士のための6ステップ式臨床動作分析マニュアル，第2版，文光堂，2010

　本書では，動作分析の段階を6段階に分けており，その段階別に具体的に分析する流れが示されているため，段階を追って分析できる．また，代表的な疾患別も示され，動作分析の流れを理解するためには最適である．

2. 石井慎一郎（編著）：動作分析臨床活用講座―バイオメカニクスに基づく臨床推論の実践，メジカルビュー社，2013

　本書は，バイオメカニクスをもとに運動の成り立ちを分析している．また運動を阻害する要因についての分析も行われているため，現象と障害の関係が整理できる．

（北浜伸介）

5. 協調運動と運動技能【演習】

学習目標

- 協調運動に必要な要素を説明できる．
- 協調運動障害について説明できる．
- 運動技能に必要な要素を説明できる．
- 運動技能の特性と向上について説明できる．

予習のためのエッセンス

　日常行う多くの動作は，通常意識することなく行われています．例えば，水の入った紙コップを手にとる動作を考えてみると，目の前の紙コップを手にとるときには，まず上肢を前方に伸ばしながら紙コップの大きさに合わせて手指を伸展します．そして紙コップを把持するときには，中の水がこぼれ落ちないようにコップの形状を保ちつつ，持ち上げることのできる最小限の筋活動でコップを持ち上げます．コップを手にとるという日常的な動作ではありますが，動作の順序を考えると，目的の動作を達成するためには筋収縮をするタイミングや強さ，そして運動方向を調整しながら上肢を動かす必要があります．運動の協調や調整は主に小脳が役割を果たしていますが，その他にも随意運動に関与する錐体路系，錐体外路系などさまざまな運動中枢によって成り立っていることをまず理解しておかなければなりません．

　目的とする動作の遂行は運動の出力だけではありません．コップを把持する前にはコップに対して視線と頭部を向けることで，大きさや形状，位置関係，中の水の量を正しく把握しながら運動命令を決定していることも同時に知っておかなければなりません．またコップを把持した際には，紙コップ自体の強度について触覚や圧覚といった感覚情報をもとに必要な筋活動量も決定しているといえます．

　つまり，コップを手にとる動作ひとつをみても，単に運動野からの命令のみに基づいて円滑な運動ができているわけではありません．身体に入力された感覚情報をもとに中枢神経系で運動をプログラミングし，調和のとれた円滑な運動が行えるよう複雑な神経機能によって成り立っています．一方，乳幼児が同じように水の入った紙コップを手にとって持ち上げたらどうでしょうか．おそらくほとんどの場合は床にこぼすことを想起するでしょう．これは筋を効果的に活動させるための運動技能が上達していないことが要因となります．運動を行う神経機能に障害がなくても，目的に相当する運動技能をもっていなければその動作の達成はできません．われわれは，何らかの原因により失われた機能について，一つの要因にとらわれることなく多角的に考えていく必要があります．

内容理解の問い

1. 目的を達成するための動作について必要な要素を説明できますか．
2. 運動技能の要素と特性について説明できますか．

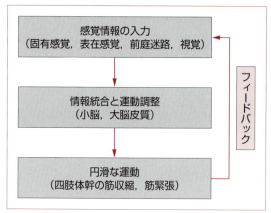

図1 協調運動の概略図

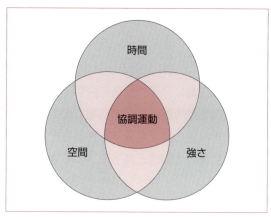

図2 協調運動における要素

1 協調運動の概要

1 協調運動とは

　理学療法で行う関節可動域の拡大や筋力増強は関節運動を行いやすくするが，日常生活における動作を円滑に遂行するためには，運動を巧みに行うことも必要となる．巧みな運動は，各関節の筋が必要なだけ収縮・弛緩し，調和のとれた一連の運動の組み合わせによって成り立っている．このような合目的的かつ円滑に行われる運動を協調運動という．協調運動は，固有感覚系，前庭迷路系，視覚系からの感覚情報をもとに，小脳を中心とした中枢神経機構が統制し，運動に必要な筋群に対して的確な運動の出力を行うことで成り立っている(図1)．調和のとれた運動は，固有感覚系・小脳系・錐体路系・錐体外路系のさまざまな部分との連絡によって運動が調整されている．

2 協調運動における要素

　協調運動は以下の3つの要素から成り立っている(図2)．
　①時間(timing)：いつどのタイミングで筋収縮するのかを調整する．
　②空間(spacing)：運動に必要な筋を選択して運動方向を調整する．
　③強さ(grading)：目的に応じて筋収縮を制御し，運動の強さを調整する．

3 小脳における運動コントロール

1. フィードフォワード制御(feedforward control)

　運動中の体性感覚情報を運動制御に組み込まず，運動に伴う外乱をあらかじめ予測しながら状況に適応する運動プログラムを遂行する．このような制御をフィードフォワード制御といい，滑らかで速い運動となる．

2. フィードバック制御(feedback control)

　運動によって変化する四肢・体幹からの固有感覚情報，視覚や触覚などの外受容感覚情報を受けて，運動の誤差を修正するように制御する．このような制御をフィードバック制御といい，運動の調整に時間を要するため比較的ゆっくりとした運動となる．例えば，視覚情報を用いた関節運動のコントロールは，運動の予測と結果を比較しながら運動を修正する．
　フィードバック制御は運動学習の初期や習得が不十分な際の制御であり，運動の習得が進むにつれてフィードバック制御からフィードフォ

ワード制御へと移行していくと考えられている．

4 協調運動障害の主な症状

　協調運動障害とは，合目的的かつ円滑な運動の遂行が阻害された状態であり，運動麻痺や筋緊張異常，不随意運動によるものまでを含めると幅広い範囲を示すことになる．四肢の運動失調においては，①振戦，②測定障害，③協働収縮不能，④反復拮抗運動不能，⑤時間測定障害，⑥運動分解などがある．

- ①振戦：規則的な時間間隔で類似の運動が繰り返される不随意運動をいう．
- ②測定障害：上肢や下肢の運動において目標とするところで運動を止めることができない現象をいう．運動が目標の所に届かない測定過小と，運動が目標を超えてしまう測定過大とがある．
- ③協働収縮不能：日常行う動作は，複数の筋と関節が一定の順序，もしくは同時に働くことで成り立っているが，この規律性が損なわれた状態をいう．
- ④反復拮抗運動不能：主動筋と拮抗筋の交互・反復運動において，切り替えの時間間隔が不規則でぎこちない状態をいう．
- ⑤時間測定障害：動作の開始や終了が時間的に遅れることをいい，動作緩慢となる．
- ⑥運動分解：一連の運動の軌道が何段階かに分かれて動くことをいい，角をつくるようなぎこちない動きになる．

2 協調運動について円滑な運動に必要な要素を考えてみよう

　四肢・体幹における各々の部位は，感覚入力から中枢神経系の統合された複雑な神経機構を経て，正確で協調的かつ効率のよい運動を行っている．ここでは与えられた課題に対して，四肢体幹の動きを観察しながら協調運動に必要な

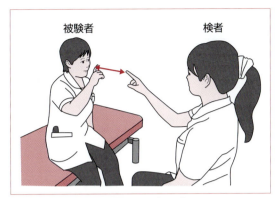

図3　指の位置を固定した反復運動

機能について考えてみよう．

1 上肢機能と協調運動

① 準備
　4人一組のグループをつくり，検者と被験者は対面に座る．

② 方法
　検者は示指のみを伸ばし身体の前で静止させておく．被験者は示指を伸ばし，指腹部が自身の鼻の先端につくようにした状態を開始肢位とする．被験者は開始肢位より検者の示指に触れた後，再び自身の鼻の先端を触れながら反復運動を行う．また，その他の学生は検者と被験者が行う運動の様子を観察する．

環境設定
- ①検者は示指の位置を固定して行う（**図3**）．
- ②検者は示指の位置を固定するが，被験者は閉眼して行う．
- ③検者は示指の位置を1回触れるごとに変化させて行う（**図4**）．
- ④検者は示指の位置を変化させるが，位置を変える示指の方向と順序をあらかじめ被験者と申し合わせをしてから行う．

1. 振り返りと学び
　以下についてグループ内で話し合い，上肢の協調運動について考察してみよう．

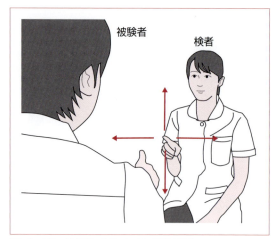

図4　指の位置を変化させた反復運動

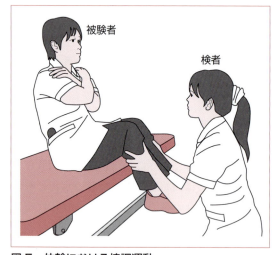

図5　体幹における協調運動

①どの条件が最も円滑な運動であったか．
②円滑な運動を行うためにはどのような要素が必要か．またこれに関与する器官はどこか．
③眼と協調運動との関係について考察しよう．
④協調運動に障害が生じた場合，どのような運動が観察されるであろうか．

2 体幹機能と協調運動

① 準備
4人一組のグループをつくる．

② 方法
被験者は背もたれのない椅座位とし，大腿部の1/3が接するように座る．また両足趾が床と接しないよう椅子の高さ（下腿長＋20cm程度）を調整する．このとき被験者は上肢を軽く組み，無理に下肢を持ち上げないように注意する．検者は対面に座り，被験者の下腿を軽く持ち上げて外乱を加えながら姿勢を崩す（図5）．被験者は開眼と閉眼で行う．その他の学生は，検者が外乱刺激を加えたときの被験者の体幹動揺や平衡反応を観察する．

③ 振り返りと学び
以下についてグループ内で話し合い，体幹の協調運動について考察してみよう．
①下腿の外乱刺激について，体幹がどのように姿勢調整しているか．
②体幹の協調運動には，どのような要素が必要か．
③体幹の協調運動に障害が生じた場合，どのような運動が観察されるか．

3 運動技能の概要

1 運動技能とは

運動技能と聞くと，たいていの人はスポーツ分野を思い浮かべるのではないだろうか．しかし，決してスポーツに限ったことではない．われわれは一般に日常生活を行ううえでは，特に意識することなく目的とする行動を行っている．これはさまざまな経験や練習を通じて，動作に必要な身体の動きが熟練されたことで達成できているのである．熟練された動きは，正確，かつ最小のエネルギー消費によって行われており，運動の予備力を保ちながら遂行している．また習得された運動技能は，さらに適応範囲を広げて状況に応じた技能を発揮することになる．運動技能とは，目的とする運動をできるだけ正確

に，かつ最短の時間と最小のエネルギー消費で遂行する能力をいう．運動技能には，寝返りや歩行など全身の動きを必要とする粗大運動技能と，巧みな運動を必要とする巧緻運動技能とがある．また運動技能は経験や練習に伴って向上し，一度獲得された技能は比較的長期にわたって保持される．

2 運動技能における要素

運動技能は以下の4つの要素から成り立っている．
① フォーム (form)：運動時の姿勢変化，エネルギー消費の効率化．
② 正確さ (accuracy)：誤差の減少．
③ 速さ (speed)：所要時間や速度．
④ 適応性 (adaptability)：物理的環境，社会的環境，心理的環境変化への適応．

これらの要素は，筋力や瞬発力などの身体機能と注意や判断力などの認知機能によって構成される．

3 速さと正確さの関係

運動の速さと正確さは相反する関係にある．テニスのサーブを一例にすると，勢いのあるサーブになればなるほどサービスエリアから外れる可能性が高くなる．一方で，サービスエリア内へ確実にボールを入れようとすれば，サーブの速度は低下する．つまり，動作の正確性を優先すると運動速度は低下し，反対に運動速度を上げると正確性が低下する．このような運動の速さと正確性の反比例の関係を「速さ−正確さトレードオフ」という．世界で活躍するプロテニスプレーヤーは，この相反する関係を克服するというきわめて高度な運動課題に挑んでいるのである．

4 運動技能の向上

目的とする行動に対する運動技能は，個人差はあるものの通常は運動の反復練習によって向上する．運動技能を獲得していく過程としては，まず目的とする行動を達成するために必要な基本的知識と動きを理解し，大まかなフォームを形成するといった基本的な動作の習得から始まる．基本的な動作の習得が進むと，次に動作の部分的修正を行いながら運動時間の短縮や誤りの減少および正確さの向上がみられてくる．そして，さらに動作の習得が進むと複雑な課題など環境変化に安定して適応できる技能へと洗練されていく．しかし，運動技能を獲得する過程においては，運動の反復練習に比例しながら直線的に運動技能が向上するわけではない．動機づけの低下や疲労など，その時々の身体状況や精神心理状況によって技能の停滞もしくは低下することがある．また，がむしゃらに反復練習すればよいというものでもない．目的とする行動に対して必要な知識と動きの理解を深めるとともに，周囲から観察可能なパフォーマンスを評価し，練習の量や質といった練習方法の工夫をしながら運動技能の向上を目指すことが重要となる．

4 運動技能について体感してみよう

運動技能はフォーム，正確さ，速さ，適応性の4つの要素からなる．ここでは以下の体験を通じて各々の要素における関連性を理解し，運動技能の向上について考えてみよう．

1 運動の正確性と速さの関係

① 準備

2人一組のグループをつくり，A3用紙 (1マス10mmの方眼を印刷しておくとよい)，鉛筆，定

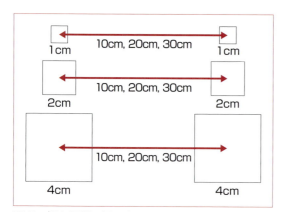

図6 幅と距離の組み合わせによるタッピング課題

表1 記録用紙

標的間距離	10cm			20cm			30cm		
標的幅（cm）	1	2	4	1	2	4	1	2	4
所要時間（秒）									
誤り率（%）									
難易度									

規，ストップウォッチを用意する．方眼紙には，定規を使用しながら1cm，2cm，4cm四方のマスを各々2つ並列に記載する．また各々のマスの中心間距離を10cm，20cm，30cmとし，マス幅（標的幅）と中心間距離（標的間距離）を組み合わせた合計9通りの図を作成する（**図6**）．さらに測定結果を記入する記録用紙を作成しておく（**表1**）．

② 方法

検者は，被験者に対して各々並列に組み合わされている左右のマスをできるだけ速く往復，かつ正確にタッピングするよう指示する．被験者には10回の予備練習をさせた後，号令と同時に20回タッピングさせ，タッピング開始から終了までの時間を計測する．またタッピングが終了した課題用紙について，マスの枠外に誤ってタッピングされた個数を数えて誤り率を算出する．**表1**に従って所要時間と誤り率を記録する．また所要時間と標的幅 width（W）との関係について，標的間距離 amplitude（A）ごとのグラフを作成する．さらに，この課題の難易度 index of difficulty（ID）を以下の式より算出し，課題の難易度と所要時間との関係についてグラフを作成する．グラフは方眼紙の余白を活用するとよい．

$$ID = 2A/W$$

③ 振り返りと学び

以下についてグループで話し合い，その理由について考察してみよう．
①所要時間が短かったのはどれか．
②誤り率が高かったのはどれか．
③動作ミスを少なく，かつ素早くタッピングができたのはどれか．
④グラフを比較していえることはあるか．

2 ジャグリングにおける運動技能

① 準備

5人一組のグループをつくり，お手玉3個，ストップウォッチを用意する．お手玉がなければ豆を布で包んで輪ゴムでとめるなど，お手玉に代わる物で代用する．

② 方法

被験者はお手玉を2個手にとり，両手でお手玉を上方に投げながらジャグリングする（**図7**）．検者1はお手玉の回転数を数え，検者2は時間を計測する．その他の学生は被験者の視線や動きを観察する．

環境設定
①お手玉2個を両手にとり，一度も落とさず正確にできる速さでジャグリングを行い，1分間における回転数を記録する．
②お手玉2個をできるだけ速く回転させ，1分間にできた回転数を記録する．落とした場合はその時点の回転数を記録する．
③お手玉を落とすことなく，かつできるだけ速く回転できる1分間の適性速度で行い，1分間にできる回転数を記録する．
④お手玉の数を3個に増やしたり，片手動作で行うなど環境を変化させて行う．

③ 振り返りと学び

以下についてグループで話し合い，運動技能の向上について考察してみよう．
　①速さと正確性の関係について考察しよう．
　②ジャグリングを上達させるためには，速い動作で練習しながら徐々に正確性をあげていけばよいのか，ゆっくりとした正確な動作を身につけてから徐々に速度をあげていけばよいのか，また一番早く上達するためにはどのようにすればよいのか．
　③運動の効率性を考えた場合，理想的なジャグリングはどのような方法が適しているのか．

復習のための確認問題

Basic
1. 協調運動における要素を列挙して説明しよう．
2. 運動技能における要素を列挙して説明しよう．

Standard
1. 協調運動に関わる器官について，それぞれの機能と役割を説明してみよう．
2. 協調運動に関わる身体機能を列挙し，協調運動を構成する要素との関係を説明してみよう．
3. 運動技能に関わる身体機能と認知機能を列挙し，運動技能を構成する要素との関係を説明してみよう．
4. 運動技能向上の過程について，これまでの経験を振り返りながら，経験上の事例を提示して説明してみよう．

Advance
CLOSER-LOOK BOXに列挙する運動失調の種類について，病巣部位と症状をまとめてそれぞれの特徴を理解しよう．そして各種の運動イメージをしながら鑑別の流れを確認しよう．

CLOSER-LOOK BOX

　協調運動は感覚入力から運動出力に至る複雑な神経機構により成り立っているため，さまざまな原因や病態があることを理解しておかなければならない．協調運動の障害は，①運動麻痺

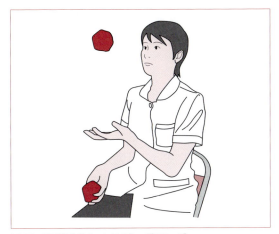

図7　両手動作によるジャグリング

や筋緊張異常によるもの，②不随意運動によるもの，③運動失調によるものに大別され，運動失調はさらに病巣により小脳性運動失調，大脳性運動失調，前庭迷路性運動失調，脊髄後索性運動失調，末梢神経性運動失調に分けられる．運動失調の種類は，深部感覚，温痛覚，病的反射，腱反射，平衡機能などの検査測定結果や動作観察から鑑別できる．

FURTHER READING

1. 嶋田智明，天満和人（編）：よくわかる理学療法評価・診断のしかた―エビデンスから考える，文光堂，2012

　本書では理学療法評価・診断に関する基本的知識および理論的背景をふまえて，身体機能の診かたを自己学習のかたちで興味をもってわかりやすく学ぶことができる．

2. 山岸茂則（編）：臨床実践　動きのとらえかた―何をみるのか　その思考と試行，文光堂，2012

　理学療法は身体機能の把握だけではなく，ADLを含めてヒトの動きをとらえながら総合的な解釈をすることが必要である．本書では基本動作を中心とした観察の視点や動きの診かたについてまとめられており，臨床上の動作を考えるうえでたいへん参考になる．

〔小寺正人〕

6. 動作・活動分析
　（行為分析・作業工程分析）【演習】

学習目標

- 理学療法における動作分析が説明できる．
- 理学療法における動作分析ができる．
- 理学療法における活動分析（行為分析，作業工程分析）が説明できる．
- 理学療法における活動分析（行為分析，作業工程分析）ができる．

予習のためのエッセンス

　動作分析とは，目視によって，対象者の動きを瞬時にとらえながら，通常との違いとその原因を関連づけていく思考過程です．必要に応じて動作分析機器を用いることもありますが，多くの臨床現場においては，目視かデジタルカメラ，デジタルビデオカメラを用いて行っています．

　目視による動作分析は，経験と普段からの意識したトレーニングが必要となります．そこで，本章では，動作分析における思考過程を以下のように段階的に分けて行う方法を提案します（STEP1の"病態の把握と動作の予測"から段階的に作業を行い，STEP6の"治療への展開"に至る）．

STEP1：病態の把握（疾患の特性）と動作の予測．
STEP2：動作の大まかな観察（気づきの作業）．
STEP3：動作の細かな観察．
STEP4：機能障害・活動制限の抽出．
STEP5：機能障害・活動制限の関連づけ．
STEP6：治療への展開．

　活動分析（行為分析，作業工程分析）は，作業分析（活動分析，行為分析）を行う一過程であり，「作業」つまり「目的活動」に対する分析方法です．実際の理学療法に沿うように，目的活動を掲げ，目的活動に対する工程分類を行います．必要に応じて詳細な工程分類を行うこともあります．さらに，各工程項目に応じた機能的側面と環境的側面からの分析を行います．

内容理解の問い

1. 動作分析における思考過程を段階的に分けて説明できますか？
2. 目的活動と目的活動に対する工程分類が説明できますか？

1 理学療法における動作分析を説明して行ってみよう

1 動作分析のとらえ方

動作分析は，臨床経験の少ない学生や理学療法士では大変難渋する評価項目である．臨床場面での理学療法士の思考過程は，トップ・ダウン形式が一般的である．つまり，姿勢・動作の障害や日常生活活動 activities of daily living (ADL) の活動制限からその構造や機能的障害を関連づけ，治療内容を考案する．したがって，動作分析が的確にできなければ十分な障害把握ができず，結果的には治療も十分に行えないことになる．

動作分析は，患者や対象者の動きを瞬時にとらえながら，通常との違いとその原因を関連づけていく思考過程のため，かなりの経験と普段からの意識したトレーニングが必要となる．そこで，筆者らは思考過程を一度に行うのではなく，段階的に分けて行うことによって動作分析のスキルアップを行う方法を提案している．

2 動作分析の流れ

動作分析の思考過程をSTEP1～6の6段階に分けて展開していく．6つのSTEPは，以下のようになる．

STEP1：医師の処方，X線画像などから疾患の大まかな特性を思い浮かべたり，必要に応じて調べたりして，動作の可否などを予測し整理する．つまり，①疾患ごとの病態や障害の知識の整理，②障害を想定した可能な動作の予測を行う．

STEP2：STEP1を考慮しながら姿勢，動作の大まかな観察を行う．対称性，リズム，スピード，バランスなどの異常への気づきと正常動作との比較作業を行う．さらにその観察した動作を自分の体で模倣してみる．つまり，③姿勢，動作変化の有無の観察（異常への気づき），④左右対称性，スピード，リズム，バランス，自立度，安定性，代償の観察，⑤正常動作の理解と比較作業（正常動作のボディイメージ作業），⑥姿勢，動作の模倣を行う．

STEP3：STEP2を考慮しながら姿勢，動作の細かな観察を行う．あらゆる方向（前額面，矢状面，水平面の3方向）から観察し，全身のアラインメントを考えながら原因となる関節と隣接した関節との位置関係を観察する．さらにその姿勢や動作を細かく自分の体で模倣してみる．つまり，⑦前額面，矢状面，水平面の3方面からの観察，⑧静的アラインメントおよび動的アラインメントの考慮，⑨動作における各関節の位置関係の観察，⑩姿勢，動作の模倣を行う．

STEP4：心身機能・身体構造，活動のうち，特に機能や能力を制限している項目をできる限り詳細に抽出する．つまり，⑪各関節や肢節ごとの機能障害をあげる（関節可動域制限，疼痛，筋力低下などの抽出），⑫動作ごとの活動制限をあげる．

STEP5：STEP4であげた機能障害と活動制限とを関連づける．活動制限から機能障害を関連づけて考えていく．そのとき限局した部位にとどまらず，全身に目を向けて幅広く関連づける．つまり，⑬運動連鎖などを考慮する，⑭内科的，自律神経的，薬物的，精神的要因など，他の要因も考慮しながら関連づける，⑮動作の優先順位を考慮する．

STEP6：STEP4・5であげた機能障害と活動制限に対するスタンダードな治療法をあげる．

3 動作分析の実際

1. 健常者における動作分析

具体的な疾患例の動作分析を行う前に，学生同士での健常者の動作分析を行ってみる．ここでは，上述した動作分析の流れのSTEP2，STEP3を行う．

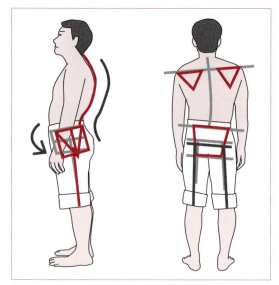

図1 矢状面と前額面から観た立位姿勢

① 準備

3人一組のグループをつくり，1人が患者役（観察される側），2人がセラピスト役（観察する側）になり，歩行などの動作と観察ができるスペースを確保する．患者役の学生は，観察するときに体のラインがわかりやすいようにできるだけ薄着になる．可能であれば短パンとTシャツがよいが，長ズボンと長袖の場合は，裾や袖をまくって行う方が望ましい．場合によっては，再度確認するためにデジタルカメラやデジタルビデオカメラを準備する．

② 方法

ここでは，立位と歩行分析を行ってみる．セラピスト役は，患者役に自然体で立つように告げる．その後，その場での足踏みや，5〜7mくらい歩くように告げる．セラピスト役は，患者役の前額面と矢状面から大まかに観察する（図1）．

STEP2に従い，「立位，歩行における左右の非対称性」，「前後の異常」，「歩行の滑らかさやスピード」，「歩行のバランスや代償の有無」に注目する．ここでは，細かい観察はせず，動作を大まかに観察するといった「気づきの作業」を行うことが重要である．観察後に，自分の体を使って立位姿勢と歩行の模倣を行う．

次にSTEP3に従い，立位と歩行の細かな観察を行う．立位は，3方面（前額面，矢状面，水平面）からみた頭部・体幹・骨盤の左右への傾きと回旋，頸椎・胸椎・腰椎の彎曲方向を観察する．また，股関節・膝関節・足関節の位置関係と角度を測定（目測）する．観察後に，立位姿勢を模倣する．歩行は，立脚期（踵接地，立脚中期，踵離地）と遊脚期に大きく分けて観察する．3方面（前額面，矢状面，水平面）から見た頭部・体幹・骨盤の左右への傾き，前後への傾き，左右への回旋を観察する．また，股関節・膝関節・足関節の位置関係と角度を測定（目測）する．観察後に，歩行を模倣する．

③ 振り返りと学び

立位では，「頭部，体幹，骨盤の傾きの左右差があるか？」，「頭部，体幹，骨盤の回旋の左右差があるか？」，「頸椎・胸椎・腰椎の彎曲異常があるか？」，「股関節・膝関節・足関節の位置関係はどうか？」などを観察し，セラピスト役の2人で話し合い，その理由について考察する．

歩行では，立位時での左右差，彎曲異常が増強していないかを観察し，さらに歩行の滑らかさ，スピード，バランスや代償の有無を観察し話し合う．「頭部，体幹，骨盤の傾きや回旋はどうか？ 左右差があるか？」，「頸椎・胸椎・腰椎の彎曲角度はどうか？」など，立脚期と遊脚期に分けて観察し，セラピスト役の2人で話し合い，その理由について考察する．

2. 疾患例の動作分析

次に実際の疾患例の動作分析を行ってみる．物理的に不可能な場合は，疾患例の動画を用いるか，学生同士で模擬患者を想定して行う．

① 準備

数名一組のグループをつくり，実際の疾患例，疾患例の動画，あるいは学生同士の模擬患者を想定して行う．

②方法

ここでは，典型的な変形性膝関節症例の立位と歩行分析を行ってみる．前述したSTEP1に従い，各グループで変形性膝関節症の病態把握と立位と歩行の予測作業を行う．具体的には，「変形性膝関節症の病態や障害の知識を大まかに整理する」，「疼痛部位や種類を把握し，立位と歩行との関連性を予測する」，「関節変形を把握して立位と歩行との関連性を予測する」，「関節可動域制限を把握して立位と歩行との関連性を予測する」などである．STEP2とSTEP3は①健常者の動作分析の方法に準じて行う（**図2**）．STEP4とSTEP5に従い，立位と歩行時の機能障害をあげ，関連づけの作業を行う．さらにSTEP6に従い，運動療法，ADL指導や装具療法などの理学療法の内容を提案する．

③振り返りと学び

「頭部，体幹，骨盤の傾きや回旋が，痛みのある膝側なのか？　反対側なのか？」，「痛みのある膝側の立脚期が短くないか？」，「痛みのない側への重心移動が優位になっていないか？」，「膝の外側への移動（thrust現象）が起こっていないか？」，「重心の位置は前方か後方に偏っていないか？」，「頸椎・胸椎・腰椎の彎曲角度の変化があるか？」，「股関節や膝関節の伸展制限があるか？」，「骨盤の回旋が少なく一体化した回旋があるか？」など，立脚期と遊脚期に分けて観察し，セラピスト役の2人で話し合い，その理由について考察する．

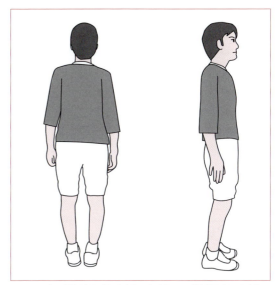

図2　変形性膝関節症例の矢状面と前額面から観た立位姿勢

2 理学療法における活動分析（行為分析，作業工程分析）を説明して行ってみよう

1 活動分析（行為分析，作業工程分析）のとらえ方

作業工程分析は，理学療法士の教育課程ではほとんど学習する機会がなく，臨床場面でもあまりなじみのない内容である．しかし，患者や入所者（利用者）の生活面を考えた場合には，大変重要な方法論であり，作業療法の分野では行われている内容である．この項で扱う作業工程分析は，作業分析，活動分析（行為分析）を行う一過程であり，骨組みづくりの部分にあたる．「作業」つまり「目的活動」に対する分析方法である．「目的活動」は，①活動の到達目標が明らかな目標志向的活動，②行為者の能動的参加による活動，③治療目標以外に活動そのものに行為者にとっての有意義性や有用性がある活動，④行為者の心身すべてを統合的に使わせ，行為者自身とその環境の双方に影響を及ぼし，適応過程を促す活動であると定義[1]されている．

2 活動分析（行為分析，作業工程分析）の流れ

目的活動を果たす流れには，①どのような工程群があり，②どのような順番に工程が並んでいるのかを分析する．工程ごとに必要な，③施設や準備，④材料，⑤道具を分析する．さらに，⑥工程数，⑦所要時間も分析する[1]．この項では，実際の理学療法に沿うように，目的活動に対する工程分類を行い，機能的側面と環境的側面から分析を行う．

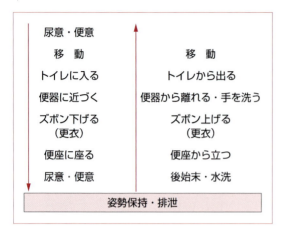

図3 トイレ動作の工程分類例

3 活動分析（行為分析，作業工程分析）の実際

この項では，「目的活動」を日常生活上でニーズの高い「トイレ動作の自立」として行う．

① 準備

3人一組のグループをつくり，数m離れたトイレを使用するという環境設定を行う．1人が患者役（観察される側），2人がセラピスト役（観察する側）になり，模擬的にトイレ動作を行う．

② 方法

セラピスト役は，患者役の模擬的なトイレ動作を観察しながら，トイレ動作の一連の工程を話し合い，項目を分類する．さらに，分類した項目の動作が自立できるための機能的および環境的側面について話し合い，その理由について考察する．

③ 振り返りと学び

尿意・便意から，「トイレまでの移動」，「扉を開けてトイレに入る」，「便器に近づく」など，トイレ動作の一連の工程分類を話し合う．**図3**にトイレ動作の工程分類例を示す．排泄は，単なるトイレ内で排尿・排便をするだけの狭義の行為ではない．排泄の開始から終了までの工程は，尿意・便意を感じることから始まり，トイレまで移動，トイレに入る，便器に近づく，ズボンを下げる，便座に座る，姿勢を保持して排泄する，後始末をする，便座から立つ，ズボンを上げる，便器から離れる，トイレから出る，といった一連の活動（行為）である．

分類した項目ごとに，「筋力の問題」，「関節可動域の問題」，「バランスの問題」，「動作方法の問題」，「手すりの問題」，「便器の問題」など，自立するためにはどのような機能的および環境的側面が必要かを話し合い，その理由について考察する．

復習のための確認問題

Basic

1. 動作分析の思考過程をSTEP1～6の6段階に分けて説明してみよう．
2. 学生同士で簡単な動作を行い，自らの体で動作を模倣してみよう．
3. 活動分析（行為分析，作業工程分析）における目的活動とそれに対する工程分類を説明してみよう．

Standard

1. 学生同士で簡単な動作を行い，STEP2に従って大まかな観察を行い話し合ってみよう．
2. さらに，STEP3に従って細かい観察を3方面（前額面，矢状面，水平面）から行い話し合い，書き出してみよう．
3. 活動分析（行為分析，作業工程分析）における目的活動を具体的にあげて，できる限り細かい工程分類を行い，書き出してみよう．
4. 工程分類した工程項目に関連した機能的側面と環境的側面について話し合い，書き出してみよう．

Advance

実際の疾患例の動作分析および活動分析（行為分析，作業工程分析）を行ってみる．物理的に不可能な場合は，疾患例の動画を用いるか，学生同士で模擬患者を想定して行う．

CLOSER-LOOK BOX

近年，機器の開発により目視による動作分析にとどまらず，デジタルカメラやビデオカメラなどをはじめ，赤外線カメラ，床反力計や筋電

位計測器を用いた定量的な測定が行われている．

定量的な結果と目視による結果を合わせながら，運動力学的な観点から分析することにより，さらに骨関節や筋の動きを推測することができる．以下は歩行時の例を示す．

【例1】踵接地時（initial contact）に床反力ベクトルが足関節の後方を通過する場合は，足関節にはどのような関節モーメントが働くか？
⇒底屈方向の関節モーメント

【例2】立脚中期（mid stance）に床反力ベクトルが足関節の前方を通過する場合は，足関節にはどのような制御が起こっているか？
⇒背屈方向の関節モーメントと下腿の前方への動きを腓腹筋とヒラメ筋で制御

FURTHER READING

1. 黒川幸雄，大西秀明，小林量作，佐藤成登志（編）：理学療法士のための6ステップ式臨床動作分析マニュアル，第2版，文光堂，2010

本書は，動作分析に対する理学療法士の思考過程をもとに段階的に進める方法を提案している．理学療法士が実際に動作分析した内容を疾患別にまとめてある．

2. Götz-Neumann K（著），月城慶一，山本澄子，江原義弘，盆子原秀三（訳）：観察による歩行分析，医学書院，2005

本書は，歩行分析に特化して運動力学的な観点から学習することができる．

3. 齋藤さわ子，伊藤文香：作業分析．図解作業療法技術ガイド，第3版，石川齊，古川宏（編），文光堂，p299-310，2011

本書は，作業療法士のために作成された著書であるが，特に作業分析の項は理学療法士の養成課程では学習していない内容を学ぶことができる．

文　献

1) 齋藤さわ子，伊藤文香：作業分析．図解作業療法技術ガイド，第3版，石川齊，古川宏（編），文光堂，p299-310，2011

（佐藤成登志）

7. 運動発達【演習】

学習目標

- 運動発達の知識がなぜ必要であるかを説明できる．
- 運動発達の目的（誘因）が説明できる．
- 新生児から独歩獲得までの運動発達過程が説明できる．
- 独歩獲得後の運動発達が説明できる．

予習のためのエッセンス

　運動発達に問題がある子どもたちへの理学療法の目的の一つに，基本的動作能力の獲得があります．成人中枢神経疾患や成人整形外科疾患の理学療法を行う際には，正常姿勢・正常運動についての知識（例えば，座位・立位姿勢，起き上がり・立ち上がり・歩行動作）が重要です．同様に，発達途上の子どもたちに理学療法を行う場合には，新生児期から乳幼児期にかけて，どのような順序で，どういう能力・機能を獲得していくのかという正常運動発達の知識が重要になります．

　子どもの運動発達は，寝返り・立ち上がり・歩行などの運動発達そのものが目的ではなく，周囲の人・物へ興味をもち，それを口・手・目で確かめるために発達します．

　発達指標で，例えば「6ヵ月で座位が可能になる」と記述されています．しかし，6ヵ月になって座位姿勢が急に可能になるのではなく，新生児〜3ヵ月，3〜6ヵ月の連続的な発達の結果として，6ヵ月での姿勢・運動が可能になります．

　新生児の屈曲優位姿勢から，背臥位では抗重力屈曲活動が発達します．その運動発達課程は，頭部の正中位保持→手が胸の前で合う→手で足をつかむ→寝返りです．寝返りが可能になると背臥位は休息時の姿勢になり，活動時の姿勢は腹臥位が中心となります．腹臥位では抗重力伸展活動が発達します．その運動発達過程は，頭部の挙上→肘支持→手掌支持→寝返り（背臥位⇄腹臥位）→四つ這い→つかまり立ち→独歩獲得です．

　独歩獲得後も運動発達は継続し，走る・両脚跳び・片脚立ち・片脚跳び・スキップなどのように自分自身の身体のみを使った運動だけでなく，階段の昇り降り・坂道の昇り降りなどのように，生活している周囲の環境に自分自身の身体を適応させる移動運動も発達します．さらに，公園にあるすべり台を登りすべる・ブランコに乗る・三輪車に乗るなどのように，遊具に身体を適応させて遊ぶことができるように発達します．このように，独歩獲得は小児の運動発達の終着駅ではなく途中駅です．

内容理解の問い

1. 新生児期から独歩獲得までの運動発達過程を説明できますか？
2. 独歩獲得後の運動発達を説明できますか？

1 運動発達知識の必要性

　小児分野における理学療法の対象は，脳性麻痺・重症心身障害・二分脊椎・進行性筋ジストロフィー症などの肢体不自由児が中心である．それ以外にもダウン症候群・精神発達遅滞・特異運動発達〔運動発達障害を惹起する明らかな異常や障害はみられないが，いざり移動（シャッフリングベビー），足を突っ張らない，這い這いしない，などの特異的な運動発達を示す〕・運動発達遅滞（単なる運動発達の遅れ）の子どもたちも含まれる．

　この子どもたちは，発達過程において以下のような問題が生じることが多い（例：うつ伏せを嫌がる，首の座りが遅い，仰向けで向き癖が強い，手を握っている，物を握らない，寝返りをしない，座れない，立たせても足をつっぱらない，這い這いをしない，立位から床に座ることができない，つかまり立ちしない，伝い歩きしない，独歩ができない，手すりがないと階段が昇れない，階段を交互に上れない，両足ジャンプができない，片足立ちができない，ケンケンができない，など）．

　このような問題が出現する原因や理由，今後の目標およびプログラムを考えるために，運動発達の知識が必要である．

　理学療法専門基礎科目で，正常な関節可動域・筋力・基本的動作・歩行などを学ぶのと同様に，正常な運動発達の知識は必要である．

2 運動発達の目的

　運動発達の目的の1つ目は，興味あるものを見る・聞く・触れるということである．目的を達成するために，顔を上げる・顔を動かないように止める・顔を左右に回す・手を伸ばす・寝返りをする・這い這いをする・立ち上がる・起き上がる・歩くなどのさまざまな運動が可能になる．

　運動発達の目的の2つ目は，安定性・快適さ・安心感を得ることである．不快または不安定な姿勢からの立ち直り反応や重心の変化に適応したバランス反応が発達して，さまざまな姿勢・姿勢変換・移動運動が可能になる．

3 新生児から独歩獲得までの運動発達を体験してみよう

1 新生児の運動発達

1. 新生児背臥位姿勢（図1a）

　全身が屈曲優位で，頭部は頭を正中位に保つことが難しく後頭部が短縮して顔面は一側を向いている．体幹は屈曲位で非対称であることが多い．四肢は屈曲・内転して，手指は握っている．下肢は足関節背屈で足指も屈曲している．

2. 新生児腹臥位姿勢（図1b）

　背臥位と同じ全身屈曲優位の姿勢で顔面は一側を向いている．胸部・腹部は床につき，殿部が頭部より高く持ち上がっている．四肢は屈曲・内転で，上腕は対側につけて手指は握っている．下肢は足関節背屈で足指も屈曲している．

① **準備**

　2人一組のペアで，図1のようなイラストまたは新生児の写真が載っている本を準備する．

② **方法**

　1人目の学生が新生児の背臥位姿勢を模倣する．2人目の学生は，写真通りに模倣しているかチェックし，不十分であれば1人目の学生の手足や体を直接動かして修正する．終了後は役割を交代して行う．

　背臥位姿勢終了後は，腹臥位姿勢で同様に行う．

③ **振り返りと学び**

　以下についてペアで話し合い，その理由につ

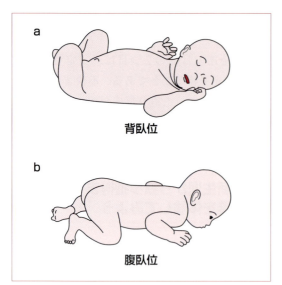

図1 新生児の姿勢

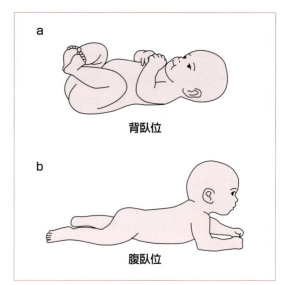

図2 3ヵ月児の姿勢

いて考察する．
　①背臥位と腹臥位で姿勢に大きな違いはあったか？
　②腹臥位では，どの部分に体重が乗っていたか？
　③頭部・体幹は対称・非対称，どちらであるか？　など

2　3ヵ月児の運動発達

1. 3ヵ月児背臥位姿勢（図2a）

　頭部を正中位で保持し，左右に回旋でき，体幹も対称的に保持できる．両上肢を胸の前で合わせることができ，手指は伸展位が多くなる．下肢は対称的に屈曲・外転・外旋で挙上して，両足部を合わせる．

2. 3ヵ月児腹臥位姿勢（図2b）

　この姿勢は，肘支持（on elbows）とよばれる．頭部を垂直位まで挙上して正中で保持できる．胸部が床より浮き上がり，脊柱は胸椎部まで伸展する．肘関節が屈曲して前腕が床につく．股・膝関節の伸展が新生児期より増大する．

① 準備

　3人一組のグループをつくり，図1，2のようなイラストまたは乳児の写真が載っている本を準備する．

② 方法

　1人目の学生が新生児の背臥位姿勢，2人目の学生が3ヵ月児の背臥位姿勢を並んで模倣する．3人目の学生は，写真通りに模倣しているかチェックし，不十分であれば他の学生の手足や体を直接動かして修正する．終了後は役割を交代して行う．
　背臥位姿勢終了後は，腹臥位姿勢で同様に行う．

③ 振り返りと学び

　以下についてグループで話し合い，その理由について考察する．
　①背臥位で両手が胸の前で合うことに，どのような利点があるか？
　②背臥位で両下肢が屈曲することで，骨盤にはどのような動きが生じるか？
　③腹臥位で頭部を垂直位まで挙上して正中で保持できることで，どのような感覚が働きやすくなるか？

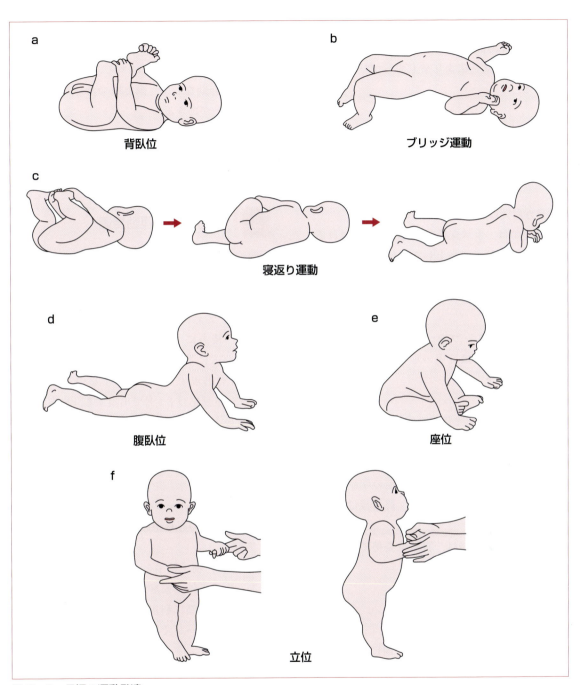

図3 6ヵ月児の運動発達

④新生児腹臥位と3ヵ月児腹臥位で，肘と膝の間の距離の違いはあるか？　など

3 6ヵ月児の運動発達

1. 6ヵ月児背臥位姿勢（図3a, b）

頭部はわずかに床より挙上できる．手を伸ばしてものや足をつかみ口に入れる．

下肢は股関節屈曲で膝関節を伸展できる．両下肢を腹部に引きつけての骨盤後傾や，足底を床につけて殿部を床より挙上するブリッジ運動ができる．

2. 背臥位から腹臥位への寝返り（図3c）
上側の体幹を短縮して側臥位になり，体幹・下肢を伸展して腹臥位になる．

3. 6ヵ月児腹臥位姿勢（図3d）
この姿勢は，手掌支持（on hands）とよばれる．頭部を垂直位まで挙上して左右に回旋できる．腹部が床より少し浮き，脊柱は腰椎部まで伸展する．肘関節を伸展して手掌が床につく．

① 準備
3人一組のグループをつくり，図3a〜dのようなイラストまたは乳児の写真が載っている本を準備する．

② 方法
1人目の学生が3ヵ月児の背臥位姿勢，2人目の学生が6ヵ月児の背臥位姿勢を並んで模倣する．3人目の学生は，写真通りに模倣しているかチェックし，不十分であれば他の学生の手足や体を直接動かして修正する．終了後は役割を交代して行う．

背臥位姿勢終了後は，腹臥位姿勢で同様に行う．

③ 振り返りと学び
以下についてグループで話し合い，その理由について考察する．
①背臥位で，3ヵ月児では胸の前に位置していた手が，6ヵ月児では足部まで伸ばすことができるようになる．それには肩甲骨のどのような動きが必要か？
②背臥位で，股関節屈曲位で膝関節を伸展して足底を天に向けるには，体幹のどの部分の筋収縮が必要か？
③腹臥位で，3ヵ月児と6ヵ月児での脊柱伸展部位の違いはあるか？　など

4. 6ヵ月児座位姿勢（図3e）
腹臥位または背臥位から介助なしでは座位に起き上がることはできないが，床に座らせると短時間は介助なしで，両上肢で身体を前方で支え座ることができる．

5. 6ヵ月児立位姿勢（図3f）
手を支えると両脚で全体重を支える．

4 10ヵ月児の運動発達

①四つ這い移動（図4a）・高這い移動（図4b）ができる．
②座位↔四つ這いの姿勢変換ができる（図4c）．
③両手を支えに使用しないで座位を保つ（図4d）．後方に手をついて支える（図4e）．座位で前方に手をつく前方パラシュート反応は6ヵ月で出現する．側方に手をつく側方パラシュート反応は8ヵ月で出現する．後方に手をつく後方パラシュート反応は10ヵ月で出現する．
④つかまり立ちが可能になる（図4f）．

① 準備
4人一組のグループをつくり，図4fのイラストまたは乳児の写真が載っている本を準備する．

② 方法
図4fは，椅子に手をついてつかまり立ちしている．椅子以外の家庭にある家具や道具で，つかまり立ちの際に利用するのはどのような物があるのかグループで話し合い，その動作を実際に行ってみる．

③ 振り返りと学び
以下についてグループで話し合い，その理由について考察する．
①どのような物を利用するときが一番安定しているか？
②どのような物を利用するときが下肢に体重が一番多く負荷するか？　など

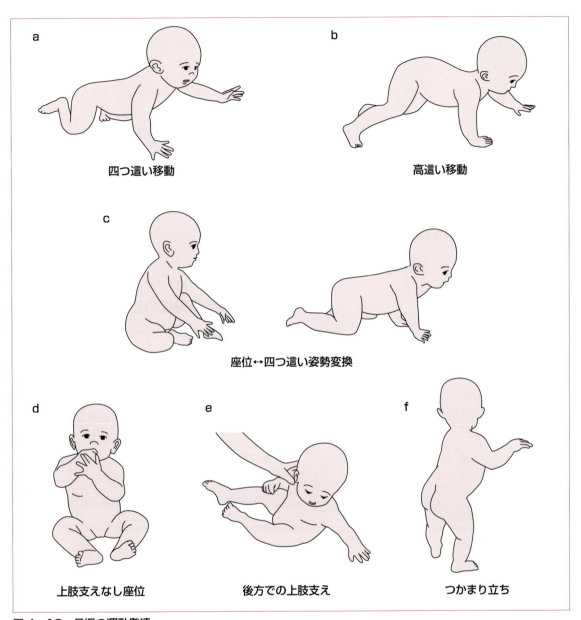

図4 10ヵ月児の運動発達

5　14ヵ月児の運動発達

①支えなしに1人で，床からの立ち上がりが可能になる（図5）．
②支えなしに1人で，数歩歩くことが可能になる（図6）．

① 準備

5人一組のグループをつくり，図4a, b, f，図5右端のイラストまたは乳児の写真が載っている本を準備する．

② 方法

1人目の学生は四つ這い姿勢，2人目の学生は高這い姿勢，3人目の学生はつかまり立ち姿勢，

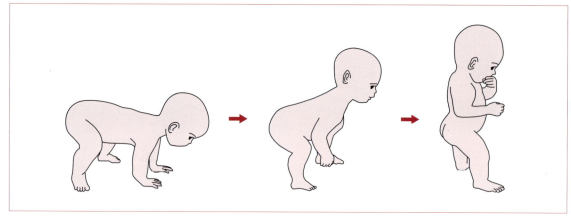

図5　14ヵ月児床からの立ち上がり

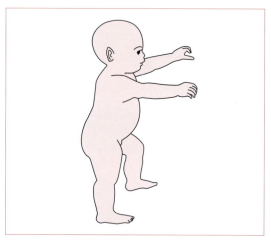

図6　14ヵ月児独歩可能

4人目の学生は独り立ち姿勢を並んで模倣する．5人目の学生は，各姿勢の支持基底面の大きさの違いと重心の高さの違いを観察する．終了後は役割を交代して行う．

③ 振り返りと学び

以下についてグループで話し合い，その理由について考察する．
　①どの姿勢が一番安定しているか？
　②どの姿勢の重心が一番高いか？　など

4 独歩獲得後の運動発達

　独歩獲得は運動発達の最終目的ではなく，一つの通過点である．独歩以降もさまざまな体の使い方，遊具に体を適応させていくなどの運動発達は続いていく．このような発達知識をもつことは，独歩以降の運動に問題をもつ対象者に理学療法を行う際の目標を考えることや，運動療法を考える際に重要である．
　粗大運動発達は以下の3領域に分けることができる．

1 自分の身体を使って動く

　寝返り，四つ這い，歩く，走る，両脚跳び，片脚立ち，片脚跳び，スキップなどのように，自分自身の身体のみを使った移動運動や運動の領域である．

2 周囲の環境に適応する

　椅子や壁でのつかまり立ち，椅子やテーブルによじ登る，階段の昇り降り，段差の所を歩く，交互に階段を上がる，階段の2～3段目から飛び降りるなどのように，生活している周囲の環境

表1　独歩獲得後の運動発達

	1歳	2歳	3歳	4歳	5歳	6歳	7歳
自分の身体を使って動く							
周囲の環境に適応する							
遊具で遊べる							

に自分自身の身体を適応させて移動運動が発達していく領域である．

3　遊具で遊べる

歩行器を押して歩く，すべり台に登りすべる，ブランコに乗る，三輪車に乗るなどのように，遊具に身体を適応させて遊ぶことができるようになる領域である．

独歩獲得以前でも以降でも，理学療法で目標になるのは，「自分の身体を使って動く」という領域面のみがほとんどである．周囲の環境に適応することは，生活している環境で安全に移動や課題を行うために必要である．遊具で遊べることは，独歩獲得後に公園などで遊具を媒介として他の子どもたちとの社会性を経験していくうえでも大切な能力である．

① 準備

4人一組のグループをつくり，表1の用紙と発達検査2～3種類（例：「乳幼児精神発達質問紙」，「遠城寺式・乳幼児分析的発達検査法」，「日本版デンバー式発達スクリーニング検査」，「ジョンソン運動発達年齢テスト」）を準備する．

② 方法

発達検査の1～7歳までの粗大運動の項目を抜き出す．それを表1の3領域に分類し，各領域の獲得年齢部分に記載していく．

③ 振り返りと学び

以下についてグループで話し合い，その理由について考察する．
①独歩獲得後の運動発達には，どのような運動能力が必要となるのか？
②年齢が高くなるに従い，どの領域の項目が多くなってくるのか？　など

復習のための確認問題

Basic
1. 背臥位での新生児・3ヵ月・6ヵ月児の頭部・上下肢の特徴を，イラストで描いて説明してみよう．
2. 腹臥位での新生児・3ヵ月・6ヵ月児の頭部・上下肢の特徴を，イラストで描いて説明してみよう．
3. 6ヵ月～14ヵ月児でどのような移動運動をどのような順序で獲得するのか説明してみよう．

Standard
1. 座位での前方・側方・後方パラシュート反応出現時期と，座位での手の使用・座位から他の姿勢への姿勢変換との関連を学生同士で話し合ってみよう．
2. 原始反射消失時期と頭部・体幹・上下肢の獲得能力との関連を，原始反射ごとに学生同士で話し合ってみよう．

Advance
FURTHER READINGを読んで，ある基準月齢と次の基準月齢の間で，頭部・体幹・上下肢の1ヵ月ごとの変化（連続性）を調べてみよう．

CLOSER-LOOK BOX

発達の見方には，空間的連続性という概念がある．

空間的連続性とは，ある姿勢で可能になった能力は他の姿勢でも出現してくるということである．例えば，背臥位で肘を伸ばして自分の足をつかむ能力を獲得できると，座位で手を床について座れるようになる．

もう一つの意味は，ある粗大運動が可能になるのは，粗大運動だけが発達するのではなく，その他領域の発達とも関連し全体として発達するということである．

FURTHER READING

1. J. H. de Haas（監），拓桃医療療育センター（訳）：乳児の発達―写真でみる0歳児―，医歯薬出版，1977

 新生児期〜1歳までの運動発達を写真で説明している．粗大運動発達が中心であるが，目の動きと手の動作の発達についても説明されている．写真を自分で見ることで，文章での説明の何倍もの情報を学ぶことができる．

2. 河村光俊，奈良勲（監）：PTマニュアル―小児の理学療法，医歯薬出版，2002

 本書は，乳児期の運動発達だけでなく，8歳までの運動発達についても説明されているため，独歩後の運動発達についても整理することができる．さらに，運動発達の説明以外に，原始反射・立ち直り反応の誘発方法・反応についても学ぶことができる．

3. Lois Bly：写真でみる乳児の運動発達―生後10日から12ヵ月まで（木本孝子，中村勇訳），協同医書出版社，1998

 本書は，基準月齢のみの運動発達を説明するのではなく，新生児期〜12ヵ月まで1ヵ月ごとの運動発達を各姿勢（背臥位・腹臥位・座位・立位）で説明している．さらに，多数の写真が添付されているので，見て理解して学ぶことができる．

（鮫島一雄）

8. 運動学的分析【演習】

学習目標

- 理学療法における運動学的分析の目的を説明できる．
- 歩行を相ごとに分けて役割を説明できる．
- 歩行における歩行周期の下肢の関節角度の変化を説明できる．
- 歩行における歩行周期の床反力の変化を説明できる．
- 歩行における歩行周期の下肢の関節モーメントの変化を説明できる．

予習のためのエッセンス

　運動学的分析（動作分析）とは，身体運動を科学的に分析することです．つまり，ヒトの動きを解剖学的・生理学的・力学的側面から分析することです．動作を行うには，関節運動が必要であり，関節運動を起こすときには，筋収縮（筋の張力）が必要となります．関節運動は視覚で確認できますが，筋収縮（筋の張力）は視覚的に確認することはできません．

　一般的に動作分析は，①観察・測定→②記述・表現→③解釈の過程で行われます．①観察・測定には，観察（視覚）による方法と機器を用いて行う方法の2種類があり，運動学的分析は，機器を用いて行う方法です．機器を用いて身体運動を計測することで，視覚ではわからない筋収縮の程度や関節角度の変化を計測することができます．②記述・表現では，視覚による動作分析は評価者の主観的な視点で行われ，抽象的な表現となってしまいます．しかし，機器を用いた方法では客観的な数値として算出されるため，変化の程度が明確に表現されます．そして，③解釈では，得られた結果から「なぜ，そのような動きになったのか？」の理由づけを行います．臨床における動作分析では，疾患の多彩な機能障害と関連づけて動作の解釈が行われます．この解釈の部分で評価者の経験や知識が必要となります．

内容理解の問い

1. 運動学的分析とは，どのようなことか説明できますか？
2. 動作分析の3つの過程を順にいえますか？

1 運動学的分析（動作分析）とは

1 動作分析の目的と種類

　理学療法士が行う動作分析は，臨床において評価・治療を実施するうえで重要かつ必要な能力であり，学生が臨床実習で最も苦渋する項目の一つである．しかし，養成校における教育課程では，動作分析が科目として設けられているところはほとんどなく，さまざまな科目の中に組み込まれているのが実情である．

　動作分析とは，動作を分解して，その分解された一つ一つを構成しているさまざまな成分，要素，側面，要因などを明らかにすることである．動作分析は，観察（視覚）による方法と機器を用いて行う方法の2種類がある．どちらの動作分析も理学療法士が，症例の評価や治療の効果判定，治療への展開などの手段として実施している．

2 観察による動作分析

　観察による動作分析とは，その動作がどのように遂行されているか，動作の現象をとらえることである．評価者がその場で即時的に行うことができるという利点がある一方で，評価者の主観による分析となるため信頼性や正確性に乏しいという欠点があげられる．そして，抽象的な言葉で表現されるため，第三者に理解されにくく，変化の程度が曖昧な表現になってしまう．また，動作を一方向の視点でしかみることができないため，多角的な視点からの分析が困難である．さらに，一つの部位・関節に着目すると，他の部位や関節を同時に観察することができない．

3 機器を用いた動作分析

　機器を用いた動作分析は，三次元動作解析装置，床反力計，筋電図装置，電気角度計，加速度計などを用いて行う．客観的な数値で表現されるため，治療前後の効果判定の程度や第三者に対して容易に説明することができるという利点があげられる．例えば，治療前後で歩行速度が「少し速くなった」と表現するよりも，「0.45m/秒から0.58m/秒になった」と説明する方が，具体的で説得力がある．しかし，臨床において計測機器が整備されている病院施設はごく一部であり，その理由として計測機器が高価なため，専門的な知識や操作・解析技術を要することが欠点としてあげられる．

2 運動学的分析の流れ

　今回，三次元動作解析装置と床反力計を用いて，歩行時の運動学的な変化（関節角度，床反力，関節モーメント）について演習を行う．

1 運動学的分析
〜歩行の運動学的分析を行ってみよう【演習】

　歩行は，歩幅，足角，重心移動，関節角度や筋収縮のタイミングなど，厳密にいうと一人一人が一致しているとは言いがたい．それだけ，ヒトの歩行は正常範囲内で個性をもっている．実際，三次元動作解析装置で計測された歩行のスティックピクチャーを見てみると，その動きだけで個人が特定できるほど，歩容は個性をもっているといっても過言ではない．

1．歩行の相分け

　歩行の運動学的分析を行うためには，歩行をいくつかの相（時期）に分ける作業を行う．歩行の相（時期）分けはさまざまであり，今回は，従来の用語とランチョ・ロス・アミーゴ方式の用語を用いた定義を紹介する（**表1**）．各時期は，一歩行周期を100％として表現される．どちらも立脚相が歩行周期の60％，遊脚相が40％と

表1 歩行周期における相分けの定義

相	従来の用語（略）		周期（%）	ランチョ・ロス・アミーゴ方式の用語（略）		周期（%）
立脚相	踵接地	(heel contact：HC)	0	初期接地	(initial contact：IC)	0
	足底接地	(foot flat：FF)	8	荷重応答期	(loading response：LR)	0〜12
	立脚中期	(mid stance：MSt)	30	立脚中期	(mid stance：MSt)	12〜31
	踵離地	(heel off：HO)	40	立脚終期	(terminal stance：TSt)	31〜50
	足趾離地	(toe off：TO)	60	前遊脚期	(pre-swing：PSw)	50〜62
遊脚相	加速期	(acceleration：Acc)	60〜75	遊脚初期	(initial swing：ISw)	62〜75
	遊脚中期	(mid swing：MSw)	75〜85	遊脚中期	(mid swing：MSw)	75〜87
	減速期	(deceleration：Dec)	85〜100	遊脚終期	(terminal swing：TSw)	87〜100

なっている．さらに立脚相および遊脚相における各時期は，歩行の一歩一歩を連続して行うための役割を担っている（**表2**）．歩行の運動学的分析を行うときは，この時期ごとに分析を行う必要がある．

表2 歩行周期における各時期の役割

相	時期		役割
立脚相	初期接地	(IC)	衝撃吸収の準備
	荷重応答期	(LR)	衝撃吸収，荷重を行い安定性の確保，前方推進力の維持
	立脚中期	(MSt)	支持脚の前足部へ身体の移動，脚と体幹の安定性の確保
	立脚終期	(TSt)	支持脚の直上を越えて身体を前方へ推進する
	前遊脚期	(PSw)	遊脚期の準備
遊脚相	遊脚初期	(ISw)	床から足部離地，下肢を前方へ運ぶ
	遊脚中期	(MSw)	下肢を前方へ運ぶ，足趾と床の十分なクリアランスの確保
	遊脚終期	(TSw)	下肢を前方へ運ぶことが終了，初期接地（IC）の準備

3 歩行における運動学的分析

1 下肢の関節角度を計測してみよう

1．歩行における下肢関節角度の変化

下肢の関節可動域制限は，歩行能力低下に直結する機能障害である．例えば，膝関節を伸展位のままで歩行したときの困難さは，われわれも容易に体験することができる．一般的な正常歩行における下肢（股関節・膝関節・足関節）の関節角度の変化を**図1**に示す．今回は，矢状面からの動きに着目して分析を行う．

2．歩行における下肢関節角度の分析

① 準備

三次元動作解析装置と床反力計を使用する．3〜5名のグループをつくり，歩行を行う被験者（1名），機器を操作する者（1名），その他の者は，被験者へのマーカー貼付などの準備を行う．

② 方法

定常歩行の計測を行うため，被験者は床反力計の手前3m以上離れたところから歩き始める．被験者は右足から床反力計に接地する．歩行速度は，被験者の通常の歩行速度とする．得られた下肢の関節角度の波形を右足の踵接地から次の踵接地までを一歩行周期（100%）として，10%刻みで等分割する．

③ 振り返りと学び

下肢の各関節角度の変化で，各時期でどのように関節角度が変化しているかを確認する．歩行周期において屈曲−伸展（背屈−底屈）運動を股関節は1回行うが，膝・足関節は2回行っている．関節角度がピーク（最大屈曲・背屈および最大伸展・屈曲）を示している時期に着目する．**図1**の正常歩行の各時期の関節角度と比較して，関節角度の大きさやピーク時のタイミングに違いがみられた場合は，その理由を考察する．

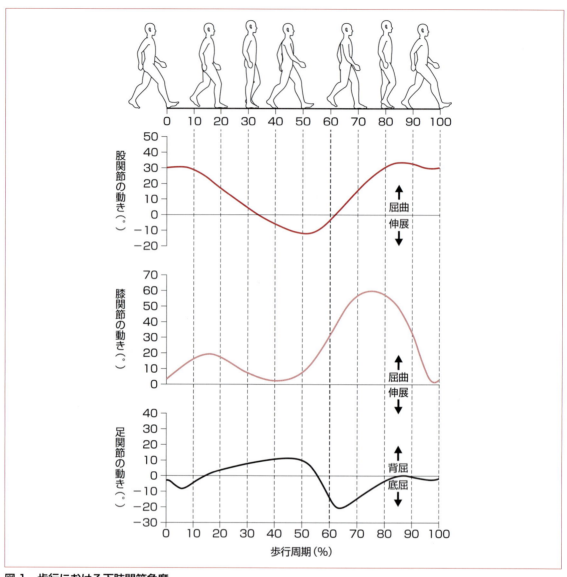

図1　歩行における下肢関節角度
（小島　悟：歩行．運動学—15レクチャーシリーズ　理学療法・作業療法テキスト，石川　朗，種村留美（編），中山書店，p125，2012より引用）

2　歩行における床反力を計測してみよう

1．歩行における床反力の変化

　歩行時に身体に働く外力には，重力と足が床（地面）から受ける力（床反力）がある．床反力とは，床を踏みつけたときの大きさと同じ大きさで，反対方向に押し返してくる力（反発してくる力：反力）のことである．床反力は，前後・左右・上下方向の3つに分解できる．ここでは，上下（垂直：Z）方向の床反力について分析を行う．図2に歩行における垂直方向の床反力の変化を示す．正常歩行において床反力の波形は，2つのピーク（二峰性）を示す．足底接地（荷重応答期：約10％）と足趾離地（前遊脚期：約45％）では，体重以上（約120％）の大きさの床反力が発生している．一方，立脚中期（約30％）では，

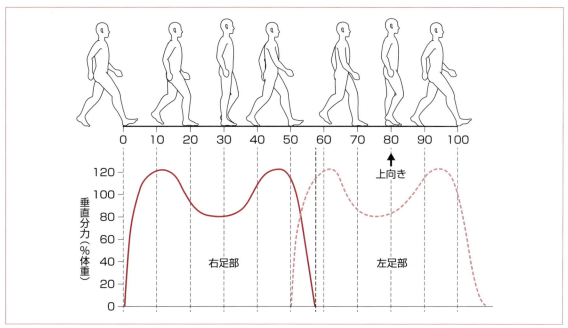

図2 歩行周期における床反力の変化（垂直方向）
(小島 悟：歩行．運動学―15レクチャーシリーズ 理学療法・作業療法テキスト，石川 朗，種村留美（編），中山書店，p126, 2012より引用)

床反力の大きさが体重以下となっている．

2. 歩行における床反力の変化

① 準備

床反力計を使用する．3～5名のグループをつくり，歩行を行う被験者（1名），機器を操作する者（1名），その他の者は，被験者へのマーカー貼付などの準備を行う．

② 方法

被験者は，床反力計に右足から接地する．被験者は，通常の歩行速度よりも速く歩行した場合と遅く歩行した場合の2種類の速度で歩行する．

得られた床反力の波形を見て，床反力計の上に何もないときは0（ゼロ）を示し，踵が床反力計に接地した時点から波形が現れていることを確認する．そして，床から足趾が離地したときに0を示していることを確認する．床反力の波形が現れた時点から消えるまでが立脚相（60％）である．次に歩行周期（100％）を10％刻みで等分割する．

③ 振り返りと学び

足底接地と足趾離地の2つの時期で，体重以上の力が発生しているのか考察する．床反力の波形のピークが，体重（100％）ラインよりもどの程度大きくなっているかを，歩行速度の速いときと遅いときで波形を比較して考察する．

3 歩行における下肢の関節モーメントを計測してみよう

1. 歩行における下肢関節モーメントの変化

関節モーメントは，床反力ベクトルの大きさとモーメントアーム（関節中心から床反力作用線までの垂線の長さ）の積で算出される．三次元動作解析装置と床反力計から算出される関節モーメントの大きさは，筋活動の大きさを反映しているため，筋の張力を推測していると言い換えることができる．例えば，膝関節伸展モーメントの大きさは，膝関節を伸展させる大腿四頭筋の活動の大きさととらえることができる．

2. 歩行における下肢関節モーメントの変化

① 準備
　三次元解析装置と床反力計を使用する．3〜5名のグループをつくり，歩行を行う被験者（1名），機器を操作する者（1名），その他の者は，被験者へのマーカー貼付などの準備を行う．

② 方法
　定常歩行の計測を行うため，被験者は床反力計の手前3m以上離れたところから歩き始める．被験者は右足から床反力計に接地する．歩行速度は，被験者の通常の歩行速度とする．得られた下肢の関節モーメントの波形を右足の踵接地から次の踵接地までを一歩行周期（100％）として，10％刻みで等分割する．

③ 振り返りと学び
　図3の歩行における下肢関節モーメントの変化と比較する．股関節は，伸展モーメントのピークが立脚相と遊脚相で1回ずつ（合計2回），屈曲モーメントのピークが立脚後期で1回出現する．膝関節では，立脚相で伸展モーメントのピークが2回，屈曲モーメントのピークが立脚相と遊脚相で1回ずつ（合計2回）出現する．足関節では，立脚相の後半で底屈モーメントのピークが出現する．このピークの出現する時期の役割について，表2を参考にしながら考察する．また，関節モーメントの大きさは，筋活動の大きさととらえることができるため，各関節でどの筋が活動しているのか，照らし合わせて考察する．

復習のための確認問題

Basic
1. 観察による動作分析と機器を用いた動作分析の利点と欠点を説明しよう．
2. 歩行を各相（時期）に分けて説明しよう．

Standard
1. 歩行周期の各時期における役割を説明しよう．
2. 歩行周期の下肢の関節角度の波形を図に描いて説明しよう．
3. 歩行周期の床反力（垂直方向）の波形を図に描いて説明しよう．
4. 歩行周期の下肢の関節モーメントの波形を図に描いて説明しよう．

Advance
1. 関節角度と関節モーメントを各関節で重ね書きして，関節運動と筋の収縮様式（求心性，遠心性，等尺性）について考察してみよう．

CLOSER-LOOK BOX

　今回，健常者の歩行を例にして動作分析の演習を行った．歩行に限らず，寝返り，起き上がり，立ち上がりなどの基本動作の動作分析も，同様にいくつかの相（時期）に分けて行う必要がある．また臨床において脳卒中片麻痺，変形性関節症などの症例の動作分析を行う際には，正常な動作と比較することが必要不可欠となる．

　機器を用いた動作分析では，関節角度，関節モーメント，重心位置，筋活動，加速度などの複数の項目について，まず一つ一つの項目ごとに分析した後，複数の項目を重ね合わせることで，その動作（現象）の理由を解釈する（裏づける）ことができる．

FURTHER READING

1. 小柳磨毅，西村敦，山下協子，大西秀明（編）：PT・OTのための運動学テキスト（基礎・実習・臨床），金原出版，2015

　本書は，運動学について基礎的な知識を学習した後，実際に機器を用いて実習を行って確認し，最後に臨床で実践されている動作分析へと展開する一連の流れを学ぶことができる．

2. 江原義弘，山本澄子（編）：臨床歩行計測入門，医歯薬出版，2008

　本書は，三次元動作解析装置，床反力計などの機器を使用した動作分析の入門書である．機器の原理，特性，データ処理，結果の解釈などの基本を学ぶことができる．

3. Donald A. Neumann：カラー版筋骨格系のキネシ

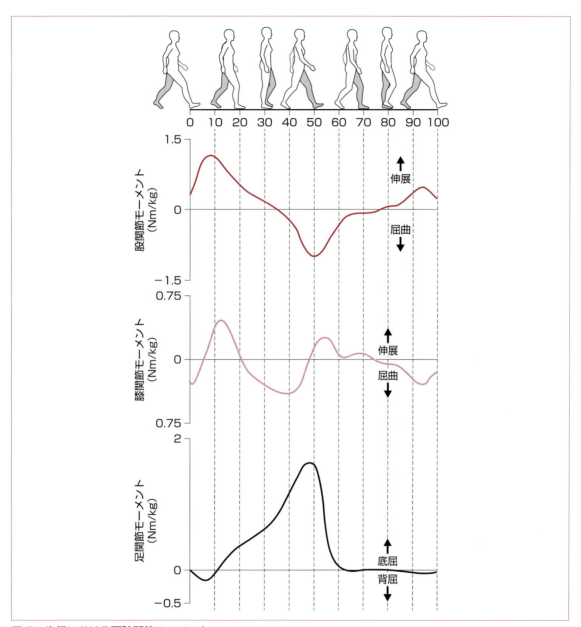

図3 歩行における下肢関節モーメント
(Donald A. Neumann：カラー版筋骨格系のキネシオロジー，第2版，嶋田智明，有馬慶美(監訳)，医歯薬出版，p725-729, 2012 より引用改変)

オロジー，原著第2版(嶋田智明，有馬慶美監訳)，医歯薬出版，2012

　本書は，理学療法士に必須な解剖学(筋骨格系)と運動学について，見やすい図が多数用いられており，わかりやすく説明されている．また，海外の研究が多数紹介されており，専門的な情報量が多く，高度な知識を得ることができる．

(相馬俊雄)

9. 痛みの病態メカニズム

学習目標

- 基礎的な痛みの生理学が説明できる．
- 痛みの体系が説明できる．
- 痛みの症状とその病態メカニズムが説明できる．
- 痛みを増減させる影響因子を説明できる．

予習のためのエッセンス

痛みは，それを知覚する部位によって体性痛と内臓痛に大別され，さらに表在痛と深部痛に分けられます．表在痛は皮膚などの痛みであり，深部痛は筋や関節などの痛みです．

痛みの原因は，①機械刺激・熱刺激・化学刺激によって起こる侵害受容性疼痛，②末梢神経系・中枢神経系における体性感覚神経系の病変による神経障害性疼痛，③元来の気質に社会的要因が加わった場合や身体表現性障害の一つとしてみられる場合などの心因性疼痛の3種類に分類されます．

痛みの症状は，局在性が明瞭な鋭痛と不明瞭な鈍痛に分類されます．鋭痛は高閾値機械受容器およびAδ線維によって，鈍痛はポリモーダル侵害受容器およびC線維によって脊髄へ伝えられます．これらは視床や体性感覚野のほか，情動や記憶に関与する大脳辺縁系，自律神経系に関与する視床下部に伝達します．

痛みは経過によって急性疼痛と慢性疼痛に分類されます．また急性疼痛の経過の中でも，まず鋭痛を主とする一次痛が出現し，次いで鈍痛を主とする二次痛が出現します．さまざまな要因で長期間に及ぶ疼痛を慢性疼痛といいます．

痛みの程度は，さまざまな要因に修飾され増減します．例えば，内因性鎮痛系はβエンドルフィンなどにより自ら痛みを緩和させる一方で，炎症による痛みの増幅や連続的な侵害刺激により痛みに敏感になる感作の影響を受けます．

内容理解の問い

1. 痛みを部位別，原因別，症状別，経過別に説明できますか？
2. 痛みの伝導経路を説明できますか？
3. 痛みの増減因子を説明できますか？

1 痛みと理学療法の関わり

痛み pain は，理学療法対象者の活動制限や参加制約を惹起し，直接的・間接的に生活の質 quality of life（QOL）を低下させる．そのため，痛みの改善が対象者の唯一無二のニーズであることも多い．

痛みは身体が侵害された結果生じる知覚だけでなく，心理的・化学的な作用が痛みを増減させる．このように痛みの病態メカニズムは複雑であり，熟達者でも対象者の痛みの病態把握に難渋することは多い．

痛みは人体に苦痛をもたらすものであるが，一方で，対象者へ自身の病気や外傷を知らせてくれる重要な警告系のシステムであることを忘れてはならない．また，特に運動器の痛みは不良姿勢や運動戦略，筋力低下や代償運動などの結果生じていることも多く，対症療法的に痛みの緩和だけをターゲットとしていては根本的解決が難しい．

本章では，痛みにおける病態メカニズムの中でも，初学者に向けた基礎的な病態メカニズムを範囲とする．

【CBL 1】60歳の男性．運送業でトラックの運転と数kgの荷物の上げ下ろしが主業務．2ヵ月前から右腰部に重苦しい痛みがある．少し右腰をかばうように手を置きながら歩くことが多くなった．しびれや関節可動域障害，筋力低下の著明な所見は認めない．身辺動作も概ねできている．この症例へ理学療法を施行する意義とは？

2 痛みの体系（図1）

1 痛みの身体部位による分類

痛みは，それを知覚する部位によって体性痛と内臓痛に大別される．体性痛は内臓を除いた

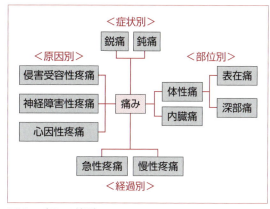

図1　痛みの体系
鋭痛・鈍痛は，急性疼痛における一次痛・二次痛の症状でもある．

四肢・体幹の痛みで，さらに表在痛と深部痛に分けられる．表在痛は皮膚などの体表面の痛みであり，深部痛は筋や関節などの痛みである．内臓痛は，腹痛のような胃や大腸などの痛みである．ただし，深部でも脳血管や脳脊髄膜，肝臓の被膜や気管支・胸膜，骨膜・関節包に侵害受容器は認めるが，脳実質，肝臓・肺実質，骨・軟骨実質などに侵害受容器は認めない．なお，内臓器は加熱や切断などの刺激で痛みは感じず，管腔臓器の閉塞時の強い収縮や伸展で痛みが起こる．

筋はアデノシン三リン酸 adenosine triphosphate（ATP）の化学反応により収縮・弛緩を行う．つまり，筋収縮時に，筋小胞体から放出されたカルシウムイオンによって抑制されていたアクチンフィラメントの滑走が解除される．このアクチンフィラメントの滑走にATPが使われる．また，放出されたカルシウムイオンが筋小胞体に回収されないと筋は弛緩できない．このカルシウムイオンの回収にもATPが使われる．筋血流はATP産生のための栄養素や酸素の運搬に重要であり，筋の虚血は筋収縮および弛緩を不能にする．そして，筋の虚血状態での収縮によって痛みが生じる．

【CBL 2】35歳の女性．デスクワークを主業務としているが，特にきっかけはなく右肩から右頸部にかけ

ての重苦しい痛みが 3 年前からほぼ継続的にある．普段，業務に差し支えはないが visual analogue scale（VAS）で 3～4 程度の痛みを認める．触診で特に右僧帽筋の筋緊張が亢進し，右肩関節の可動域制限はないものの右肩甲骨の運動はスムーズでない．理学療法士から右僧帽筋を温めたり，ストレッチして筋を柔らかくすると痛みが軽減すると指導された．筋を柔らかくすると痛みが軽減する理由を説明しなさい．

2 痛みの原因による分類

痛みには原因別に侵害受容性疼痛，神経障害性疼痛，心因性疼痛の 3 種類がある．

1. 侵害受容性疼痛

痛みを発生させる侵害刺激には，①針で刺すなどの機械刺激，② 15℃以下または 43℃以上の冷却・加熱による熱刺激，③化学薬品や炎症時の発痛物質などによる化学刺激がある．侵害受容性疼痛は，これらによる組織損傷やその危険性がある場合に侵害受容器が興奮し惹起される痛みである．急性の関節や筋の痛み，術後の創部痛などが代表的である．

2. 神経障害性疼痛

神経障害性疼痛は，侵害受容器を除く末梢神経系から中枢神経系までの体性感覚神経系の器質的損傷や機能異常で生じる．症状には，しびれ感を伴う痛み，触刺激程度で生じる強い痛み，電気が走るような痛み，灼熱痛などがある．手根管症候群や視床痛などが代表的である．

3. 心因性疼痛

心因性疼痛は，痛みの原因が生理・解剖学的な説明では困難で，かつ，心理的要因が考えられる痛みである．これには社会的要因など多岐の要因が関与していることも多い．痛みの発端に，組織の損傷や機能的異常があることも少なくない．心因性疼痛は慢性疼痛との関わりも強く，精神医学領域では身体表現性障害の一つとしてとらえられることがある．

理学療法では対象者の痛みの原因が特定しきれずに心因性疼痛を疑うことがある．しかし，痛みの病態把握が困難な理由について，心因性によるものか，自己の理学療法的診断能力の未熟さによるものかは熟考すべきである．

【CBL 3】70 歳の女性．10 年前に右変形性膝関節症の診断を受けた．その頃からしばしば右膝関節内側部にズキッとした急激な痛みを感じ，それにより歩いていても転びそうで不安だと訴える．5 年前に心筋梗塞を罹患したが，その他の既往歴はない．この症例の痛みの原因は，侵害受容性疼痛，神経障害性疼痛，心因性疼痛のどれが考えられるか？

3 痛みの症状による分類

対象者は痛みの症状をさまざまに表現するが，それらは主に鋭痛 sharp pain と鈍痛 dull pain に分類される．例えば，「刺すような痛み」，「チクッとした痛み」は鋭痛，「疼くような痛み」，「鈍い痛み」，「ズキズキした痛み」は鈍痛に分類される．

鋭痛は痛みの局在性が明瞭であるが鈍痛は不明瞭である．この 2 種類の疼痛は，興奮する侵害受容器および神経伝導経路が異なる．

【CBL 4】CBL 3 の症例の痛みは鋭痛と鈍痛のどちらが考えられるか？

4 痛みの経過による分類

1. 一次痛と二次痛（表 1）

一般に，鋭痛と鈍痛には時間的連続性が認められる．つまり，侵害刺激によってまず鋭痛を生じ，次いで鈍痛へと変化する．例えば，下肢を打撲した場合，はじめは打撲箇所で強く鋭い痛みを感じ，徐々にズキズキとした鈍い痛みへ変わる．まずはじめにみられる鋭痛を一次痛 first pain といい，次いでみられる鈍痛を二次痛 second pain という．神経伝導速度は鋭痛を伝え

るAδ線維が12〜30mm/秒と速く（速い痛みfast pain），鈍痛を伝えるC線維は0.5〜2.0mm/秒と遅い（遅い痛み slow pain）．

一次痛は，鋭痛であり局在性が明瞭で時間的・空間的識別能が高い．一方で，二次痛は鈍痛で局在性は不明瞭であり時間的・空間的識別能は低い．また，その痛みは持続的で順応しにくく，自律神経系や情動，痛みの記憶などに影響しやすい．

【CBL 5】14歳の男性．バスケットボールの試合中，突き指により第2指のPIP関節の靱帯損傷が疑われたが試合は続けた．15分後，痛みが強くなり，痛めた部位は徐々に腫れ上がり，第2指全体がズキズキ痛み出してきた．このときの痛みは一次痛か二次痛か？

2. 急性疼痛と慢性疼痛

一次痛から二次痛までは概ね急性疼痛の経過であり，侵害受容性疼痛であることが多い．しかし，痛みが長期化し急性疼痛から慢性疼痛へと移行することがある．その期間はさまざまだが，3〜6ヵ月を目安とすることが多い．

慢性疼痛は単に急性疼痛が長引いているだけでなく，病変部周辺を含む二次的障害や交感神経系の興奮に加え脳の可塑的変化などさまざまな要因が関わった複雑な病態を示す．そのため慢性疼痛では警告系の意義は低減している．痛みの長期化が対象者の不眠・抑うつ傾向を惹起し，後述の痛みの悪循環に陥り，さらに痛みを増悪および長期化させることもある．また，慢性疼痛では病変部の障害が寛解しても，痛みの記憶や痛みへの不安感が痛覚を過敏にし，医学的・根本的な治療が困難なこともある．医療や理学療法により痛みを慢性疼痛化させないことが肝要である．

なお，関節リウマチのような増悪と寛解を繰り返す疾患では，長期（慢性）の経過の中で度々急性の炎症および疼痛を認めることがある．

【CBL 6】50歳の女性，主婦．日常で著しく腰部に負担をかけることはないが，腰痛のため整形外科外来

表1 一次痛と二次痛

	一次痛	二次痛
痛みの種類	鋭痛	鈍痛
侵害刺激	機械刺激	機械刺激，熱刺激，化学刺激
侵害受容器	高閾値機械受容器	ポリモーダル侵害受容器
感覚神経	Aδ線維	C線維
神経伝導速度	速い	遅い
局在性	明瞭	不明瞭
時間的・空間的識別能	高い	低い
自律神経系・情動・記憶への影響	小さい	大きい

を半年前から受診している．医師からは画像所見から椎間関節がやや狭いがほぼ問題ないと言われている．理学療法士も筋力増強運動および徒手療法を行ってきたが持続的な改善は認められていない．VASは現在3程度だが，いつも痛みが気になるとのことであった．この症例の痛みは，急性疼痛の範囲か慢性疼痛へと移行しているか？

3 痛みの受容器と伝導路

鋭痛は強い圧迫や針で刺したときなどの機械刺激で生じる．侵害受容器の高閾値機械受容器が興奮し，有髄のAδ線維によって脊髄へ伝えられる．次いで，外側脊髄視床路を上行し視床を経由，大脳の体性感覚野へ伝達され痛みの識別に関与する．

一方で，鈍痛は機械刺激，熱刺激，化学刺激の3種類の侵害刺激で生じる．侵害受容器のポリモーダル侵害受容器の興奮が無髄のC線維によって脊髄へ伝えられる．次いで，前脊髄視床路を上行し視床を経由，体性感覚野へ伝達される．その他，延髄や中脳，視床下部などの脳幹や大脳辺縁系にも伝達される．

侵害受容器の興奮が伝達される前帯状回や島，扁桃体などの大脳辺縁系は情動や痛みの記憶に，体性感覚野や視床は疼痛の識別に，そし

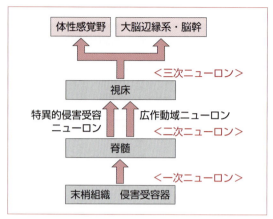

図2 痛みの経路

て視床下部は自律神経系に関与する．

　侵害受容器から脊髄までを一次ニューロン，脊髄から視床までを二次ニューロン，視床から大脳までを三次ニューロンという．

　一次ニューロンの細胞体ではサブスタンス P などの神経ペプチドが産生され，神経線維の中を通り受容器および脊髄の両方向に運ばれる．脊髄で遊離される神経ペプチドは時間的・空間的に広がる特性がある．

　侵害受容器を介した感覚神経の興奮が脊髄後角に伝わるとカルシウムイオンが流入する．次いで，Aδ線維から放出されるグルタミン酸は AMPA 受容体と結合し，C 線維から放出されるグルタミン酸は AMPA 受容体や NMDA 受容体と，ペプチド性伝達物質は NK1 受容体と結合することで二次ニューロンを上行する．

　脊髄後角から視床へと上行する二次ニューロンには，特異的侵害受容ニューロンと広作動域ニューロンの2種類がある．前者は侵害刺激による痛みの局在を識別し，後者は侵害刺激・非侵害刺激の痛みの強度を識別する（図2）．

4 痛みの悪循環

　組織損傷や局所の機能低下によって生じる侵害刺激は，侵害受容器を興奮させるほかに，交感神経系を興奮させ血圧や心拍数の上昇を起こす．また，運動神経系の興奮により筋を緊張させる．そのため，局所の循環障害が生じ発痛物質の産生を促進させる．

　通常は交感神経系の興奮も一定期間で収束し，循環障害や筋の過緊張，痛みは緩和または消失する．しかし，急性疼痛が長期化すると循環障害によって発痛物質が増加し，さらに循環障害が増悪することで疼痛も増悪，または長期化する．

　また，疼痛の長期化により不眠や抑うつ傾向が強まり，身体活動が抑制される．この不活動状態自体が痛覚閾値を低下させ，さらに痛みに敏感となり抑うつ傾向も増悪する．

　このような，痛みの長期化による局所反応や抑うつ傾向の増悪がさらなる痛みの増悪につながることを痛みの悪循環という（図3）．

【CBL7】CBL6の症例は，2ヵ月前から痛みのため不眠傾向で薬を処方してもらうようになった．その頃から痛みが強くなり，VASが4に悪化した．極超短波療法を施行すると，その直後の痛みはVASで2程度に軽減するが，帰宅する頃には4に戻る．この症例における不眠の影響を説明せよ．

5 痛みの鎮痛と増幅

　人体における痛み刺激は，警告系としての役割以外は自身にとっての大きなストレスとなる．この痛み刺激の緩和のため内因性の鎮痛メカニズムがある．一方で，炎症や持続的な痛み刺激は感作によって痛みが増幅される．

1 内因性鎮痛系

　人体では，自ら痛みを緩和させる内因性鎮痛系というメカニズムがあり，病変の治癒とは別にこれが痛みを緩和させる．

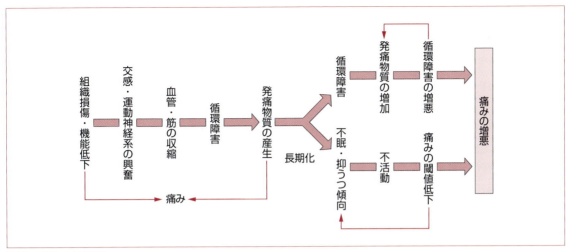

図3 痛みの悪循環
痛みの長期化により，循環障害および不眠・抑うつ傾向がさらなる発痛物質の増加，不眠・抑うつ傾向を惹起し，痛みを増悪・長期化させる．

　内因性鎮痛系には主に上行性，下行性，髄節性の鎮痛系がある．脳幹からは，上行性に視床や大脳皮質へ痛覚抑制が起こる．また，Aδ線維，C線維が脊髄後角で二次ニューロンとシナプスをつくるとき，下行性に脳幹部からセロトニン，ノルアドレナリンが脊髄へ放出される．脊髄内では，介在ニューロンから内因性オピオイドやGABAなどが放出される．内因性オピオイドには，βエンドルフィンやエンケファリンなどがある．以上によって，シナプス前抑制およびシナプス後抑制が起こり，痛みの伝達を抑制する．

2 炎症による痛みの増幅

　炎症の中でも急性炎症は，炎症メディエーターが血管を拡張させることで動脈血は増加し局所の温度も上昇する．また，血管の拡張は血漿成分の透過性を亢進させ漏出させる．つまり，発赤，熱感および腫脹が顕著となる．また，炎症メディエーターは自発痛を発生させるが，腫脹による圧も痛みの原因となる．

　炎症メディエーターのブラジキニンは，侵害性熱刺激の受容器であるTRPV1受容器を生理的条件よりも低温で活性化させ疼痛閾値を低下させる．その他，プロスタグランディンやヒスタミンなども疼痛閾値を低下させる．

　炎症は生理的条件では興奮しない程度の弱い機械刺激であっても脊髄後角においてサブスタンスPを放出させる．また，視床や感覚野の反応も増大し持続的放電を示すようにさせることがある．

3 感作による痛みの増幅

　アレルギーでは，抗原に接する機会が増えるにつれ免疫応答が増大していく．この免疫応答を敏感な状態にしておくことを感作という．痛みでも，連続的な侵害刺激が痛みを増幅させ，実際より強い痛みや持続的な痛みを感じさせやすくする感作が起こる．

1．末梢性感作

　組織損傷によるATPやブラジキニンなどの遊離は受容器を活性化する．特にTRPV1の閾値は低下し，活動電位が発生しやすくなることで慢性疼痛を助長する．

　末梢神経損傷では，損傷した神経や後根神経

節のナトリウムチャネル，αアドレナリン受容体が増加し活動電位が発生しやすくなる．

2. 中枢性感作

連続的な侵害刺激により，脊髄における二次ニューロンの興奮頻度が徐々に増加し，侵害刺激が消失しても活動電位の発生が続くことがある．また，同様にシナプスの伝達効率の長期的な亢進や，神経回路網の変化によるC線維とAβ線維の結合がみられることもあり，痛覚過敏や慢性疼痛への移行を惹起する．

これらは，カルシウム濃度変化やNMDA受容体の活性化，イオンチャネルの活性化などが関与し，上位中枢でも同様の現象が認められる．【CBL8】CBL3の症例が，1週間前から右膝関節の痛みが強くなったと訴えている．実際に膝の熱感，腫脹を認める．この症例の痛みを増幅する因子を説明しなさい．

復習のための確認問題

Basic
1. 痛みを部位別，原因別に分類し説明してみよう．
2. 痛みの伝導経路の概要を説明してみよう．
3. 痛みの増減因子をあげてみよう．

Standard
1. 痛みを症状別，経過別に分類し説明してみよう．
2. 痛みの伝導経路を症状別に説明してみよう．
3. 痛みの増減因子を説明してみよう．

Advance
1. 慢性疼痛の原因を説明してみよう．
2. 炎症と痛みの病理学的関係をまとめ説明してみよう．

CLOSER-LOOK BOX

自己が認識している痛みの部位と実際の病変部位は異なることがある．神経障害性疼痛は痛みが放散し，心因性疼痛では組織異常がほぼ治癒していることもある．侵害受容性疼痛でも二次痛に伴い局在は不明瞭となる．加えて，内臓痛を体性痛と感じることがあり，これを関連痛という．例えば，狭心痛を左肩痛，胃痛を腰背部痛と感じることがある．これは，脊髄後角に皮膚および内臓からの侵害受容ニューロンが収束しているためといわれている．

FURTHER READING

1. 黒川幸雄，高橋正明，鶴見隆正（シリーズ編集），鈴木重行（責任編集）：理学療法MOOK3 疼痛の理学療法—慢性痛の理解とエビデンス，第2版，三輪書店，2008

慢性疼痛に特化し，また理学療法を疾患軸から解説している．

（郷　貴大）

10. 関節可動域制限の病態メカニズム

学習目標

- 関節可動域制限の種類について説明できる.
- 関節可動域制限を起こす組織について説明ができる.
- 関節可動域制限が起こるメカニズムについて説明ができる.

予習のためのエッセンス

　関節可動域制限とは，身体の可動関節の他動・自動運動による生理的関節可動域が欠けている状態です．この関節可動域制限は，日頃臨床で対象とする機会の多い問題として挙げられます．その理由として，実際に関節可動域制限に問題のある対象者が多いだけではなく，臨床推論を進めていくうえで早い段階から予測可能であり，活動や参加に直結しやすい問題であること，また対象者や家族に視覚的な問題として認知されやすいことなどがあげられます．

　しかし，関節可動域制限といってもその病態は多様です．そのため，理学療法士は正常と異常を区別するだけではなく，実際の現象から鑑別診断，治療法の選択，治療法の実施，効果検証までの思考過程を日々研鑽していく必要があります．

　一般的に関節周囲の軟部組織が原因で生じた関節可動域制限を拘縮 contracture とよび，関節構成体自体が原因で生じた関節可動域制限を強直 ankylosis とよびます．前者は運動療法の対象となりますが，後者は運動療法の対象外であり観血的治療でしか改善が望めません．したがって，理学療法士として，改善が期待できる関節可動域制限なのか，それとも維持を目的とする関節可動域制限なのかを適切に判断することも重要となります．

内容理解の問い

1. 関節可動域制限とは何かを説明できますか？
2. 関節可動域制限の種類を説明できますか？

表1　拘縮と強直の分類

拘縮	・先天性拘縮…先天性内反足など ・後天性拘縮…①皮膚性拘縮 　　　　　　　②結合組織性拘縮 　　　　　　　③筋性拘縮 　　　　　　　④神経性拘縮 　　　　　　　⑤関節性拘縮
強直	・先天性強直…先天性骨癒合症など ・後天性強直…①線維性強直 　　　　　　　②骨性強直

1 関節可動域制限について

　関節可動域制限とは，身体の可動関節の他動・自動運動による生理的関節可動域が欠けている状態であると定義される．一般的に，正常関節可動範囲に関しては，日本整形外科学会と日本リハビリテーション医学会によって示された「関節可動域表示ならびに測定法」が用いられている．しかし，関節可動域は個人差が大きく，年齢，性別，体格の影響を受けるだけではなく，測定機器や測定時の肢位によっても結果は異なる．そのため，この値はあくまでも参考値であって，それから逸脱するものをすべて異常とするのは適当ではない．

　関節可動域制限は，どの組織に病的変化が生じているかにより，拘縮と強直に分類される．一般的に関節周囲の軟部組織が原因で生じた関節可動域制限を拘縮 contracture とよび，関節構成体自体が原因で生じた関節可動域制限を強直 ankylosis とよぶ．

2 拘縮の分類

　拘縮の定義は，その発生時期により先天性拘縮と後天性拘縮に分類される．後天性拘縮は，拘縮の原因組織により皮膚性拘縮，結合組織性拘縮，筋性拘縮，神経性拘縮，関節性拘縮の5つに分類されている（表1）．

①皮膚性拘縮：熱傷，創傷などにより皮膚が壊死を起こし，瘢痕治癒後に生じる瘢痕拘縮のことである．
②結合組織性拘縮：皮下軟部組織，靱帯，腱膜などの結合組織の瘢痕性病変により生じる拘縮のことである．
③筋性拘縮：筋の短縮により生じる拘縮である．
④神経性拘縮：痙性麻痺，弛緩性麻痺などの神経疾患に由来して生じる拘縮である．疼痛回避性のものも含まれる．
⑤関節性拘縮：滑膜，関節包，靱帯などの関節構成体軟部組織の短縮によって生じる拘縮である．

【CBL 1】72歳，女性のAさんは長年関節リウマチを患っている．手指は尺側偏位，ボタン穴の形に変形し固まっている．膝は屈曲位で固まり，皮膚や筋も短くなっている．手指も膝もわずかに可動性は残っている．Aさんの可動域制限はどのような拘縮に分類できるか？

3 各拘縮の病態メカニズム

1 皮膚性拘縮の病態メカニズム

　皮膚性拘縮の大部分は熱傷や広範な皮膚挫創により皮膚が壊死を起こし，瘢痕治癒後に発症する瘢痕拘縮である．

　一般的な創傷の治癒過程において，創傷修復のために結合組織細胞が動員される．これは結果的に筋線維芽細胞 myofibroblast の増生を招く．創傷閉鎖のために必要なコラーゲンが過剰に沈着すれば，硬く緊張した弾力性に乏しい瘢痕を形成する．肥厚性瘢痕は，コラーゲンの合成と分解の不均衡の結果として形成される．

　熱傷は，その程度により4段階の区分（Ⅰ度，浅達性Ⅱ度，深達性Ⅱ度，Ⅲ度）があり，瘢痕組織形成の程度は皮膚損傷の深度が反映される．

皮膚の損傷が乳頭層〜真皮浅層までに留まる浅達性Ⅱ度熱傷までであれば，瘢痕が形成されても軽度である．そのため筋・筋膜・腱が比較的温存されていれば，皮膚手術後の関節可動域の機能改善は大きい．しかし，皮下組織に達するⅢ度熱傷に達すると顕著な瘢痕が形成される．熱傷後，瘢痕組織は数ヵ月に及ぶコラーゲン線維の合成と分解を繰り返して成熟するが，元の皮膚に比べて非常に硬く，伸張性も乏しい組織となるため拘縮となってしまう．

一方，熱傷や皮膚挫傷後の瘢痕拘縮のほかに，不動により発生する拘縮も皮膚性拘縮に含まれ，臨床的に遭遇する場面が多いのは，この不動による皮膚性拘縮であると考えられる．通常，皮膚は外力や関節運動などに伴って発生する張力に対して柔軟に対応するため，大きな伸張性が求められる．この伸張性は真皮と皮下組織の構造特性に由来する．しかし，長期間の不動により皮膚に張力が加わらない状況が続くことにより，皮下組織に存在する脂肪細胞に萎縮・消失が認められ，これを置換するように線維性結合組織が増加し，真皮と皮下組織の境界が不明瞭になっていく．そのため1週間という短期の不動でも皮膚の線維化が起こり，不動期間が長期化するほど線維化は進行する．

2 結合組織性拘縮の病態メカニズム

関節拘縮が皮下組織，靱帯，腱，腱膜など，結合組織の瘢痕性病変に起因するものをいう．軽傷例は保存的療法で拘縮除去が可能であるが，重症例は瘢痕組織の切除が必要となる．手掌腱膜が癒着，瘢痕化して手指の屈曲拘縮を生じる疾患にデュピュイトラン拘縮 Dupuytren contracture がある．多くは両側性で，ときには足底腱膜も侵される．手掌では第4・5指，足底では第4・5足趾の屈曲拘縮が起こる．デュピュイトラン拘縮の治療としては，筋膜切開術などの外科的治療や薬物治療が行われる．

3 筋性拘縮の病態メカニズム

筋性拘縮は，種々の原因で筋の収縮性または伸展性が減弱して，関節が長期間にわたり特定の肢位に固定され，関節可動域が制限されたものをいう．

1. 不動による筋性拘縮のメカニズム

短縮位におかれた筋または筋群の筋線維には退行変性が起こり，筋の伸張性は減弱する．伸張性低下に関しては，筋原線維を構成するミオシンフィラメントとアクチンフィラメントの間に存在するクロスブリッジが，持続的に形成された状態となり筋の伸張性が低下すると考えられる．また，骨格筋の筋全体を覆っている筋膜はコラーゲン線維を主成分としており，不動によりこの筋膜のコラーゲン線維配列が変化することや滑走性が低下することで十分な伸張性が生み出されなくなるためと考えられる．

特に高齢者の長期臥床においては，筋の廃用性萎縮に伴う筋性拘縮の起こる比率が高い．長期にわたって筋収縮を行わないと，筋収縮によって発生する張力は1日に約5％の割合で低下していく．そのため，長期臥床を要する場合では早期から自動・他動による全関節可動域運動，筋の自動収縮と他動的伸展を日常的に実施することが必要である．

2. 筋実質の疾患による場合

急性・慢性筋炎などの炎症性にみられる筋の病理的変化は，筋線維がリンパ球の浸潤に関連してコラーゲンと結合組織の量の増加によって置換された結果生じ，筋の伸張性が減弱して拘縮が起こる．

3. 阻血性拘縮

血行障害のため筋組織が線維性の瘢痕組織に置き換えられ拘縮を生じる．四肢のいずれの部位でも起こりうる．特に前腕の血行不全による

手指屈筋群の壊死や正中・尺骨神経麻痺のために生じた手の変形をフォルクマン拘縮 Volkmann contracture という．これは上腕骨下端骨折，前腕部外傷で起こり，包帯やギプスによる圧迫で症候が増悪する．急性期症候として知られる阻血症候の5P（pain：疼痛，paresthesia：感覚異常，pulselessness：脈拍消失，paralysis：麻痺，pallor：蒼白）のうち，1つでも出現したら，直ちに圧迫物の除去，皮膚・筋膜の切開，血管損傷の有無の確認とその処置を行う．

4. 筋の外傷による場合

筋腹部または筋腱移行部の断裂，筋実質の出血，筋肉注射などによる直接的な筋外傷後には線維化（fibrosis）が生じる．この線維化は，結合組織，主にⅠ型コラーゲンにより修復されることをいう．もし筋が不動状態に置かれ続けるなら，伸張に対して抵抗のある組織へと急速に変換されていき関節可動域制限が起こる．

4 神経性拘縮の病態メカニズム

関節拘縮の原因が神経疾患に由来するものを神経性拘縮 neurogenic contracture といい，次の3種類がある．

1. 痙性拘縮

痙性拘縮 spastic contracture は，痙性麻痺を伴う中枢神経疾患患者において，筋緊張の亢進に由来する筋緊張の不均衡 muscle imbalance のために特定肢位で関節拘縮を起こすことをいう．脳性麻痺，脳血管障害などの脳疾患，脊髄腫瘍，痙直性脊髄麻痺などの脊髄疾患あるいは多発性硬化症などに起こる．拘縮肢位は前腕回内位，股関節屈曲位，内転位，外旋位足関節尖足位が多い．他動的に筋を伸張すると強い抵抗があり，加えた力を緩めれば元の拘縮肢位に戻る．腱反射の亢進，病的反射の出現があり，精神的緊張によっても筋緊張の亢進が起こる．

2. 弛緩性麻痺による拘縮

末梢神経の障害に伴う筋の弛緩性麻痺にも関節拘縮が起こる．これは筋萎縮による体積の減少分だけ結合組織の増殖が起こるためである．また，正常な拮抗筋との関係で拮抗筋の筋緊張が優位となった結果，関節が特定肢位で拘縮を起こす．変形拘縮の発生には四肢の自重や他動的に置かれた肢位も影響する．尖足拘縮や常時座位保持による股関節屈曲拘縮は代表例である．

3. 反射性拘縮

運動時痛があると，関節の運動に伴う痛みにより当該筋群に筋攣縮が起こり，疼痛が少ない安楽な肢位をとるようになる（逃避反射）．急性股関節炎では，股関節は屈曲・外転・外旋位をとる．原因となる痛みが改善されない限り，関節位置を変化させることが困難となるため関節拘縮は増悪する．

5 関節性拘縮の病態メカニズム

関節構成体に属する軟部組織である滑膜や関節包，靱帯などに由来する拘縮のことをいう．これらの組織の構成は結合組織であるため結合組織性拘縮と考えても問題はないと思われる．

関節包は関節全体を包む構造体であり，外層と内層に分けられる．外層は密性結合組織からなる線維膜，内層は疎性結合組織からなる滑膜で，いずれもその主要構成成分はコラーゲン線維である．線維膜は弾性に乏しく，一部は関節包靱帯として関節を補強する役割をもつ．

関節性拘縮は，上記組織の炎症や損傷によって，コラーゲン代謝の増加，そしてそれによるコラーゲン線維の産生増加と架橋の乱雑な配列により起こるとされる．

筋・腱の短縮では，筋が伸張される方向の骨運動が制限されるのに対して，関節包・靱帯に由来する拘縮では，可動域は多方向に制限され，その制限は各関節によって特異性があるとされ

ている（表2）．

【CBL2】CBL1 の A さんにはどのような理学療法が必要か？ 治療プランを立ててみよう．

【CBL3】B さんは脳梗塞による右麻痺である．発症から5年が経過している．発症直後は大学病院で入院・治療を受け，そこではベッド上での理学療法を受けた．その後，回復期病棟のある病院でリハビリテーションを受けた．そこでは ADL 練習を中心に行った．その後は自宅に戻り訪問理学療法を継続して受けている．今でも B さんの関節は十分に動き，日常生活を制限するような可動域制限はない．発症から今まで B さんにはどのような可動域運動が行われてきたか，急性期・回復期・維持期で想像してみよう．

4 関節強直の分類

関節強直は関節端，関節軟骨などの関節構成体そのものの変化によって関節運動が障害された状態である．その多くは拘縮が進行した結果生じたもので，関節内外の病変が同時に存在することや，二次的に両者の病変が合併することもあり，強直と拘縮は厳密に区分できないことが多い．臨床的には，関節がまったく動かなくなった状態を関節強直ということも多い．

関節強直は，その発生時期により先天性強直と後天性強直に分類される．後天性強直は，原因組織によって線維性強直と骨性強直に分類される．

5 各強直の病態メカニズム

1 線維性強直

関節の対向面の一部または全部が結合組織で癒合した状態であり，関節内の線維性癒合の病像は多様である．完全強直とはならず，一部の

表2 関節包パターン

関節	制限
顎	開口制限
環椎後頭	伸展・側屈
頸椎	側屈・回旋，伸展
肩甲上腕	外旋，外転，内旋
肩鎖	可動域極端で疼痛
腕尺	屈曲，伸展
腕橈	屈曲，伸展，回外，回内
上橈尺	回外，回内
下橈尺	完全可動域．回旋極端で疼痛
手関節	屈曲，伸展
小菱形中手骨	外転，伸展
指節間	屈曲，伸展
胸椎	側屈・回旋，伸展
腰椎	側屈・回旋，伸展
仙腸・恥骨結合・仙尾骨股	関節ストレスによって疼痛．屈曲，外転，内旋（症例によっては内旋が最も制限される）
膝	屈曲，伸展
脛腓	関節ストレスによって疼痛
距腿	底屈，背屈
距骨下	内反制限
横足根	背屈，底屈，内転・内旋
第1中足趾節	伸展屈曲
第2〜5中足趾節	一定しない
趾節間	屈曲，伸展

（石井光昭・小柳磨毅：関節拘縮．理学療法ハンドブック　第1巻．改訂第4版，細田多穂，柳澤　健（編），協同医書出版社，p359, 2010 より引用）

場合は多少なりとも関節可動域が残っていることもある．

線維性強直の原因には，外傷や感染，長期間の関節固定などさまざまあるが，多くは拘縮が進行した結果生じたもので，この持続的不動による強直では，関節軟骨の変性は比較的軽度であり，関節の対向面は疎な結合組織で癒合している．関節結核によるものでは，破壊の進行した関節軟骨が対向して索状結合組織で密に癒合する．

持続的不動による強直肢位は伸展肢位をとるものが多く，関節炎などで疼痛がある場合は屈曲肢位となることが多い．

2 骨性強直

　関節の対向面が骨組織で癒合されたもので，両骨端間の骨梁は連続して1本の骨のようになる．骨梁は力学的に合目的性をもった規則正しい配列を示し，骨髄腔も相互に交通している．骨性強直は関節リウマチや急性関節炎後に起こり，関節可動域がまったく消失した完全強直となる．

【CBL 4】CBL 1のAさんは病状が進行し，今では膝にはまったく可動性がない．今のAさんの膝はどのような状態にあるのか考えてみよう．

復習のための確認問題

Basic
1. 関節可動域制限とは何かを説明しよう．
2. 関節可動域制限にはどのような種類があるか説明してみよう．

Standard
1. 関節性拘縮を分類し表にして説明してみよう．
2. 関節強直を分類し表にして説明してみよう．

Advance
　関節可動域制限の分類と原因組織が明確になったら，それぞれの原因組織に対するアプローチ方法を考えてみよう．

CLOSER-LOOK BOX

　関節可動域制限については，諸家により異なった定義づけがされており，曖昧な部分もある．本章ではHoffaの分類を用いて関節可動域制限を分類し解説したが，医学は日々進歩しており，今後関節可動域制限の定義が変化することも考えられる．この変化に対応していくためにも，目の前の対象者に真摯に向き合い関節可動域制限に対する臨床経験を積むことと，常に最新の情報を得る意識をもつ必要がある．

FURTHER READING

1. 沖田実（編著）：関節可動域制限―病態の理解と治療の考え方，第2版，三輪書店，2013

　本書では，関節可動域制限が起こるメカニズムを組織ごとに学ぶことができる．写真や図表が多く使用されており，難解な組織変化も理解しやすく解説している．

2. 嶋田智明ほか（編）：実践MOOK・理学療法プラクティス　関節可動域制限　発展途上の理学療法―その可能性，文光堂，2009

　本書では，関節可動域制限を病態ごとに解説しており，評価から治療のポイントまでを解説している．理学療法ビギナーには是非とも参考にしていただきたい一冊である．

（杉原敏道，奥山　哲）

11. 筋力低下の病態メカニズム

学習目標

- 筋組織について説明ができる.
- 筋力低下のメカニズムについて説明できる.
- 筋力低下を惹起する疾患について説明できる.
- 筋力低下と筋出力低下の違いについて説明できる.

予習のためのエッセンス

　ヒトの骨格筋は，体格や年齢などに関係なく約400個存在するといわれており，体重の約1/2を占める組織です．われわれは，骨格筋を収縮したり弛緩したりすることにより，関節を動かしさまざまな身体運動を行うことが可能となります．また身体運動により，筋肉に適度な負荷が加わることで筋力低下を防止することができます．
　筋力低下とは，「疾病または不活動による筋組織の萎縮である」と定義されています．つまり，筋萎縮を引き起こす原因を考えた場合，疾患による筋萎縮と長期の不活動による筋萎縮に大別することができます．疾患が原因で生じる筋萎縮には，"筋原性筋萎縮"と"神経原性筋萎縮"があり，不活動が原因で生じる筋萎縮は"廃用性筋萎縮"といわれ，寝たきりの高齢者やギプス固定などにより惹起されます．これら筋萎縮のすべてにおいて共通している病態メカニズムは，筋蛋白質の合成と分解のアンバランスが関係しているとされ，蛋白質の分解が合成を上回れば，筋萎縮が生じるということになります．また，筋力低下は加齢の影響も受けやすく，一般的に生理的な筋力低下は30歳以降に始まり60歳以降になると加速するといわれています．
　このような筋力低下を予防・改善するために，リハビリテーションは非常に有効な手段です．そのため理学療法士の果たす役割は大きく，筋力低下の病態メカニズムを正しく理解し適切な指導を行っていくことが重要です．

内容理解の問い

1. 筋力低下の定義を説明できますか？
2. 筋力低下の病態メカニズムが説明できますか？

1 理学療法と筋力低下

1 筋力低下と臨床

　臨床の現場で高齢者から，「昔と比べて力が落ちたような気がする」という発言や，家族からも「以前と比べると手足が細くなった」といった言葉をよく耳にすることがある．またスポーツ選手のリハビリテーションを担当した際に，「ギプスをはずしたら力は入らないし，こんなに筋力が落ちるとはびっくりしました」などといった訴えを聞くことがある．これらの訴えの原因は筋力低下であることは間違いのない事実であり，理学療法士が対応する問題点として筋力低下は非常に多いと考える．しかし，なぜ高齢になると筋力低下を起こしやすくなるのか，なぜギプスを着用すると筋力低下が起こるのかという疑問に対して，深く考えたことはあるだろうか．

　近年日本は健康ブームであり，一般の雑誌にも筋力トレーニングの特集記事が頻繁に掲載されるようになってきている．このことは老若男女問わず日本人の筋力トレーニングに関する意識が高くなっていることを表しており，筋力低下という障害を扱う理学療法士にとっても，より高度な知識が必要であることを意味しているように感じる．

2 筋力低下と重力の関係

　筋力は，なぜ必要なのだろうか．それを考えるのに，宇宙飛行士がよい例となる．宇宙飛行士が地球に帰還した直後，両脇を抱えられて立つ姿を見たことはないだろうか．筋力は重力空間で活動するために必要不可欠な機能であり，重力という刺激が入らない状況が続くと筋力低下を起こしてしまうのである．その結果，筋力低下の程度によっては，立ち上がりや歩行といった普段何気なく行っている動作すら困難になってしまう可能性がある．つまり，筋力低下と日常生活活動 activities of daily living（ADL）には密接な関係があることが理解できる．

3 筋力低下と加齢の関係

　一般的に筋力は30歳以降から低下し始め，60歳以降になると生理的な筋力低下のスピードは加速するといわれている．この60歳以降という年齢がポイントで，この年齢は生活習慣病の発症が急増する年齢と一致しており，筋力低下と生活習慣病には密接な関係があると考えられている．生活習慣病の一つである糖尿病を例に考えてみると，筋力低下を起こすことによって運動量の減少，新陳代謝の減少が生じ，その結果として糖尿病の発症率が急増するといわれている．超高齢社会を迎えた日本においては，加齢に伴う筋力の低下を予防することは，生活習慣病の予防や介護予防の観点からも緊急の課題ではないだろうか．

　以上のことからも，筋力低下の予防は理学療法士にとって重要な課題であると同時に，筋力低下が生じてしまった場合のすみやかな回復も理学療法士の重要な役割となる．

4 筋力低下と研究

　筋力低下は，リハビリテーションの対象となる障害の中でも頻度の高い機能障害の一つであり，世界的にみても栄養学や薬学の研究が進められている．しかしながら，現在のところ筋力低下の予防・改善にはリハビリテーション以外に有効な手段は存在しないといわれている．そのため，理学療法士の果たす役割は非常に重要なものとなっており，筋力低下の病態メカニズムを正しく理解することが重要である．

2 筋組織について

1 3種類からなる筋肉の特徴

　筋力低下を考えるうえで，筋組織構造の理解は非常に重要である．筋肉は，①骨格に付着し関節を動かす骨格筋，②心臓の壁を形成する心筋，③血管や内臓の壁を形成する平滑筋に大別される．この中で心筋と平滑筋は自分の意思ではコントロールできない筋肉（不随意筋）であり，意識的なトレーニングは難しい．

　それに対し骨格筋は自分の意思でコントロールできる筋肉（随意筋）であるため，どれだけ意識的に努力して筋肉を使用したかで筋力増強の程度が決まり，反対に使用しなければ筋力は低下するようになっている．そのため，ここでは自分の意思で筋肉を鍛えることのできる骨格筋について述べていきたい．

2 骨格筋の特徴

　ヒトの骨格筋は，体格や年齢などに関係なく約400個あるといわれており，体重の約1/2，基礎代謝の約4割を担っている．骨格筋は，「ある骨から始まり，別の骨に終わる筋肉」であり，身体の近位部（心臓側）の起始と遠位部（手指・足趾側）の停止をもっている．骨格筋はこの起始，停止を近づけたり（収縮）離したり（弛緩）することで鍛えることができる仕組みになっている．よって，骨格筋は収縮と弛緩を適切な負荷で繰り返すことで筋力低下を防止することができる．その際，理学療法士は骨格筋の2つの働きを考慮する必要がある．

　それは，①長時間筋活動を行う持久力，②短時間の筋活動を行う瞬発力という働きである．これらの働きは，骨格筋の中でも役割分担されている．持久力は遅筋（赤筋）線維，瞬発力は速筋（白筋）線維とよばれる筋線維が中心に働いてい

表1　筋線維の名称

遅筋線維	赤筋線維, タイプⅠ線維, slow oxidative (SO) 線維
速筋線維	白筋線維, タイプⅡ線維, fast glycolytic (FG) 線維

る．また，同じ筋線維に対して複数の名称がある（表1）．

3 遅筋（赤筋）線維と速筋（白筋）線維の違い

　遅筋と速筋，赤筋と白筋それぞれの名前の由来について説明する．まず，遅筋は遅い動きを司るため遅筋とよばれ，速筋は速い動きを司るために速筋とよばれるというのは想像しやすいであろう．では，赤筋と白筋はどうだろうかというと，これは筋肉の色を表している．赤筋は，赤色の色素をもったミオグロビンが多く含まれ，赤色に見えることから赤筋と名がついている．ミオグロビンとは，血液によって運ばれた酸素を筋肉内に貯蔵する働きをしている蛋白質である．これに対し白筋は，ミオグロビンが少ないために白色に見えることから白筋という名がついている．

　筋力低下を理解するうえで重要な赤筋と白筋の働きについて，魚を例に考えてみたい．魚には，赤身魚（赤筋）や白身魚（白筋）が存在するのは周知の通りである．赤身魚の代表としてマグロを考えてみると，マグロは広い海域を回遊し，眠っているときでさえ泳いでおり，体の動きが止まることがないといわれる．つまり，長時間の筋活動が必要なため赤筋が発達しているのである．また，長時間の筋活動には酸素が必要不可欠であるため，ミオグロビンの作用が重要となる．ミオグロビンにより運ばれた酸素は，体の中の脂肪を分解しエネルギーに変えているのである．有酸素運動が脂肪燃焼に効果的であるとされるのはこのためである．ヒトで赤筋が発達しているのは，マラソン選手が該当する（図1）．

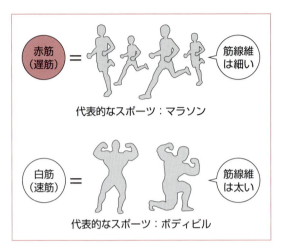

図1 筋線維の種類と代表的なスポーツ

マラソン選手の体はスマートであり,筋線維が細いのが特徴である.また赤筋は体の深層(骨の近く)に主に存在しており,姿勢保持などに働いているという特徴もある.

一方白筋は,白身魚のヒラメやカレイで考えてみたい.ヒラメやカレイはマグロと違い,常に動き続けているわけではなく,むしろ普段はじっとしており,餌をとるときや外敵から身を守るときに素早く動くのが特徴である.では「なぜ早い動きができるのだろうか?」それはエネルギーの供給が,赤筋のように酸素を用いて脂肪を燃焼させるような手間のかかる過程を求めず,グリコーゲン(糖)を瞬時に分解しエネルギー源としているからである.そのため速い動きを可能にする一方で,エネルギー源のグリコーゲンが筋肉内から消失すると疲労し動けなくなってしまう.ヒトで白筋が発達しているのは,ボディビルダーが該当する(図1).ボディビルダーの体つきはとても大きく,筋線維が太いのが特徴である.

では「なぜ白筋だけ筋肉が大きくなるのか」というメカニズムについて考えてみたい.筋肉が大きくなることを筋肥大というが,筋肥大は筋線維の数が増えているのではなく,筋線維が太くなる現象である(図2).白筋のみが筋肥大す

る理由は,白筋は速い動きを司ると前述したが,速い動きとは同時にとても強い力が必要となる.この強い力ということがポイントで,白筋は日常生活で要求される力を超えた強い力を発揮するときに主に働く.そのため,強い刺激を何度も受けると筋線維の一部が損傷し,その損傷を修復する過程で再び同じ強い力を受けても筋肉が損傷しないように筋肥大が起こるのである.

白筋は主に体の表層に存在し身体の形を形成しているため,高齢者の身体がやせてきたように観察されることや,長期臥床にて手足が細くなったように観察されるのは,この白筋が萎縮したことが原因であり,廃用性筋萎縮といわれている(図2).

ここまで赤筋と白筋の比較を述べてきたが,実際の身体では赤筋と白筋が混合している.これらの情報はわれわれが筋力低下の治療をする際に,どのような運動強度・頻度・どの部位の筋肉をトレーニングするべきかなどを考える際の重要な材料になると考えられる.

【CBL1】42歳の男性,土木作業員のAさんは作業中の事故で右の下腿骨を骨折した.内固定をし,PTB免荷装具をつけて退院した.Aさんは仕事柄,筋肉が衰えるのを心配している.土木作業員であるAさんにはどのような筋肉をつける必要があるか? もしかしたら,身体の部位によっても異なるかもしれない.

3 筋力低下の病態

1 筋力低下の定義と原因

筋力低下はどうして起こるのだろうか.その原因は「疾病または不活動による筋組織の萎縮である」と定義されている.筋組織の萎縮とは,筋肉がやせ衰えてしまうことを意味している.

まず,筋力低下の原因である筋萎縮について考えてみたい.生まれたばかりの子どもには,筋萎縮しているという言葉は使用しない.筋萎

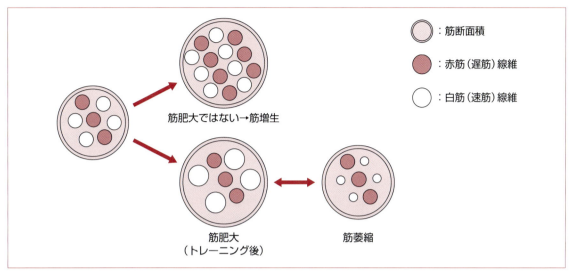

図2 筋肥大と筋萎縮

表2 疾患が原因の筋力低下

	代表的な疾患	特徴
筋原性筋萎縮	筋ジストロフィー*，先天性ミオパチー，代謝性筋疾患，ミトコンドリア病，糖尿病	近位筋から筋萎縮する傾向にある
神経原性筋萎縮	筋萎縮性側索硬化症，シャルコー・マリー・トゥース病，先天性ミエリン形成不全症	遠位筋から筋萎縮する傾向にある

*筋原性筋萎縮の中の筋ジストロフィーのみは遠位筋から筋萎縮する傾向にある

縮というのは，いったん正常に成長した筋組織の体積が，その後さまざまな要因により減少する場合に用いられる用語である（生まれたときから正常な大きさに達していないのは「低形成」，「形成不全」といわれる）．

ここでは，筋萎縮を起こすさまざまな原因を，①疾患による筋萎縮，②長期の不活動による筋萎縮に分けて説明する．

2 筋萎縮と理学療法

疾患が原因で生じる筋萎縮は，①筋そのものが原因で生じる「筋原性筋萎縮」，②筋肉に指令や栄養を供給する運動ニューロンが原因で生じる「神経原性筋萎縮」に大別される（**表2**）．

また，不活動による筋萎縮は「廃用性筋萎縮」といわれ，特に寝たきり高齢者やギプス着用者が該当する．

理学療法士はそれぞれの筋力低下に対し関わるが，筋ジストロフィーに代表される筋原性筋萎縮と，筋萎縮性側索硬化症に代表される神経原性筋萎縮は原因が不明であるため，疾患の進行による筋力低下を阻止することはできない．しかし，これらの疾患も進行により身体活動量が減少し，それに伴う二次的な筋肉の不使用による廃用性筋萎縮が生じてしまう．この廃用性筋萎縮に対して，われわれ理学療法士は筋力訓練を実施することができる．したがって，理学療法士が最も理解しておくべきものは，廃用性筋萎縮の病態メカニズムであると考える．

3 廃用性筋萎縮の病態メカニズム

筋肉は蛋白質で構成されており，廃用性筋萎

縮には筋蛋白質の合成と分解のアンバランスが関係している．蛋白質合成とは蛋白質がつくられることを表しており，蛋白質分解とは蛋白質が失われることを表している．筋萎縮は蛋白質分解が亢進することで生じ，反対に筋肥大は蛋白質合成が亢進することで生じる．ではなぜ，筋萎縮の原因である蛋白質分解が亢進する現象が起こるのだろうか．

蛋白質も使われ続けると十分な機能が発揮できなくなり，時間とともに消耗し寿命を迎えることになる．そして寿命を迎えた後は，新しい蛋白質に置き換わろうとする働きがわれわれの体には備わっている．蛋白質分解を説明するには，さらにミクロな世界であるアミノ酸で考える必要がある（筋肉→蛋白質→アミノ酸）．アミノ酸の寿命は種類により異なり，数ヵ月のものから数十秒しかもたないものまでさまざまある．分解の際にアミノ酸レベルでは，ユビキチン・プロテアソームシステムというメカニズムが働いている．これはユビキチンという76個のアミノ酸からなる蛋白質が，あのアミノ酸を分解しなさいと指示を出し，プロテアソームという酵素がその指示に従いアミノ酸を分解するというメカニズムである．このメカニズムが活発に働くと筋合成の割合に対して筋分解が勝り，筋萎縮が生じ結果的に筋力低下につながっていくのである．

【CBL2】CBL1のAさんの大腿四頭筋と下腿三頭筋は健側の左側と比較して明らかに萎縮している．なぜ萎縮したのだろうか？　またAさんの筋肉ではどんなことが起きているのだろうか？

4 筋力低下と筋出力低下の違い

1 日常生活・臨床場面での筋出力低下

ここまで筋力低下について述べてきたが，筋力低下と似た用語に筋出力低下がある．

日常生活の中で風邪をひき，高熱が出たときのことを思い出してほしい．いつもなら簡単にできる容器の蓋を開けることに苦労したり，床に敷いた布団から立ち上がることに難渋したりという経験はないだろうか．この場合，風邪は数日の出来事であるためそれほど筋力が低下したとは考えにくく，頭の中ではいくら力を入れたいと思っていても思うように力が入らない状態のことを筋出力低下という．

治療に関する講習会でのデモンストレーション場面で，数分程度の短時間の治療を実施しただけにもかかわらず，治療前と比較して格段に筋力がアップしたというような話を聞いたことはないだろうか．これも，わずか数分程度の治療で筋肥大により筋力が増強したとは考えられず，低下していた筋出力が改善したためと考えることができる．

では，なぜ筋出力低下は起こるのだろうか？筋出力低下の原因は，筋原性筋出力低下と神経原性筋出力低下の2つが考えられている．

2 筋原性筋出力低下とは

筋肉には最も働きやすい状態が存在しており，体温（温度）もその一つである．「手がかじかんで力が出ない」という言葉があるが，寒いところではうまく力が入らない経験をしたことはないだろうか．筋肉は体温（温度）によっても筋出力に影響が出るのである．そう考えると，風邪により高熱が出た場合の筋出力低下は，高熱に伴い筋肉にも炎症が起こり，その結果として力が入りにくくなっていると解釈することができる．

また，アライメントも筋出力に影響を及ぼす要因の一つである．筋張力曲線の関係から，筋には力が入りやすい長さが存在する．例えば上腕二頭筋で考えてみると，上腕二頭筋の作用は肘関節屈曲であるが，肘関節を最大に伸展した状態や肘関節を最大に屈曲させた状態から，肘関節を屈曲するように力を入れた場合には強い

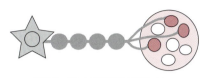
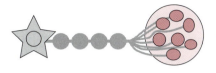

収縮している筋線維が少ない　　　　収縮している筋線維が多い　　　● 収縮している筋線維

図3　神経系の要因

力を発揮することができない．最も力が入るのは，おおよそ中間の角度であるといわれており，これは全身の筋肉に共通していえることである．そのため，理学療法士はよくアライメント不良という言葉を使うが，アライメント不良を起こしている関節周辺の筋肉では，筋出力低下をきたしていると考えることができる．

3　神経原性筋出力低下とは

神経原性筋出力低下は，先ほど例にあげた「短時間の治療後に筋出力が改善した場合」の原因としても考えられている．また，神経原性の痛みを改善することで，筋力が短時間のうちに格段に向上することがある．その他にも脳血管障害などによる神経麻痺も，神経原性筋出力低下の原因ととらえることができる．

このような筋出力低下の原因に対して治療することで，短期間のうちに必要な筋力を回復させる手技も臨床上多く存在している．ただし，筋出力の低下に対しても長期間対策をとらずにいると，二次的な筋力低下につながっていく可能性もあるため予防が重要であると考えられる．

5　筋力増強のメカニズム

低下してしまった筋力に関して，増強させていく場合のメカニズムについて考えてみたい．筋力増強のメカニズムは，①筋断面積による要因（**図2**）と，②神経系による要因（**図3**）とがある．

神経系による要因は，腕立て伏せや腹筋運動を始めたばかりのときのことを考えてみてほしい．腕立て伏せを開始して，たった2～3日で多くの回数を繰り返せた経験はないだろうか．その他にも声を出した方が大きな力が発揮できたり，緊急時に火事場の馬鹿力といわれるような隠された力が瞬時に出現したりすることがあるが，これらはすべて神経系の要因による効果である．

理学療法士が治療を行う高齢者の筋力増強は神経系の影響が大きく，筋力増強練習を行っても筋肉が大きくならないように感じるのはそのためである．筋力増強と聞くと大きな筋肉にすることをイメージしがちだが，筋断面積は大きくならなくとも，神経系の要因により多くの運動単位が動員されることで筋力は増強するのである．

一方，筋断面積による要因とは，筋肥大は筋線維が太くなることで筋断面積も大きくなるということである．筋断面積が要因の筋力増強のメカニズムについては，超回復という現象が重要である．ある一定以上の力を発揮した後は，疲労の影響により筋力は一時的に低下する．しかし，休息をとることで疲労が回復し，回復後は以前の筋力よりも増強している現象のことを超回復現象という．筋力増強練習は2～3日に1回くらいのペースがよいといわれているが，これは筋疲労の回復には約48時間必要とされているためである．ただしこの48時間というのは，最大に筋肉疲労した場合の回復時間であるため，それ以下の疲労であれば超回復までの時間は短

縮される．

よくある質問で「筋肉疲労の出現は年を重ねるとなぜ遅くなるのか？」と尋ねられることがあるが，筋肉疲労は負荷が強ければ強いほど早く出現するためであり，高齢者は無意識のうちに強い負荷をかけないように防御しているためであると考えられる．また，筋力増強を考える際にもう一つ参考になるのは，筋肉にはマッスルメモリーというメカニズムが備わっていることである．これはいったん筋力低下を生じた場合でも，以前の筋力まで増強させることはある程度短時間で可能であるということを意味するものである．筋力増強練習を実施する際には，これらのことを考慮することが重要である．

【CBL3】CBL1のAさんに適した筋力増強運動を，開放性運動，閉鎖性運動の2つの場合で考えよう．可能であれば実演してみよう．

復習のための確認問題

Basic
1. 筋力低下の定義を萎縮の用語を用いて説明してみよう．
2. 筋力低下の原因を2つあげてみよう．
3. 筋出力低下の原因を2つあげてみよう．

Standard
1. 赤筋と白筋の違いについて魚を例に説明し，代表的なスポーツ種目をあげてみよう．
2. 廃用性筋萎縮の病態メカニズムの理解が最も重要であるが，その理由を説明してみよう．
3. 筋力低下のメカニズムについて蛋白質とアミノ酸の用語を使い説明してみよう．

Advance
筋力低下と生活習慣病の肥満との関係性について説明してみよう．

CLOSER-LOOK BOX

筋力低下のメカニズムを考える際にアミノ酸が重要であり，本章ではユビキチン・プロテアソームシステムについて説明した．同様に筋力低下を防止するにも，アミノ酸が重要で，数多くあるアミノ酸の中でも分岐鎖アミノ酸（BCAA）は筋肉に多く含まれている成分であり，筋肉をつくりやすくするアミノ酸であるといわれ，筋力増強，筋力低下防止に重要である．

FURTHER READING

1. Lieber RL：Skeletal Muscle Structure, Function, and Plasticity, Lippincott Williams & Wilkins, 2009

本書では，骨格筋について膨大な論文をもとに述べられており，実際の研究方法からその研究結果の多様な解釈まで記載されている．特に廃用性筋萎縮についてマクロからミクロな世界まで詳細に学習することができる名著である．「骨格筋の構造・機能と可塑性」として日本語版も出版されている．

2. 坂井建雄：医療職をめざす人の解剖学はじめの一歩，日本医事新報社，2013

本書では，骨格筋の構造について詳細に解説されている．また，学生に講義しているような表現も多く講義を受講しているような雰囲気が醸し出されている．

3. 早川欽哉：好きになる病理学，講談社，2004

本書では，萎縮と肥大の定義，さまざまな種類の萎縮と肥大に関して図を用いながら容易に学ぶことができるよう工夫されている．

（武田貴好，吉田俊太郎）

12. 創傷・靱帯損傷治癒のメカニズム

学習目標

- 創傷治癒のメカニズムが説明できる.
- 創傷に対する治療の原則が説明できる.
- 靱帯損傷治癒のメカニズムが説明できる.
- 靱帯損傷に対する治療が説明できる.

予習のためのエッセンス

「創傷治癒」，言い換えれば「皮膚損傷の治癒過程」を理解することによって適切な理学療法中の管理が行えます．また，「靱帯損傷」も同様です．いずれの損傷でも，その治癒過程は，急性炎症期，肉芽組織形成期，瘢痕期に分けられ，さまざまな組織球と細胞，細胞増殖因子やサイトカインによる相互作用により秩序正しく自然治癒過程をたどり，再生または修復されます．この治癒過程は重複し，前過程での作用に依存しながら進行します．

創傷治療の原則は，生体が本来もっている創傷治癒機転をうまく働かせることです．創傷治癒を促進するには，感染を防止するため創部を洗浄し，組織球や細胞を増殖させ細胞増殖因子を活性化するために湿潤環境を維持することが必要です．

膝関節の内側側副靱帯や足関節の外側部の靱帯では自然修復に優れている一方，膝関節の前十字靱帯は自然修復がほとんど望めません．その理由は，修復過程で血管の新生や線維芽細胞の増殖が影響しているためです．それらの増殖が十分であれば修復は良好となり，不足すれば修復は望めません．また，靱帯の損傷が部分損傷と完全損傷では修復過程にかかる時間と修復後の組織の強度が異なり，後者の方が時間を要し，強度は低下します．

内容理解の問い

1. 創傷および靱帯損傷の治癒過程が説明できますか？
2. 創傷治癒を促進するための治療が説明できますか？
3. 靱帯損傷の部位と程度によって修復過程にどのような違いが生じるのでしょうか？

1 創傷治癒のメカニズム

1 創傷とは

　創傷とは，物理的外力によって身体組織に起こる損傷のことで，構造の正常な連続性が断たれた状態である．創（そう）と傷（しょう）という異なるタイプの損傷をまとめて指す総称であり，日常語では傷（きず）とよばれる．創（そう）は皮膚の損傷を伴うもので開放性損傷，傷（しょう）は皮膚損傷を伴わない非開放性損傷（皮下損傷）を意味する．その例が切創と打撲傷である．

　創傷の具体的な使い分けの分類例として，①原因や受傷機転から分類すると，交通外傷，スポーツ外傷，機械的（物理的）損傷，化学的損傷，熱傷，凍傷，射創，刺創，咬創，手術創，打撲傷などがあり，②創傷の形状によって分類すると，切創，割創，裂創，擦過傷，挫創などがあり，③創傷の状態によって分類すると，新鮮創・陳旧創，無菌創・汚染創，感染創・非感染創などがある．

2 皮膚の構造と機能[1]（図1）

　皮膚には複雑な構造と多彩な機能がある．皮膚は，表皮，真皮，皮下組織から構成されている．皮膚機能は機械的刺激，化学的刺激，外界温度，細菌，微生物から生体を保護するためのバリア機能をもっている．また，外界からの刺激を生体内に伝達するための皮膚受容器が備わっている．皮膚損傷後には，すみやかに再生・修復する自然治癒能力をもっている．

1．皮膚の構造

　皮膚は表層から深層に向かって，表皮，真皮，皮下組織の3層に分けられる．表皮は約0.1mmで，さらに角質層，移行細胞層，顆粒細胞層，有棘細胞層，基底細胞層に分けられる．表皮は28日間で再生される．真皮には結合組織線維が多く存在し，細胞間物質（ヒアルロン酸など）で満たされている．この真皮層には線維芽細胞，毛細血管，リンパ管，自由神経終末が入り込んでいる．さらに，皮膚付属器官として毛囊，皮脂腺などがある．明らかな境界線がなく，皮下組織に移行し，脂肪組織が存在する．

2．皮膚の機能

　表皮には生体を外界からの刺激（外力，薬物，紫外線，温度など）に対して保護するためのバリア機能がある．皮下組織の脂肪組織は脂肪の貯蔵，断熱材，クッション材としての機能を果たしている．皮膚の再生は表皮の基底細胞層から始まる．真皮より深部に達する損傷は，肉芽などの組織修復により瘢痕治癒する．

3 創傷治癒のメカニズム（図2）

　創傷は再生や修復により治癒する．"再生"とは，失われた器官と同じ組織で復元されることである．"修復"とは，肉芽のような非特異的な組織により置き換えられ，瘢痕治癒することである．創傷治癒が不十分であると結合組織不全となり，過剰に形成されると肥厚性瘢痕となる．表皮や骨は再生治癒するが，多くの組織は修復治癒となる．

　創傷治癒過程は，急性炎症期，肉芽組織形成期，瘢痕期に分けられ，さまざまな組織球と細胞，細胞増殖因子やサイトカインによる相互作用により秩序正しく自然治癒過程をたどり，再生または修復される．この治癒過程は重複し，前過程での作用に依存しながら進行する[2,3]．

　創傷には，いろいろな種類があるが，どのような創傷も治癒過程は同じである．損傷の深さにより再生治癒と修復治癒があり，予後も影響を受ける．創傷治癒を遅延させる因子には，低栄養，糖尿病などの全身的因子と，壊死組織，感染，末梢循環障害などの局所的因子がある．

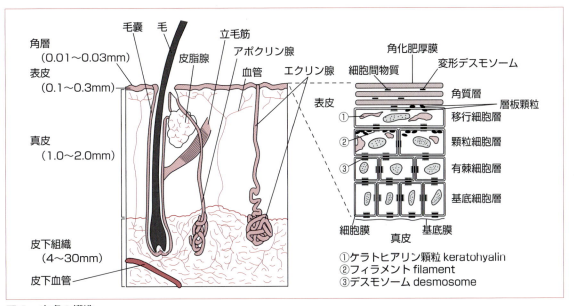

図1 皮膚の構造
(杉元雅晴:光線療法. 物理療法学, 網本和(編), 医学書院, p187-227, 2006 より)

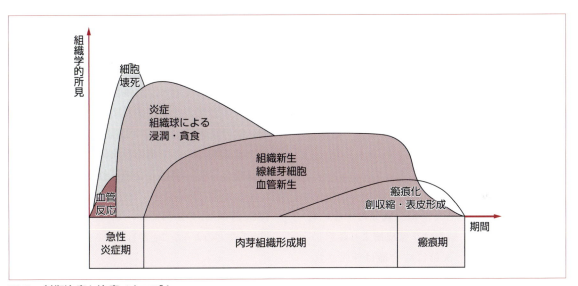

図2 創傷治癒と治癒メカニズム

1. 急性炎症期

　皮膚や血管が損傷し創部から出血が起こり，創部の異物や細菌などを洗浄する．数秒で損傷血管は収縮し，血管内膜が内側に折れ曲がり，血小板により血液が凝固しやすくなる．このようにしてできた痂皮は細菌の侵入を防ぎ，創の乾燥を防ぐ役割をもっている．血管収縮後に血管拡張が起こり，浸透性の高まった血管から創部に好中球や単球が移動し，炎症反応が強くなる．最初に出現した好中球は死滅した組織を分解するプロテアーゼ(蛋白質分解酵素；コラゲナーゼ，エラスターゼなど)を放出し，貪食する．好中球は感染がなければ，数日内に創部への浸潤を停止する．単球が組織に遊走しマクロ

ファージになり，好中球と協働して活発に貪食する．

2．肉芽組織形成期

好中球やマクロファージなどの組織球，線維芽細胞の周囲に細胞外基質（細胞の周りを構成する骨格のようなもの；主にはコラーゲン線維など）が蓄積され，血管が新生され，肉芽組織が形成される．凝集した血小板からサイトカイン（血小板由来成長因子，形質転換成長因子-β）を放出し，組織の新生や再生を刺激する．組織球からも細胞増殖因子やサイトカイン（血管内皮増殖因子，塩基性線維芽細胞成長因子など）が放出され，血管の新生や線維芽細胞の増殖や遊走を刺激し，組織を修復する．血管新生とともに，創縁に遊走してきた線維芽細胞は増殖し，コラーゲン線維となる．また，線維芽細胞は一部が筋線維芽細胞に変化し，収縮要素をもった筋線維芽細胞になり，創縁を収縮させる．この作用が強くあらわれると，皮膚拘縮になる．血行のよい，湿潤環境下の肉芽が増殖してくると，創縁部に残存した皮膚付属器官から表皮細胞が創部へ遊走し，創表面は表皮形成により閉じられる．

3．瘢痕期

創傷治癒の最終過程で，細胞成分の少ない瘢痕組織に移行する．瘢痕は正常皮膚より隆起し，赤みを帯びている．次第に結合織は伸張され，血管が消退し正常皮膚よりも薄くなり瘢痕修復が完了する．瘢痕部には体毛，皮脂腺，汗腺などが欠損している．

【CBL1】70歳代の女性．両変形性膝関節症．左人工膝関節置換術後の6日目．手術創は左膝関節前面に縦方向に15cm程度である．手術創の周囲に熱感と発赤を認める．体動時や左膝関節の運動時に痛みがある．この情報から本症例の手術創の治癒過程はどの時期にあるのか？　また，どのようなことが起こっているのか？　話し合ってみよう．

4 創傷に対する治療の原則

創傷の治療は，病態（創傷の原因や大きさ，深さといった状態など）を把握し，全身状態や栄養状態を維持または改善し，基礎疾患を治療し，局所の創傷治癒を促進させる．局所の治療は，創傷の自然治癒過程を理解し，創傷治癒に影響する因子に考慮しながら治癒を促進する．創傷治療の原則は，生体が本来もっている創傷治癒機転がうまく働くようにすることである．創傷治癒を促進するには，感染を防止するため創部を洗浄し，組織球や細胞を増殖させ細胞増殖因子を活性化するために湿潤環境を維持することが必要である．具体的な治療として，医師は外科的治療で壊死組織の除去（デブリードマン）や局所皮弁再建を施行したり，看護師は外用薬を塗布したり，創部の湿潤環境を保持するために被覆材（ドレッシング材）を貼付する．理学療法士は医師の指示のもとで物理療法手段を用いて自然治癒を促進する．

以上をまとめると，創傷治療の原則は，①壊死組織の除去，②湿潤環境の維持，③感染の制御，④肉芽組織の増殖の促進など，創傷治癒環境を整備することである．また，創傷治癒の質的改善を促し，隆起した肥厚性瘢痕を予防することも大切である．

【CBL2】CBL1の症例において，手術創に対する治療としてどのようなことが行われるべきか？

2 靱帯損傷治癒のメカニズム

1 靱帯損傷とは

靱帯損傷とは，外力により関節に生理的範囲を超える動き，あるいは異常な方向への動きが強制されたときに生じ，靱帯の連続性が断たれた状態を指す．足関節，膝関節に発生しやすい．靱帯損傷の程度はⅠ～Ⅲ度に分類されている．

Ⅰ度（軽度）：靱帯線維の微小な損傷で不安定性はない．

Ⅱ度（中等度）：靱帯の部分損傷で軽度〜中等度の不安定性がある．

Ⅲ度（重度）：完全損傷であり，著明な不安定性がある．

症状には，疼痛と腫脹および関節の運動時痛を認め，体表に近い靱帯であれば損傷部位に一致した圧痛を認める．例えば，膝関節の前十字靱帯のように関節内の靱帯損傷では，関節内に出血が生じ，関節の腫脹を認める．これらの急性期（靱帯損傷後およそ3週間）の症状に加え，関節の不安定性を感じるようになる．靱帯損傷後3ヵ月以降は慢性期とよばれ，急性症状は消失するが，関節の不安定性が残り，日常生活を阻害する．

2 靱帯の構造と機能[4]

靱帯は多くが白色の帯状組織で，関節を構成する骨同士を連結している．その働きは関節の安定性を高め，運動が適切な方向へ動くようにしている．つまり，関節面の関係を適切に維持し，生理的な運動範囲は許すものの，それを超えるような運動は制限している．

1．靱帯の構造

靱帯は張力に対して強く抵抗することができ，関節の安定性を高め，不適切な運動を制限することができる．その根拠として，2つの構造上の特徴がある．1つは靱帯を構成している成分である．靱帯は，約65％が水分，約25％がコラーゲン線維，その他としてエラスチン，プロテオグリカンが含まれている．水分を除くと主な組成はコラーゲン線維であり，タイプⅠコラーゲン線維が大半で，タイプⅢコラーゲン線維がわずかに含まれている．このタイプⅠとⅢの違いは，組織の伸縮性に関与し，タイプⅠはタイプⅢに比べ，伸縮性は低いが，硬度は高くなる．

もう1つはコラーゲン線維の配列のしかたである．靱帯では，コラーゲン線維が長軸方向と平行（靱帯の走行と同方向）に配列している．ちなみに，真皮や筋膜などは，線維が網目状に配列しているのであらゆる方向に伸縮性をもたせることができる．

その他に注目すべき構造は，靱帯にある血管と神経である．血管は皮膚や骨膜，関節包などに比べると非常に少ない．膝関節の前十字靱帯のように関節内にある靱帯は，関節外にある靱帯に比べると，さらに血管が少なく血行状態が低くなる．よって，皮膚や骨膜，関節包などに比べると靱帯は自然修復が得られにくく，関節内にある靱帯はより一層自然回復しにくいことになる．靱帯には，関節の運動方向や位置を感知するための機械受容器，痛覚の受容器である自由神経終末が存在することが知られている．

2．靱帯の機能

靱帯には，関節の安定性や運動を制御するための力学的機能があるとともに関節の運動覚・位置覚といった感覚器としての機能がある．

3 靱帯損傷治癒のメカニズム

靱帯損傷の治癒過程は，創傷治癒過程と基本的には同様である．その過程は，急性炎症期，肉芽組織形成期，瘢痕期に分けられ，さまざまな組織球と細胞，細胞増殖因子やサイトカインによる相互作用により修復される．この治癒過程は重複し，前過程での作用に依存しながら進行する．「2-3 創傷治癒のメカニズム」でも述べたように，表皮や骨は再生治癒するが，靱帯などの組織は再生せず，修復治癒となること，皮膚に比べて靱帯は血管が少なく，肉芽組織形成において血管の新生も少ないことが知られている．そのために非常によい過程で修復が行われても損傷前の靱帯には完全に復元しきれない．また，靱帯の損傷が部分損傷と完全損傷では修

復過程にかかる時間と修復後の組織の強度が異なり，完全損傷の方が時間を要し，強度は低下する．

1．急性炎症期

靱帯損傷部に血腫が生じ，その中にある好中球や単球により炎症反応が強くなる．好中球や単球から分化したマクロファージによって，損傷部周囲の死滅した組織を分解し，貪食する．また，血小板により血液を凝固させ，血腫から凝血塊へと進む．

【CBL3】23歳の男性．会社員．左肘内側側副靱帯損傷．保存療法にて外来フォロー中．会社の野球チームに所属し，投手である．担当医からの情報では，投球により部分損傷を起こしていると診断されている．現在が急性炎症期だとした場合，患部にはどのような所見が認められるだろうか？　またその理由は？

2．肉芽組織形成期

靱帯損傷後，1週間前後で血腫が凝血塊になり，好中球やマクロファージなどの組織球，線維芽細胞の周囲に細胞外基質であるコラーゲン線維が蓄積され，血管が新生され，肉芽組織が形成される．詳しい機序は創傷治癒のメカニズムと同様である．

3．瘢痕期

靱帯損傷後，数週間経過すると損傷部は線維芽細胞の数が減少し，コラーゲン線維の増加がみられ，瘢痕組織に移行する．ただ，この時期のコラーゲン線維は，主にタイプⅢコラーゲン線維で構成され，線維自体も細く，線維束も形成していない．また，線維の配列も不規則である．以上のことから，抗張力に乏しいものとなっている．

靱帯損傷後，数ヵ月経過すると，瘢痕組織内の線維芽細胞はさらに減少し，タイプⅠコラーゲン線維に置き換わり，コラーゲン線維自体も太くなる．また，コラーゲン線維束も形成され，線維の配列も靱帯の長軸方向と平行な配列へと瘢痕組織の成熟が進む．損傷部の線維束の太さは，損傷後2年を経過しても正常の靱帯のそれよりも細いといわれている[4]．

4．その他（再建術後の修復過程）

膝関節の前十字靱帯損傷では，靱帯再建術が多く行われている．再建術では自家移植による膝蓋腱あるいは半腱様筋と薄筋の腱を用いることが多い．移植腱を用いた前十字靱帯を再建した場合の修復過程，つまり，移植腱の靱帯化が生じるまでの過程は次の通りである．

① 移植後，移植腱には血管がないため一度壊死に陥る．
② 移植後2週程度で，血管の新生と線維芽細胞が移植腱に侵入し始め，コラーゲン線維が増加し始める．
③ これ以降は，前述の瘢痕期と同様にコラーゲン線維の成熟が進む．

このことから，移植後2週程度までは移植腱の脆弱化が顕著であるため再断裂の危険性が高い．

4　靱帯損傷に対する治療

靱帯損傷の治療は，損傷の部位や程度，関節の不安定性といった病態と対象者の年齢，活動量，スポーツ復帰の有無などの背景因子が考慮され，保存療法と手術療法のいずれかが選択される．膝関節の内側側副靱帯や足関節の外側部の靱帯では自然修復に優れていることから保存療法が選択される場合が多い．一方，膝関節の前十字靱帯は，自然修復がほとんど望めないことから，手術療法（多くが靱帯再建術）が選択される場合が多い．このように靱帯の部位によって修復の良し悪しの違いがあるのは，修復過程で血管の新生や線維芽細胞の増殖が影響しているからである．それらの増殖が十分であれば修

復は良好となり，不足すれば修復は望めない．

　靱帯損傷に対する理学療法では，主治医と病態に関する所見や保存療法と手術療法いずれかについての治療方針の情報を共有したうえで，靱帯損傷後のメカニズムを熟知し，再損傷に配慮した関節可動域運動や筋力増強運動を可及的早期に開始することが重要である．また，前十字靱帯の再建術後では，移植腱の修復過程において移植後2週程度までは移植腱の壊死による脆弱化が生じるため，膝関節の運動負荷に十分注意して行う必要がある．

【CBL 4】16歳の男性．サッカー部に所属．左前十字靱帯損傷．半腱様筋と薄筋の腱を用いた靱帯再建術後2週目．移動は両松葉杖歩行，左膝に膝装具（伸展−30°制限つき）装着，左下肢への荷重は体重の1/3である．術後4週目から全荷重の予定である．膝装具装着にて可動域制限をしている．理由とは？

復習のための確認問題

Basic
1. 皮膚の構造を図に描いて名称および機能について説明しよう．
2. 膝関節の構造（特に靱帯の付着部・走行に注意して）について図に描いてみよう．
3. 靱帯損傷の程度をⅠ〜Ⅲ度に分類し，説明しよう．

Standard
1. 創傷の具体的な使い分けの分類例を説明しよう．
2. 創傷治癒過程を3つに分けて説明しよう．
3. 創傷治療の原則を4つあげ，具体的方法について説明しよう．
4. 靱帯の部分損傷と完全損傷とでは，修復過程でどのような違いがあるか説明しよう．

Advance
1. 膝関節運動と前十字靱帯の緊張との関係を考え，前十字靱帯の再建術後の可動域運動および筋力増強運動の注意すべきことをまとめてみよう．

CLOSER-LOOK BOX

　靱帯損傷後の早期からの運動を行うことで，靱帯に加わる張力がコラーゲン線維の生成やその配列を促進するといわれているが，その詳細までは解明されていない．このことから靱帯損傷後の運動療法として積極的に治癒促進させるための運動負荷が有効であることがうかがえる．しかし，一方では過負荷によって再損傷の恐れもあることに十分注意すべきである．

FURTHER READING

1. 千住秀明（監）：機能障害科学入門，神陵文庫，2010

　本書は，理学療法の治療ターゲットである機能障害に関する最新知見を含め，病態の理解と必要な治療をつなげるために役立つ．

文　献
1) 杉元雅晴：光線療法．標準理学療法学専門分野／物理療法学，第4版，奈良勲シリーズ監修，網本和，菅原憲一（編），医学書院，173-203，2013
2) Peter D. Asmussen, Brigitte Söllner（編著），塩谷信行（監訳）：創傷治癒の原理，ライフ・サイエンス，1-142，1998
3) 竹中秀也，岸本三郎：創傷治癒の生理と全身管理．理学療法ジャーナル 40(5)：337-343，2006
4) 坂本淳哉：靱帯損傷．機能障害科学入門，千住秀明（監），神陵文庫，89-98，2010

（小川恵一）

13. 脳の可塑性と運動・動作障害
～脳血管障害に対するリハビリテーションを中心に～

学習目標

- 脳血管障害について説明できる．
- 脳血管障害に対する従来型のリハビリテーションを説明できる．
- 脳の可塑性を説明できる．
- 脳血管障害に対するニューロリハビリテーションについて説明できる．

予習のためのエッセンス

脳血管障害とは，脳の血管が梗塞や出血などにより脳虚血状態に陥り神経細胞が死滅する疾患群です．脳梗塞，脳出血，くも膜下出血，一過性脳虚血発作 transient ischemic attack（TIA）に大きく分類されます．中枢神経障害として，運動麻痺（半身片麻痺），感覚障害，高次脳機能障害などを呈します．救急救命医学の進歩，血栓溶解〔recombinant tissue-type plasminogen activator（rt-PA）〕療法の普及などにより，約20％は後遺症を残さず元の生活に復帰するものの，約20％は死亡，残り60％は何らかの後遺症が残ります．後遺症が残存した場合には，日常生活動作 activities of daily living（ADL）能力低下，生活の質 quality of life（QOL）低下を招き，高齢者の介護の原因疾患の第1位となっています．これらのことから，脳血管障害は，リハビリテーションの対象疾患として重要な位置を占めています．

これまでの脳血管障害に対するリハビリテーションは，運動麻痺の回復訓練と同時に，早期からADLの自立を目指すため，残存能力の強化および代償手段，環境整備など，代償・改革的アプローチが中心でした．これは，中枢神経がいったん損傷すると機能の再生は起こらないことが前提となっていました．

しかし現在では，脳には可塑性があることがわかってきました．損傷部位の周りあるいはもっと離れた部分の神経細胞が新たにネットワークを形成し，その部分が損傷脳で本来担っていた機能を新しくもつようになります．このような脳のメカニズムに視点をおいたリハビリテーションを神経リハビリテーション（ニューロリハビリテーション Neurorehabilitation）といいます．脳血管障害に対するリハビリテーションは，従来型の方法に加えてニューロリハビリテーションが導入されつつあります．

内容理解の問い

1. 脳血管障害に対するニューロリハビリテーションについて説明できますか？
2. 「脳の可塑性」について説明できますか？

表1 脳血管障害後の回復メカニズム

	メカニズム	時期
局所過程：急性期	・脳浮腫の改善	数週間～2ヵ月間
	・虚血性ペナンブラの改善	数時間～数週間
	・ディアスキシスの改善	数日間～数ヵ月間
脳の再組織化：慢性期	・神経伝達物質の変化	数週間～数年間
	・抑制経路（サイレントシナプス）の顕在化（unmasking）や代償性	直後～数ヵ月間
	・シナプス可塑性：軸索の側芽形成による修復（sprouting）	数週間～数ヵ月間

1 脳血管障害に対するリハビリテーション

1 脳血管障害後の運動麻痺の回復

　脳血管障害後の機能回復は、急性期における局所性回復と慢性期における大脳の機能的・構造的再組織化（reorganization）、つまり損傷を免れた神経細胞が新たな機能を獲得する大脳の可塑性の発現に大別できる（**表1**）.

　局所性回復として、脳浮腫の改善、虚血性ペナンブラの改善、ディアスキシス（diaschisis）の改善などがあげられ、発症後早期に起こる。脳浮腫は損傷脳組織の周辺組織で起こり、脳浮腫の改善による錐体路の圧迫の軽減が機能回復につながる。虚血性ペナンブラとは脳虚血中心の周辺部分における血流低下組織のことで、この乏血状態から3時間以内という短時間の回復が急性期治療の重要なポイントとなっている。この時期の治療法として、血栓溶解療法が知られている。ディアスキシスとは脳損傷部位からは離れているが神経連絡がある領域で機能障害が起こる概念である。この部位の血流・代謝の改善による回復である。これらは脳の神経学的回復ということができ、発症後6ヵ月まで持続し、自然回復の意味として考えられている。

　一方、脳の可塑的な変化は、脳内に新しいネットワークをつくり、残された正常な細胞が働くことであり、この回復は長期にわたる。大脳の機能的・構造的再組織化には、神経伝達物質の変化、抑制経路（サイレントシナプス）の顕在化、シナプス形成があり、この脳の再組織化は、数年間にわたって継続する。局所性変化と比較した場合、リハビリテーションの影響を受けやすいといえる。脳の再組織化は、後述するNudo博士らの動物実験で明らかにされた「脳の可塑性」に関する成果によるものである。

　運動機能の回復は神経学的回復に続き継続する。身辺動作や移動能力などのADLとしての活動レベルの改善である。これらのことはリハビリテーションの重要性を大きく示すものである。

2 脳血管障害に対する従来型のリハビリテーション

　脳血管障害に対するリハビリテーションは、急性期～回復期～生活期にかけて、ベッド上起居動作→座位→歩行、同時にADL訓練へと進行していく。残存機能を強化して障害を軽減することが基本的な考え方である。早期からADLの自立を目指すために、基本動作では非麻痺側上下肢を使用した方法の指導、立位歩行では下肢装具や歩行補助具の処方、上肢機能では利き手交換など残存能力の強化および代償手段、あるいは福祉用具の導入および環境整備など、代償・改革的アプローチが中心となる。中枢神経はいったん損傷すると機能の再生は起こらない、すなわち、運動麻痺によりいったん失った機能は完全治癒しないことが前提となっていた。

　これまでも「運動麻痺の回復」を目指すアプ

ローチは行われてきた．1940年代から機能障害自体を改善することを目的にした神経促通法がBrunntrom，Bobath，Kabat & Knottらから提唱された．しかし，これらは根拠に乏しく経験的な手法であり，片麻痺（運動障害）に対しこれらの方法が通常の運動療法より優れているとの証明はない．

近年医療の世界では，「科学的根拠に基づいた医療 evidence based medicine（EBM）」という概念が求められている．科学的に有効性が証明されている治療法を個々の対象者に取り入れていこうという考え方である．リハビリテーション医学でも例外ではない．このエビデンスはランダム化比較試験 randomized controlled trial（RCT）により立証される．これには対照群（コントロール群），つまり有効性を証明したい治療法を行わない群を設定しなければならない．リハビリテーション医学では倫理的な視点でRCTは困難であった．これまで脳血管障害に対するリハビリテーションにおいて，経験的な治療法が主流になってきたのも致し方ない面もあった．しかし昨今，リハビリテーション医学においても，訓練方法についてRCTがなされEBMが確立されつつある．

近年の神経脳科学（ニューロサイエンス）の発達，動物実験の成果，脳画像診断評価技術の進歩などにより，脳血管障害に対する従来のリハビリテーションの考え方を転換する必要が出てきた．脳血管障害による半身麻痺が生じる．これらに対して適切なリハビリテーションを適切な時期に行えば，脳に新しい神経回路ができ上下肢が再び動かせるようになることが証明された．

【CBL 1】あなたは70歳の女性の脳梗塞患者Aさんを担当している．Aさんは発症から1週間が経過した左片麻痺である．上下肢の麻痺はブルンストロームステージでⅢの段階である．あなたはこのAさんにどのような理学療法を提供したいだろうか．前述した内容から考えてみよう．

2 脳の可塑性

1 脳機能評価法の進歩

脳血管障害に対するリハビリテーションの効果の検証には，運動麻痺や感覚障害などの機能障害の改善，歩行および基本的動作能力，ADL，QOLなどに対する評価指標を用いる．しかし，リハビリテーションが脳機能自体に効果を及ぼしているのかを検証するには，脳機能そのものを評価する必要がある．近年，脳のイメージングや電磁気生理学的手法などの脳機能評価法が進歩し，リハビリテーションによる脳機能への影響を評価することが可能となった．

従来，脳機能を評価する方法として，損傷脳による損傷部位と症状との関連を調べる方法がとられてきた．これらの中には，微小電極などを直接脳に刺す侵襲的な手法も行われていた．その中で「脳の機能的局在」が明らかになっている．ブロードマン（Brodmann）の大脳皮質地図，および大脳皮質地図の運動野Ⅴ層におけるペンフィールド（Penfield）の対側の身体部位の機能局在が明らかになっている．

脳画像診断として，CT検査〔コンピュータ断層撮影法 computed tomography（CT）〕やMRI検査〔核磁気共鳴画像法 magnetic resonance imaging（MRI）〕は広く普及しているが脳の病態評価が主な目的で，脳機能の評価としては目的は果たせなかった．

1980年代以降，脳機能の評価において非侵襲的な手法の技術が進歩した．現在では，これらの非侵襲的脳機能評価が基礎および臨床研究の核となっている．

機能的核磁気共鳴画像法 functional magnetic resonance imaging（fMRI）や，ポジトロン断層撮影 positron emission tomography（PET）では，実際に運動を行っているときの脳の活動をみることができる．さらに，機能的近赤外分光法 functional near-infrared spectroscopy（fNIRS）は，測定装置が軽量であること，被験者の動作に制約をあまり加えないこと，空間的測定が大きいことなどから，起立や歩行など全身の動作における脳機能の評価が可能である．この測定装置を装着して実際の歩行場面の脳機能を評価することができる．

電磁気生理学的検査法には，脳波検査 electroencephalogram（EEG）や脳磁図 magneto-encephalography（EMG）などがある．このうち脳波検査は脳の活動に伴う活動電位をみるもので，この脳波活動をニューロリハビリテーションに応用することが試みられ成果が報告されている．

2 脳の可塑性

「可塑性（plasticity）」とは，「状況に応じて機能や役割を柔軟に変化させる能力」をいう．これを脳にあてはめると，「何らかの刺激によって脳に新しい神経回路が形成されること」である．これまで成熟後の脳には可塑性はないと考えられていた．かつては脳血管障害により麻痺した手足は，刺激を与えても麻痺は変化しないという考え方が主流だったのもこのような経緯からである．

脳血管障害によって機能が失われた脳神経細胞を取り換えることはできず，また，再生させることもできない．しかし，脳は潜在能力をもっており，脳神経細胞が従来の機能を変えて他の働きを代行したり，神経回路のパターンを変えて失われた機能を回復させたりすることができる．

「脳の可塑性（cortical plasticity）」については，1970 年代から提唱された比較的新しい概念である．1996 年にアメリカの神経生理学者 Nudo 博士らが，「脳の可塑性」に関するこれまでの見解を否定する結果を報告した．麻痺した手足を使うようにトレーニングすると損傷した脳の神経回路が再構築されることを動物実験で証明した．

この実験はリスザルの脳の一次運動野の手指領域で人工的に脳梗塞を起こし，片側の手の運動麻痺を起こさせた．これらのリスザルを麻痺に対して放置する「治療なし群」と，麻痺した手で餌を取って食べるといった強力に手を使用する「治療あり群」の 2 つのグループに分け経過を追ったところ，治療なし群の麻痺は変化しなかったが，治療あり群では餌をとる動作が実用的なレベルにまで回復した．リスザルは一次運動野の手指領域の神経細胞は人工的な梗塞により機能しなくなっている．ところが，トレーニングを続けることによって，手指領域の隣接領域である手関節を支配する領域の神経細胞が手指を動かす働きに変化したのである．トレーニングにより手の運動に関わる領域が拡大したのであることは組織学的にも確認されている．

これは脳の機能的・構造的変化が起こっており，脳の可塑性があるという大発見であった．この報告を契機に「脳の可塑性」に関する神経科学は飛躍的に発展した．画像診断技術の進歩により，実際に運動を行っているときの脳の活動を評価できるようになり，動物実験に続き 1990 年代に入るとヒトでの「脳の可塑性」に関する研究が行われるようになった．その中でヒトでも適切なリハビリテーションを行うと脳の可塑的な変化が起こることがわかってきた．また，この発見以降，脳機能を評価する手法や，脳の可塑性を引き出すことを目指すリハビリテーションの方法も提唱され，臨床現場で実践される時代となった．

それまでも，麻痺した筋肉を訓練して動かせば麻痺が回復する場合があることは経験的に知られていた．しかし，Nudo 博士の研究は，それは単に損傷脳が元に戻るのではなく，新しい学習によって新たな神経回路ができることを明確に示した．この成果は，後述するニューロリハビリテーションにとって重要な発進源になった．

3 今日までに明らかにされている脳可塑性の報告

1. 健常動物実験における大脳可塑性

リハビリテーションに脳の可塑性が重要な役割を果たしうることを，最初に示したのはNudo博士らである[1,2]．健常ラットの実験において餌が入った皿を拾う課題により，微小電極によって検出された背側運動野における手指と手関節の支配領域 cortical map は，難易度が低い課題を行った群に比べ拡大し，肘および肩関節の支配領域は減少したことを報告した．これは運動の難易度の相違が運動野の cortical map を変化させることを初めて示した報告である．次にリスザルの実験において，小さな対象物を手指でつかみとる課題により，手指の運動野支配領域が拡大し，手関節と前腕の運動野支配領域は減少した．さらに，前腕回内外を要する課題では，前腕の支配領域が拡大，手指の領域は減少した．これらの結果は，一次運動野においては，上肢使用方法および難易度により cortical map は絶えず変容を遂げることを示している．こうした成果は，リハビリテーションにおける課題志向型訓練 task-oriented training の理論的根拠となっている．

2. 脳梗塞モデル動物における知見

前述したNudo博士らのリスザルでの脳梗塞モデルでの実験で，虚血後に放置した場合に手指の運動野支配領域が減少したこと，しかし，機能訓練の介入により，手指の運動野支配領域の減少を阻止できることを報告した．この介入方法とは，健側肢を抑制し患側肢の使用を促進するものであり，CI療法 constraint-induced movement therapy が提唱される根拠となっている．

3. ヒトでの検証

ヒトでも成人後に，手足を活発に用いることで，手足の運動を支配する脳の皮質の面積が拡大することが健常者で報告されている．また，成人後に全盲になった人では，そうでない人に比べて手の感覚を司る皮質の領域が広いという報告がある．ピアノ学習により反側一次運動野における手指運動野支配領域の拡大が認められている．さらに，脳梗塞患者においても，損傷側大脳半球の働きを非損傷側の大脳半球と病側の小脳半球が肩代わりをしていることも明らかになっている．

【CBL2】CBL1の症例であるAさんは，発症後6ヵ月経過し短下肢装具と杖で家の中は自力で歩いている．しかし，麻痺側下肢の伸展位での歩容が著明である．この原因を考えてみよう．

3 ニューロリハビリテーション

1 ニューロリハビリテーションとは

脳神経科学や画像評価技術の進歩を背景に，脳には可塑性があることがわかってきた．これを「機能的・構造的再組織化」ともいう．このような脳のメカニズムに視点をおいたリハビリテーションを神経リハビリテーション（ニューロリハビリテーション Neurorehabilitation）という．すなわち，「ニューロリハビリテーション」とは，損傷を受けた脳に新たな神経回路の形成を促し機能回復を積極的に進めることを目的としたリハビリテーションのことを指す．ニューロリハビリテーションはアメリカで始まり発展を遂げてきた．ニューロリハビリテーションの観点では，脳は常にダイナミックに変化しており回復のプラトーは存在せず，逆に新しく形成された神経ネットワークも不使用により退行し機能低下する．

2 ニューロリハビリテーションの実際

脳の機能的・構造的再組織化を促すような訓

練方法でアプローチできれば，より効果的な回復を望むことができる．損傷脳の可塑的変化を促進させる訓練方法が見つかれば，その回復効果がより高まることが期待できる．このようなニューロリハビリテーションの考え方に基づく訓練が，実際の臨床の場面でも実践され始めている．

現在，有効性が検討されているニューロリハビリテーションの訓練方法としては，① CI 療法 constraint-induced movement therapy，②体重免荷トレッドミル訓練 body weight supported treadmill training（BWSTT），③反復経頭蓋磁気刺激 repetitive transcranial magnetic stimulation（rTMS），④ BMI（brain machine interface），⑤促通反復療法，⑥機能的電気刺激療法 functional electrical stimulation（FES），⑦ロボット補助訓練などがあげられる．以下に概略を説明する．

1．CI 療法

この訓練方法は，Nudo 博士らのリスザルを使用した動物実験で明らかにされた，「脳の可塑性」が起こる訓練法をヒトに置き換えた訓練法である．慢性期脳血管障害患者で手関節の随意的屈曲がある程度可能なレベルで不使用に慣れてしまっている（learned non-use）上肢を対象としたリハビリテーション訓練法で，拘束運動療法，強制使用運動療法ともいわれる．

具体的には非麻痺側上肢を三角巾，アームスリングやミトンで固定することによって使用を制限し，麻痺側上肢を日常生活で使用せざるを得ない環境をつくる（図1）．その際には，容易な課題から段階的に難易度を上げていき，最終段階で目的動作に近づけていく「適応課題訓練」という訓練方法をとる．このことによって成功の達成感が得られるように操作している．この CI 療法は多数の研究報告によってエビデンスが証明されている．CI 療法は慢性期の脳血管障害患者の上肢麻痺に対して有効である可能性があ

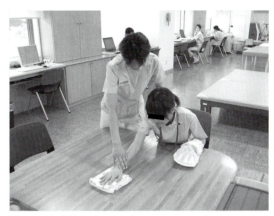

図1　CI 療法のイメージ

る一方，患者には「非麻痺側の上肢の使用を制限した環境下での，麻痺側の上肢を長時間使用する」といったことを要求し，患者に強い精神力を求める点が問題点とされている．

CI 療法の応用は，脳外傷，脳性麻痺，局所性ジストニア，幻肢痛，失語症，脳血管障害による下肢麻痺，脊髄損傷などに広がっている．

2．体重免荷トレッドミル訓練

宮井ら[3〜5]は NIRS（遠赤外分光法 Near Infra-Red Spectroscopy）研究で，脳血管障害患者において損傷側大脳半球の一次運動感覚野の活動は低下し，運動前野や前頭前野の活動が増加していることを報告した．さらに，歩行訓練時のハンドリングにおいて，下肢の振り出しを介助した場合と骨盤の回旋および後傾を介助した場合では，後者の方が感覚運動野の非対称性の改善，損傷側の前頭前野の活動の増加を示すと報告している．次に，CI 療法を下肢に適応するために，体重免荷装置を用い体を吊るして下肢への荷重を減らした状態で，トレッドミル歩行を行うことでより歩行能力が回復することがわかってきた（図2）．さらに，BWSTT と fNIRS とを併用しさまざまな検討がなされている．脳血管障害後片麻痺患者の歩行が可能になるときには，損傷脳の一次運動野に代わり，残存して

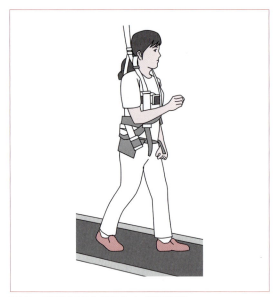

図2 BWSTTを使用した歩行訓練

いる前頭前野の領域が働くことが明らかになってきた．また，BWSTTの実施により一次運動感覚野の活動は低下し，歩行の自動化に伴い皮質から皮質下・脊髄へと歩行制御の中心が移動することが示唆されている．脳血管障害後重度片麻痺患者でも積極的な歩行訓練が行え，脳イメージングでは，訓練中に大脳の運動関連領域の賦活が示されている．

3．反復経頭蓋磁気刺激

経頭蓋磁気刺激 transcranial magnetic stimulation (TMS) とは，生体に大きな磁場をつくり出し，生体内に生じる渦電流が運動神経細胞を刺激する中枢運動神経機能評価法である．この手法を応用したrTMSは，刺激の強度，頻度，回数を変化させることによって大脳皮質の興奮性を変化させることができる．したがって脳活動を促通したり抑制したりすることができる．大脳半球の損傷では非損傷側半球からの過剰抑制が，機能回復を妨げる要因の一つになっている．rTMSでの過剰抑制を抑えることにより，機能回復を促進できる可能性がある．

4．BMI

BMIは大脳と機器をつなげるインターフェイスという意味である．大脳からの生体信号を侵襲的（埋め込み式電極など）あるいは非侵襲的（血流や脳波など）により取り出して情報処理を行い，それを機器や生体に出力して，義手や筋にフィードバックするものである．さらに，大脳でイメージするだけで直接機器を操作する技術が開発されている．

5．促通反復療法

脳血管障害後の片麻痺を回復させるには，大脳皮質から脊髄に至るまでの運動経路に代わる新たな神経経路を再建し，それを強化していく必要がある．促通反復療法は，さまざまな反射を利用して，目的とする新経路の興奮水準を高めることによって，意図した運動を実施し反復していくものである．鹿児島大学の川平[8]が提唱し，効果が注目されている．

6．機能的電気刺激療法

FESは麻痺筋の筋再教育を行い，脳の可塑性を促進するニューロリハビリテーションのモダリティへと変遷してきた．脳血管障害上肢麻痺に対するリハビリテーションにおいて，BMIとの併用法で効果が確認されている．さらに，片麻痺による歩行障害に対しても試みがなされている．

今後これらのエビデンスが発表されれば，「脳の可塑性」を促進させるような効果的な訓練法が期待される．また，従来の脳血管障害に対するリハビリテーションとの組み合わせ，上記の方法間の併用などの効果も検討されている．

【CBL3】これまでの内容を読んで，CBL1，2の症例であるAさんに対してあなたが提供したい理学療法を「脳の可塑性」という観点から意思決定して，なぜそのような意思決定をしたのか論じてみよう．

復習のための確認問題

Basic
1.「脳の機能局在」について，図に描いて説明しよう．
2. 脳血管障害に対する従来型のリハビリテーションについて，急性期，回復期，生活期に分け図に描いて説明しよう．

Standard
1.「脳の可塑性」の定義を説明しよう．
2.「脳の可塑性」を証明した Nudo 博士のリスザルを用いた動物実験について，図に描いて説明しよう．
3.「ニューロリハビリテーション」の定義を説明しよう．
4.「ニューロリハビリテーション」のうち，CI 療法と BWSTT を，図に描いて説明しよう．

Advance
CLOSER-LOOK BOX を読んで，ニューロリハビリテーションの発展に，理学療法士がどのように関わっていくべきかを考えてみよう．

CLOSER-LOOK BOX

脳血管障害に対するリハビリテーションは，機能回復に重きを置いてはならない．患者の価値観を尊重し，QOL を最大に高め社会に参加し活動することが重要であり．機能回復はその中の一つにしか過ぎない．しかし，脳の可塑性に基づいたニューロリハビリテーションの進歩は著しく，リハビリテーションに携わる専門職はいままでのような経験主義の治療にとらわれず，脳の可塑性の原理に裏づけられた新しいテクニックの発展にも目を向ける必要がある．

FURTHER READING

1. Aage R. Moller (著) 中川雅文, 尾崎勇 (監訳)：脳の可塑性─可塑性のメカニズムと神経系の障害, 医歯薬出版, 2009

   本書では，可塑性のメカニズムを分子生物学的面から解説し，運動障害，疼痛など，さまざまな症候との関連についても概説している.

2. 大西秀明, 森岡周責任編集：理学療法 MOOK 16／脳科学と理学療法, 三輪書店, 2009

   本書では，脳科学の進歩を，「脳の可塑性」，「脳機能の評価」，「理学療法への応用」の3つの視点で解説している.

3. 道免和久 (編)：ニューロリハビリテーション, 医学書院, 2015

   本書では，ニューロリハビリテーションに関して，医学的な根拠から臨床応用まで幅広く解説している.

文献

1) Nudo RJ, Wise BM, SiFuentes F, Milliken GW：Neural substrates for the effects of rehabilitative training on motor recovery after ischemic infract. Science 272 (5269)：1791-1794, 1996
2) Nudo RJ, Milliken GW, Jenkins WM, Merzenich MM：Use-dependent alterations of movement representations in primary motor cortex of adult squirrel monkeys. J Neurosci 16 (2)：785-807, 1996
3) Miyai I, Tanabe HC, Sase I, et al：Cortical mapping of gait in humans：a near-infrared spectroscopic topography study. Neuroimage 14 (5)：1186-1192, 2001
4) Miyai I, Yagura H, Oda I, et al：Premotor cortex in involved in restoration of gait in stroke. Ann Neurol 52 (2)：188-194, 2002
5) Miyai I, Suzuki M, Hatakenaka M, et al：Effect of body weight support on cortical activation during gait in patients with stroke. Exp Brain Res 169 (1)：85-91, 2006
6) 川平和美, 下堂薗恵：促通法の進歩─促通反復療法の理論と実際. Med Rehabil 141：37-42, 2012

（奥　壽郎）

付録（資料）

参照WEBサイト一覧（2015年8月閲覧）

●日本理学療法士協会

「情報公開」　http://www.japanpt.or.jp/about/disclosure/
- 理学療法士業務指針
- 理学療法士ガイドライン
- 職業倫理ガイドライン
- 倫理規定

「資料・統計」　http://www.japanpt.or.jp/about/data/
- 会員の分布（会員の勤務する施設）
- 都道府県別会員数
- 年齢分布と平均年齢
- 人数別分布（人数別職場）
- 理学療法士国家試験合格者の推移

「理学療法士協会の現在」　http://50th.japanpt.or.jp/trend/
- 会員数推移
- 会員所属施設分布
- 地域別会員数
- リハビリテーション科算定割合（対象疾患別）
- 対人口割合の国際比較
- 養成校数

●電子政府の総合窓口（e-Gov）法令検索

- 理学療法士及び作業療法士法　http://law.e-gov.go.jp/htmldata/S40/S40HO137.html
- 理学療法士及び作業療法士法施行令　http://law.e-gov.go.jp/htmldata/S40/S40SE327.html
- 理学療法士及び作業療法士法施行規則　http://law.e-gov.go.jp/htmldata/S40/S40F03601000047.html
- 理学療法士作業療法士学校養成施設指定規則　http://law.e-gov.go.jp/htmldata/S41/S41F03502001003.html

●厚生労働省

- 診療報酬改訂について　http://www.mhlw.go.jp/seisakunitsuite/bunya/kenkou_iryou/iryouhoken/shinryou_housyu.html
- 身体障害者手帳　http://www.mhlw.go.jp/stf/seisakunitsuite/bunya/hukushi_kaigo/shougaishahukushi/shougaishatechou/index.html

欧文索引

A

activities of daily living　102
activities parallel to daily living　102
adenosine triphosphate　163, 203
ADL　102
ankle strategy　168
APDL　102
ATP　163, 203

B

Barthel index　103
BI　103
biomechanics　144
BMI　152, 236
body mass index　152
Brunnstrom　15

C

CIMT　122, 123
CiNii　69
CI療法　235
CKD　131
constraint-induced movement therapy　122
COPD　129

D

DeLormeの方法　84
disuse syndrome　7
dose-dependent learning　120
dull pain　204

E

EBM　72
EBP　72
EBPT　51, 64, 72
evidence based physical therapy　64

F

feedback control　174
feedforward control　174
FES　12
FIM　103
first pain　204
Frank-Starlingの法則　161
functional independence measure (FIM)　103

H

Hettingerの方法　84
hip strategy　169

I

IADL　102
ICF　104
instrumental ADL (IADL)　102
International Classification of Functioning, Disability, and Health　104

K

Kiken Yochi Training　46
KYT　46

L

learned nonuse　120

M

Master two-step test　163
misuse syndrome　7
MMT　14

N

NDT　15
New York Heart Association 心機能分類　129
NPA　15
NYHA 心機能分類　129

O

occupational therapy　16
OT　16
overuse syndrome　7

P

PECO　69, 74
PEDro　67, 75
physical therapist　6, 32
physical therapy　3
physiotherapist　6, 32
physiotherapy　3
PICO　74
PNF　15
──ホールドリラックス　80, 82
PRE　15

PROBE 71
profession 5
PT 6, 32
PubMed 69, 75

Q

QOL 102

R

range of motion exercise 80
RCA 46
RCT 67
reactive oxygen species 164
reconditioning 14
risk care 7
root cause analysis 46

ROS 164

S

SDI 164
second pain 204
shaping 121
sharp pain 204
specific activity scale 129
sprouting 119
standard precaution 47
stepping strategy 169
strength decrement index 164

T

task-oriented training 121
TENS 12

TES 12
thrust 現象 183
transfer package 123
transplantation 119

U

unmasking 119

W

WCPT 4
WHO 104
World Health Organization 104

和文索引

あ

アクシデント　44
アジア理学療法連盟　53
アデノシン三リン酸　163, 203
アート　5
アミノ酸　220
アンマスキング　119

い

医学的リハビリテーション　124
意思決定　33
医術　5
痛みの悪循環　205
一次運動野　122
一次性機能障害　118
一次痛　204
医療安全　45
　──管理　44, 48
医療関連感染症　47
医療事故　44
医療制度　24
医療体操　14
医療法　24
医療保険　24
いわゆる腰痛症　113
インシデント　44, 46
院内感染　47
インフォームド・コンセント　8, 34, 45

う

後ろ向き研究　65
運動イメージ　122, 123
運動学的分析　195, 196, 197
運動観察　122, 123
運動技能　176
運動単位　158, 221
運動の定義　81
運動発現　122
　──前の運動企画　122
運動発達　187
運動分解　175
運動療法　80
　──の定義　81
　──の歴史　14

え

衛生管理　8
鋭痛　204
エビデンス　72
　──レベル　67, 76
炎症メディエーター　207

お

横断研究　65
温熱療法　87

か

会議　8
介護保険サービス　26
介護保険制度　135
介護保険法　25
化学刺激　204
学習性不使用　120
核心的地域理学療法　134
拡大地域理学療法　134
課題解決　137
課題指向型練習　120, 121, 123
活性酸素種　164

活動制限　118
活動分析　180
過負荷の法則　80, 84
過用症候群　7
感覚フィードバック　122
環境整備　8
感作　207
観察　150
関節運動学的アプローチ　15
関節可動域　6
　──運動　80
　──制限　209
関節性拘縮　212
関節モビライゼーション　15, 80, 82
関節モーメント　145, 185, 196, 199, 200
寒冷療法　87

き

機械刺激　204
機械的刺激療法　87
気管支喘息　129
機器の保守・点検　8
危険予知トレーニング　46
義肢　96
　──装具　95
　────を用いたリハビリテーション　96
機能維持　137
機能障害　118
機能的自立度評価表　103
機能的電気刺激　12
　──療法　236
急性疼痛　205
教育的活動　124
胸郭出口症候群　112

協調運動　174
　　──障害　175
強直　80, 209
協働収縮不能　175
ギラン・バレー症候群　118
記録　8
筋萎縮　215
筋筋膜炎　111
筋原性筋萎縮　219
筋持久力　83, 160
筋出力低下　220
筋性拘縮　211
筋蛋白質　220
筋肥大　218
筋力　6, 158
　　──増加　158
　　──増強　221
　　──　──運動　80
　　──低下　215
　　──トレーニング　158

く

グリコーゲン　218
クリニカルクエスチョン　62
クリニカルリーズニング　72

け

頸髄損傷　113
計測　152
経皮的電気刺激装置　12
ケースカンファレンス　38
ケースコントロール研究　66
ケースシリーズ研究　66
結合組織性拘縮　211
牽引治療　13
研究デザイン　65
健康増進法　27
腱鞘炎　111
腱損傷　111
限定的地域理学療法　134

こ

行為分析　180
後期高齢者医療制度　27
広作動域ニューロン　206
公衆衛生　24
高周波電気治療　13
拘縮　80, 112, 209
厚生労働省医政局通知　135
光線療法　11, 87
巧緻運動技能　177
工程分類　184
公的扶助　23
絞扼性神経障害　112
股関節戦略　169
呼吸機能障害　128
呼吸訓練　15
呼吸循環反応　161
国際生活機能分類　104
極超短波治療器　13
コクランライブラリ　67
誤差学習　121
骨格筋　217
国家資格　51
国家試験　56
骨性強直　214
コホート研究　66
固有受容性神経筋促通法　15
誤用症候群　7
根拠に基づく理学療法　64
根本原因分析手法　46

さ

3ヵ月児の運動発達　188
最大酸素摂取量　160
最大随意収縮力　83
作業工程分析　180
作業療法　16
参加制約　118

し

10ヵ月児の運動発達　190
14ヵ月児の運動発達　191
ジアテルミ　13
シェイピング　121
時間測定障害　175
持久力　157
支持基底面　168
システマティックレビュー　67
姿勢　167
　　──制御　168
実験的研究　64
シナプス伝導効率　123
社会的リハビリテーション　124
社会福祉　23
社会保険　24
社会保障制度　23
就学期　136
就学前期　136
重心線　167
重心点　167
縦断研究　65
重複歩長　170
就労期　136
手段的日常生活活動　102
準ランダム化比較試験　67
障害者自立支援法　29
障害者総合支援法　29
情報収集　33
情報の解釈　33
触診　150
職能・学術研究団体　50
職能団体　51
自律　19
心因性疼痛　204
侵害受容器　203
侵害受容性疼痛　204
腎機能障害　129
心筋梗塞　131
神経系理学療法　118
神経原性筋萎縮　219

神経細胞の移植 119
神経障害性疼痛 204
神経性拘縮 212
神経生理学的アプローチ 15
神経発達訓練 15
新生児の運動発達 187
振戦 175
心臓機能障害 128
靱帯 227
身体活動能力指標 129
靱帯損傷 111, 226
　——治癒のメカニズム 227
身体表現性障害 204
伸張法 82
深部痛 203
診療報酬 25

す

推進力 144
水治療法 87
ステップ長 170
ストライド長 170

せ

生活関連動作 102
制止力 144
生体の観察 150
生体の触診 150
生体力学 144
静的アライメント 181
静的姿勢 167
世界保健機構 104
世界理学療法連盟 4, 53
セカンドオピニオン 45
脊髄小脳変性症 118
脊柱管狭窄症 113
脊椎すべり症 113
脊椎分離症 113
赤筋線維 217
切断 96, 111
　——のリハビリテーション 97
説明と同意 7, 34
線維性強直 213
全身再調整 14
全身持久力 160
漸進性の原則 84
漸増抵抗訓練 15
専門家 63
専門職 5

そ

装具 95
創傷 224
　——治癒のメカニズム 224
側芽形成 119
足関節戦略 168
促通反復療法 236
測定障害 175
組織代謝 6
粗大運動技能 177
速筋線維 217

た

体重免荷トレッドミル訓練 235
体性感覚フィードバック 123
体性痛 203
多職種による連携 137
脱臼・骨折 111
多発性硬化症 118
ダブルブラインド 71
段階的な難易度設定 120
断端の管理 96

ち

地域チーム 36
地域包括支援 26
　——センター 138
地域理学療法 133
力のモーメント 145
遅筋線維 217
チームアプローチ 36, 95
チーム医療 120
チームの役割 137
中核チーム 36
中枢性疲労 163
超音波治療 13
超回復 221
調査研究 64
超短波療法 13
治療 6
　——計画 6
　——的電気刺激 12
　——量 120

つ

椎間板ヘルニア 112

て

哲学 20
デュピュイトラン拘縮 211
電気刺激療法 87
電気療法 12
転倒・転落アセスメントスコア 46

と

統計学 57
動作分析 180, 195, 196, 200
等尺性収縮 158
等速性収縮 158
等張性収縮 158
動的アライメント 181
動的姿勢 167
糖尿病 131
特異性の原則 84
特異的侵害受容ニューロン 206
特定疾患 25
独歩獲得後の運動発達 192
徒手筋力テスト 14
徒手療法 15

都道府県理学療法士会　52
トルク　145
鈍痛　204

な

内因性鎮痛系　206
内臓痛　203
内部障害　127

に

二次性機能障害　118
二次痛　204
日常生活活動　102
日本理学療法士協会　51
日本理学療法士連盟　52
乳酸アシドーシス　164
乳幼児期　136
ニューロリハビリテーション　234

ね

熱刺激　204

の

脳機能評価法　232
脳血管疾患　118
脳血管障害　231
脳梗塞　118
脳出血　118
脳の可塑性　118, 233

は

バイオメカニクス　144
肺癌　130
廃用症候群　7
廃用性筋萎縮　219
パーキンソン病　118
バーセルインデックス　103
白筋線維　217
半月板損傷　112
反復拮抗運動不能　175
反復経頭蓋磁気刺激　236

ひ

皮質間ネットワーク　123
皮質脊髄路　122
批判的吟味　76
皮膚　224
　──性拘縮　210
ヒヤリハット　46
病院のサロン化　135
評価　6
表在痛　203
標準予防策　47
疲労　157

ふ

フィードバック　120, 121
　──制御　174
フィードフォワード制御　174
フォルクマン拘縮　212
物理療法の歴史　11
踏み出し戦略　169
プロフェッショナリズム　61
文化　124
分科学会　64

へ

変形　112
　──性膝関節症　183

ほ

報酬学習　121
歩隔　170
歩行周期　170, 196, 199, 200
補装具　8
歩幅　170

匍匐運動　14

ま

マイオセラピー　15
前向き研究　65
マスター2段階試験　163
末梢循環　6
末梢性疲労　163
末梢動脈疾患　131
マッスルメモリー　222
慢性心不全　131
慢性疼痛　205

み

ミオグロビン　217

め

メタアナリシス　67
メタ認知　77

も

目的活動　180, 183
モデル・コア・カリキュラム　57
問題解決過程　32, 55, 59
問題解決モデル　138

ゆ

床反力　144, 196, 198, 199, 200
豊かなリハビリテーション環境　120

よ

要介護度　26
要介護認定　26
用量依存性学習　120
予測的姿勢制御　168

索　引

ら

ランダム化比較試験　67
ランチョ・ロス・アミーゴ方式　196
　——の用語　197

り

理学療法　3
　——過程　32
　——士　6, 32
　————及び作業療法士法　3, 9
　——————国家試験　6
　————の歴史　8
リサーチクエスチョン　62
リスク管理　7
リスクマネジメント　44, 48
リハビリテーション　3
　——チーム　39
良肢位　97
臨床意思決定　77
臨床研究　64
臨床実習　55, 59, 60
倫理　19
　——観　18
　——規程　18

ろ

6ヵ月児の運動発達　189
老人福祉法　27
老人保健法　27, 135
ローレル指数　152

わ

腕神経叢損傷　112

検印省略

概説理学療法 第2版
理学療法の原点とその展開

定価（本体5,000円＋税）

2007年12月10日　第1版　第1刷発行
2015年12月17日　第2版　第1刷発行

編　者　有馬　慶美（ありま　けいみ）
発行者　浅井　麻紀
発行所　株式会社　文　光　堂
　　　　〒113-0033　東京都文京区本郷7-2-7
　　　　TEL（03）3813-5478（営業）
　　　　　　（03）3813-5411（編集）

©有馬慶美，2015　　　　　印刷・製本：広研印刷

乱丁，落丁の際はお取り替えいたします．

ISBN978-4-8306-4530-3　　　　　Printed in Japan

・本書の複製権，翻訳権・翻案権，上映権，譲渡権，公衆送信権（送信可能化権を含む），二次的著作物の利用に関する原著作者の権利は，株式会社文光堂が保有します．
・本書を無断で複製する行為（コピー，スキャン，デジタルデータ化など）は，私的使用のための複製など著作権法上の限られた例外を除き禁じられています．大学，病院，企業などにおいて，業務上使用する目的で上記の行為を行うことは，使用範囲が内部に限られるものであっても私的使用には該当せず，違法です．また私的使用に該当する場合であっても，代行業者等の第三者に依頼して上記の行為を行うことは違法となります．
・[JCOPY]〈出版者著作権管理機構　委託出版物〉
本書を複製される場合は，そのつど事前に出版者著作権管理機構（電話 03-3513-6969，FAX 03-3513-6979，e-mail：info@jcopy.or.jp）の許諾を得てください．